専門医が教える

健康寿命をのばす食事と生活

浅野次義
浅野生活習慣病予防研究所所長
則岡孝子
横浜創英短期大学助教授

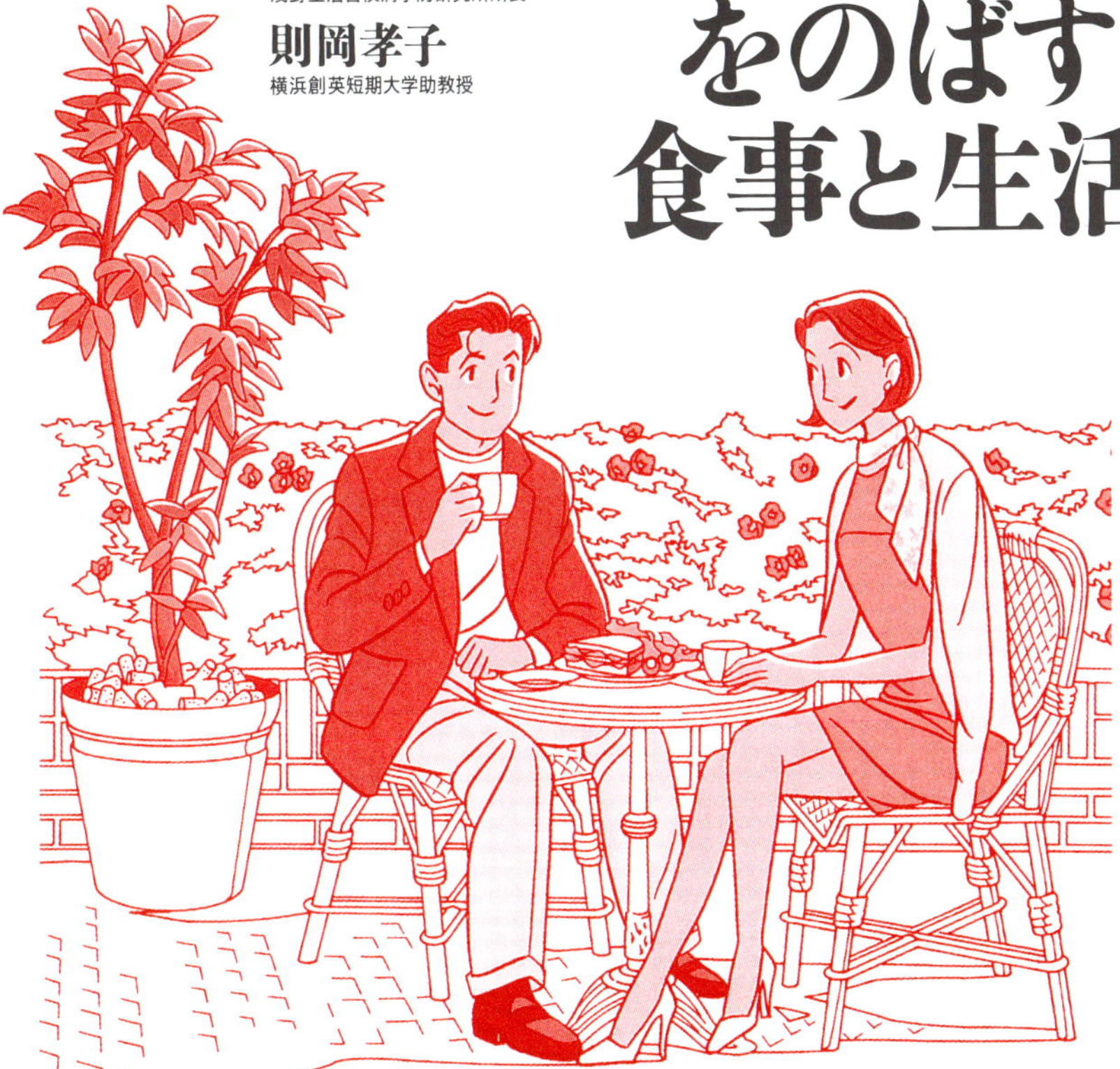

幻冬舎

これであなたも健康体で長生きできる！

●はじめに●

「人生80年時代」と言われ、日本人の平均寿命はひと昔前に比べるとずいぶん長くのびましたが、なんの病気もせずに長生きすることは難しいものです。

２０００年６月のＷＨＯ（世界保健機関）の発表によると、日本人の「平均健康寿命」は74・５歳で、世界一であることがわかりました。しかし、日本人の平均寿命が80・９歳である点を考えると、差し引き６・５年間は、重い病気や障害を持って寝たきりになったり、人に介護してもらって生きていることになります。

「健康寿命」とは、人のお世話にならずに、自分の力で元気に生きていられる期間です。この健康寿命をのばすためには、毎日の食事で好きなものを好きなだけ食べ、なんの運動もしない、大酒を飲むというような生活習慣を改善して、かつては「成人病」と呼ばれた生活習慣病の予防をすることが重要です。

本書では、健康で長生きするための健康管理のポイントをはじめ、病気にならない体にする食生活と栄養のとり方、体によい食材の賢い選び方と調理のコツ、外食・市販弁当・加工食品を利用するときに注意すべき点、体脂肪を燃やし、動脈硬化を予防する運動法、介護を受けずに自立して暮らすためのアドバイスを、豊富なイラストと図表を用いて、具体的にわかりやすく解説してあります。

本書を活用して毎日の生活習慣を改善し、あなたの健康寿命を長くのばして、心豊かな中高齢期をお過ごしいただくことを願っています。

浅野次義

もくじ

第1章 健康寿命が長い人と短い人 どこでその差が生じるのか

第2章

健康で長生きするための健康管理ここがポイント

第3章

病気にならない体にする食生活と栄養　ここがポイント

第4章

体によい食材の賢い選び方と調理のポイント

第5章 外食・市販弁当・加工食品を利用するときは、こんな点に注意を

第6章

体脂肪を燃やし、動脈硬化を予防する運動のポイント

第7章

介護を受けずに元気で暮らすための中高年者へのアドバイス

第1章

健康寿命が長い人と短い人
どこでその差が生じるのか

日本の「平均健康寿命」は世界一だった！

2000年6月、WHO（世界保健機関）は、加盟191か国における「平均健康寿命」を発表しました。その結果、日本は平均寿命とともに平均健康寿命も世界一と評価されました。

「健康寿命」とは寿命の質を表す新しい指標

心身ともに健康で長寿をまっとうしたい、死ぬまで現役でいたいというのは、だれもが願うことです。

「健康寿命」は、そうした「寿命の質」を数字で示したもので、病気や障害がなく、自力して元気に生きられる期間です。

WHOの報告によると、日本人の平均健康寿命は74・5歳で加盟国中第1位でした。日本は平均寿命も世界一であり、世界でもっとも健康体で長生きできる国と位置づけられたのです。

世界一を支えたのは、和食と低脂肪食

健康寿命を支える背景としては、医療や福祉が完備していること、乳幼児の死亡率が低いこと、平和で内戦などで平均寿命を縮める要因がないことなどの要素が考えられます。しかし、健康を支えるもっとも重要なものは、食生活といえるでしょう。

日本人の平均健康寿命が世界一長い理由について、WHOの専門家は「伝統的な食事が低脂肪食品を中心としているうえ、喫煙率がそれほど高くなかったため」と分析しています。

用語の意味

★「WHO」とは？

WHO（世界保健機関）は、「World Health Orgnization」の略称で、すべての人に健康をもたらすことを目的とし、伝染病や衛生統計の国際的な情報交換や麻薬の取り扱いに関する規則の確立、環境問題など、健康に関するさまざまな問題に取り組む国連の専門機関です。

1946年に設立され、スイスのジュネーブに本部があります。

つまり、日本人の長寿の背景には、伝統的な和食と低脂肪食品のウエイトが大きいことを示唆《しさ》しているのです。

危ぶまれる日本人の「健康寿命」の将来

しかし、平均寿命や平均健康寿命が世界一であっても、決して安心できません。戦後、日本人の食生活は欧米化し、肉食が増えてきました。今後、健康寿命を左右する若い世代や中年世代でも、高脂肪・高たんぱくで野菜の少ない食生活が日常化しています。

ＷＨＯの専門家も「日本では近年肉食が増え、高齢者の喫煙率も高くなるとみられ、今後の健康寿命の伸びに影響する」ことを指摘しています。

命あるかぎり健康で自立していたいと願うのであれば、伝統的な食生活の長所を取り入れ、自分自身で健康を管理していく必要があります。

主なＷＨＯ加盟国の平均健康寿命ランキング

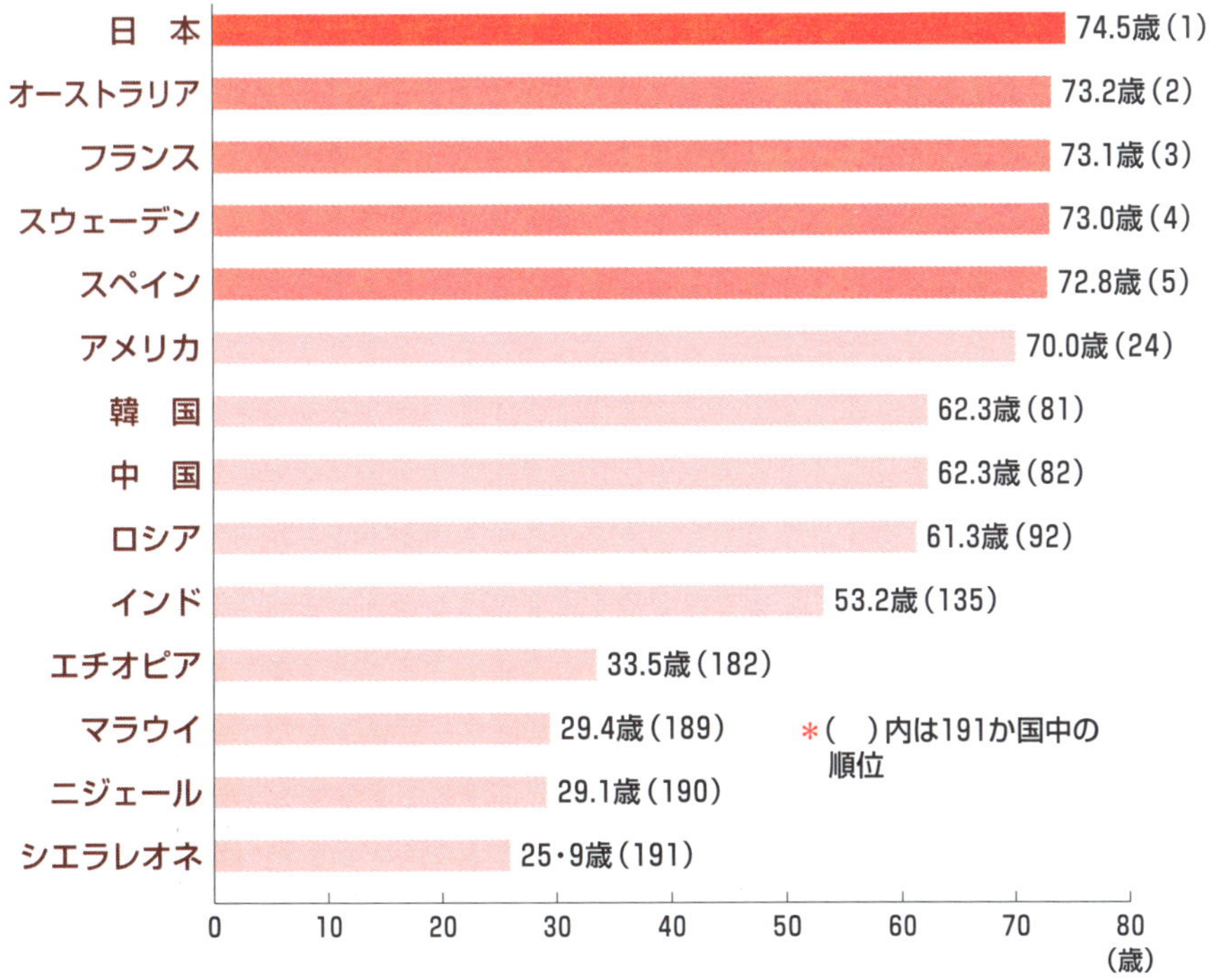

＊健康寿命がもっとも短いのは、激しい内戦が続いていたアフリカのシエラレオネで、平均寿命との差は25％以上。また、下位にはアフリカ南部の国が集中しているが、エイズ患者が多いことも影響していると考えられる

平均寿命と健康寿命の「6年の差」をどう縮めるか

日本人の平均寿命（WHO報告時80・9歳）と平均健康寿命との差は6・4年です。平均寿命と平均健康寿命の差が小さい国ほど、健康で長生きしている人が多くなります。

日本人は死ぬまでの6年間を病気や障害に費やしている！

1999年の厚生省の調査によると、日本人の平均寿命は、男性が77・10歳、女性が83・99歳で女性は1985年から、男性は1994年から世界一になっています。WHOによる平均健康寿命が報告された時点での日本人の平均寿命は80・9歳で、健康寿命との差は6・4年の8％。これは、ギリシアやイギリスの7％に次いで小さい数字でした。この差が小さいほど、健康で長生きしていることになるわけです。

しかし、現実的に考えてみると、日本人は平均して死ぬまでの約6年余りを、「健康とはいえない状態」で過ごしているのです。ぼけや脳血管障害、心臓疾患《しっかん》などによる寝たきりの生活、さまざまな生活習慣病との闘病生活など、つらい生活を経ていることがうかがえます。

「太く短く」より、「太く長く」生きよう！

寝たきりで介護されながらの長寿より、死ぬまで元気でいきいきと過ごせたほうが好ましいに違いありません。「太く短く」より「太く長い人生」を歩みたいとは思いませんか？

参考知識

★「長寿の郷《さと》」の健康寿命

1999年に厚生省の研究班が「健康寿命」を各都道府県別に試算したところ、男性の第1位は山梨県、女性は千葉県という結果が出ました。山梨県は、女性の65歳時点でも千葉県に次ぐ好成績でした。

なかでも山梨県の棡原《ゆずりはら》地区は、以前から日本有数の長寿地区として注目を浴びています。棡原地区には平坦な道がなく、日常の畑仕事には急な山の斜面を上り下りしなければなりません。

食事は、麦、雑穀、いも類、野菜などを中心とした食物繊維の豊富な和食です。運動と食生活、それが健康長寿の秘訣であることがうかがえます。

生活習慣病の予防が健康寿命をのばす

現在、日本人の死亡原因のワースト3は、1位・悪性新生物（がん）、2位・心疾患、3位・脳血管疾患で、これらはいずれも生活習慣が大きく関係する病気です。この3つを合わせた死亡率は、死亡率全体の60％にものぼります（悪性新生物30・3％、心疾患15・3％、脳血管疾患14・7％。平成10年までの資料）。

老いはだれにも訪れます。しかし、いかに早くから生活習慣病の予防をスタートさせるかで、健康寿命をのばすことができるのです。

平均寿命と健康寿命の6年の差を縮められるかどうかは、あなたしだいです。今からでも決して遅くはありません。

平均寿命と65歳時の平均余命の推移

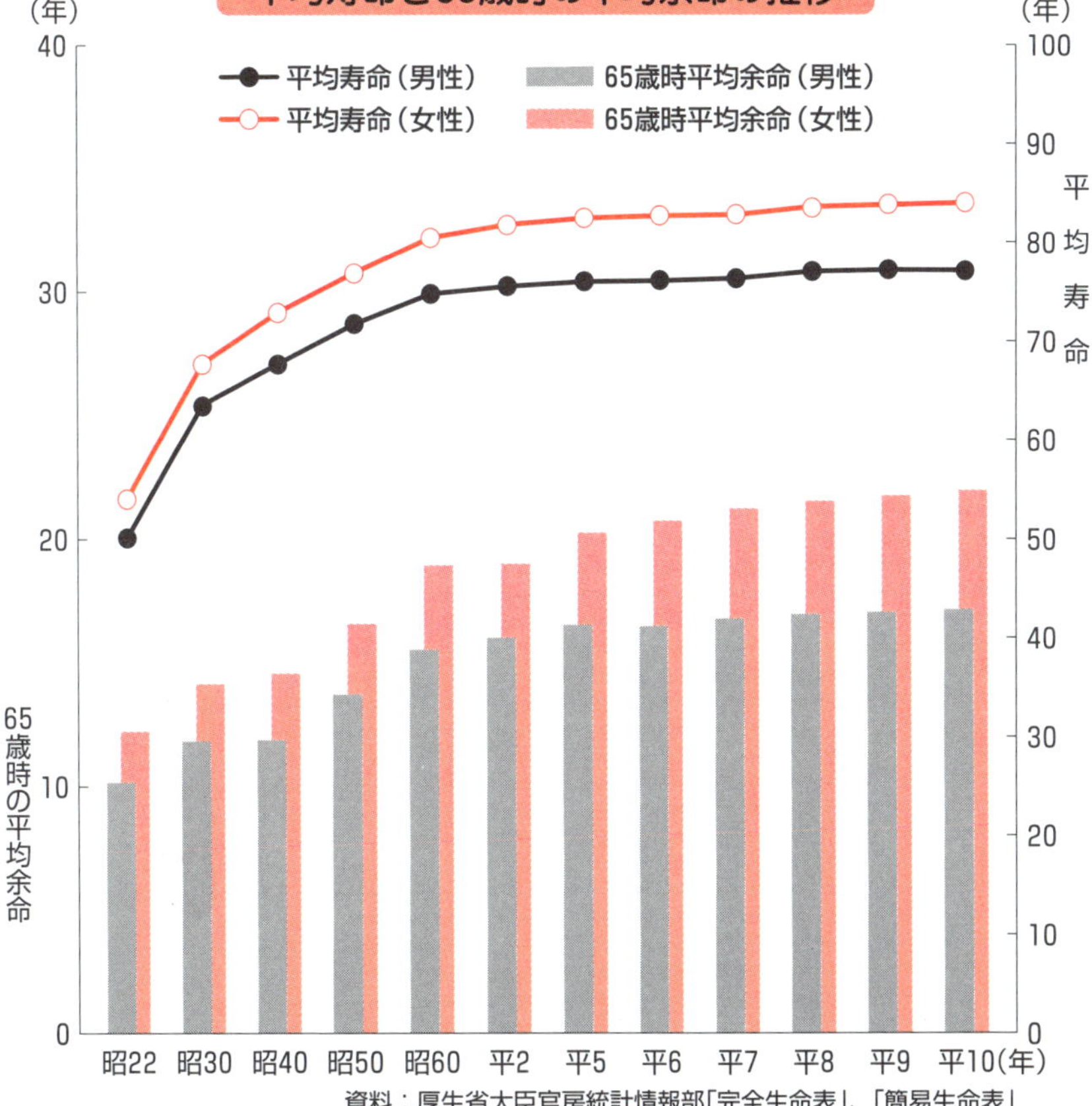

資料：厚生省大臣官房統計情報部「完全生命表」、「簡易生命表」

健康寿命をおびやかす元凶は「動脈硬化」

老化は血管から始まります。80歳、90歳になっても元気で現役でいるためには、血管をしなやかに保ち、きれいな血液が流れるようにすることです。動脈硬化を予防することは、健康長寿のキーポイントです。

血管の若さを抜きにして健康な長寿は望めない

血管は、いわば〝命のライフライン〟であり、血管が老化すれば、ありとあらゆるところに障害が出てきます。

動脈硬化とは、動脈が硬くなったり、もろくなったり、あるいは内腔《ないくう》が狭くなる状態で、血管の老化現象です。

動脈硬化には、細い動脈が硬くなる「細動脈硬化」（主に高血圧や糖尿病、栄養の偏りから生じる）と、動脈の内腔にコレステロールなどが付着して血管の内側が狭くなる「粥状《じゅくじょう》動脈硬化」（主に高脂血症から生じる）があります。

どちらの場合も、怖いのは血管が弾力を失って破れたり、内腔が狭くなって血のかたまりが詰まったりすることです。

動脈硬化が進行すると死に至る病気に直結する

動脈硬化は、自覚症状のないまま深く静かに血管を老化させていきます。脳の動脈硬化が進行すると脳梗塞《こうそく》や脳出血が起こり、心臓の冠動脈の動脈硬化が進行すると狭心症《きょうしんしょう》や心筋梗塞が起こります。

日本人の死亡原因の約3割を心臓の

用語の意味

★「粥状動脈硬化」とは？

動脈の内壁に、文字どおり粥《かゆ》状のドロドロしたコレステロールの残骸（アテローム）が付着して盛り上がり、血液の通り道が狭くなった状態です。

コレステロールの一種である低比重のLDLコレステロールや中性脂肪が増えすぎると、血管に沈着しやすくなります。

とくに、LDLコレステロールが活性酸素によって変性した「過酸化コレステロールエステル」が、動脈硬化の〝真の悪玉〟といわれています。

病気（心疾患）と脳血管疾患が占めていることを考えると、いかに動脈硬化が脅威であるかがわかります。

動脈硬化を放置しておくことは、健康寿命が縮むのを漫然と眺めているようなものなのです。

怖い動脈硬化症も食事と生活で改善できる

ごく最近まで動脈硬化症は、起きてしまったらなかなか治らないものと考えられていました。

しかし、コレステロールや中性脂肪の研究が進み、悪玉コレステロールや中性脂肪をしっかり減らす食生活を徹底して行えば、動脈硬化を起こしていた血管も回復することがわかってきました。

たとえ動脈硬化があっても、あきらめることはありません。食生活を中心にライフスタイルを改善しましょう。

粥状動脈硬化はこのように起こる

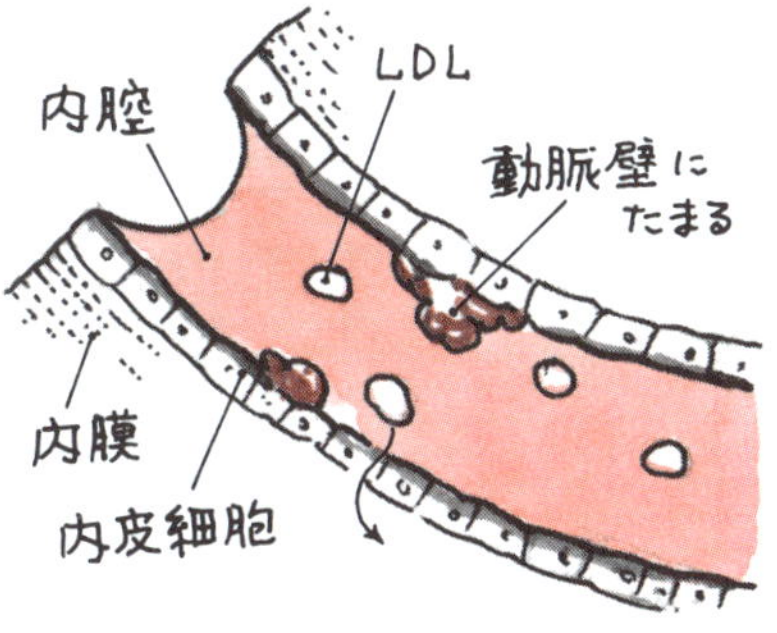

① 血液中にＬＤＬなどが増えると、それらが動脈壁に付着したり、細胞のすき間から内膜に入り込む

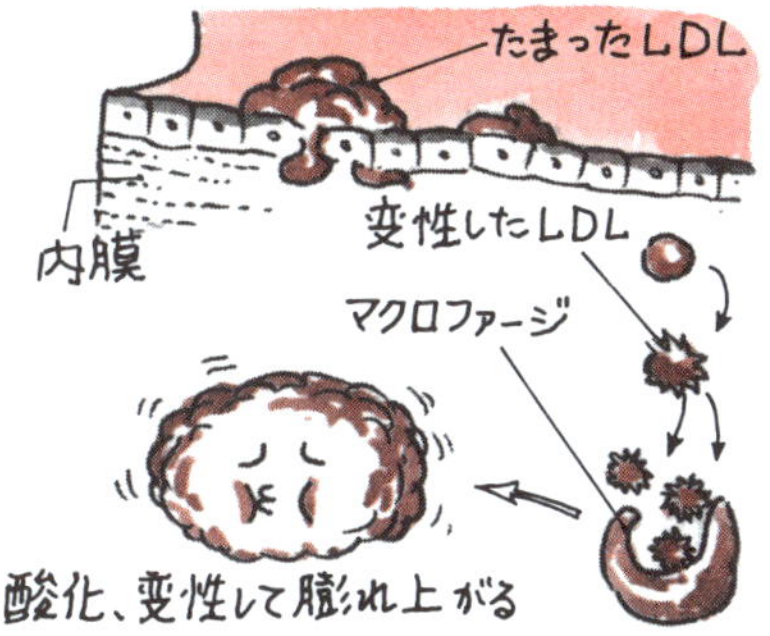

② 内膜に入ったＬＤＬは酸化・変性され、マクロファージ（大食細胞）に取り込まれる

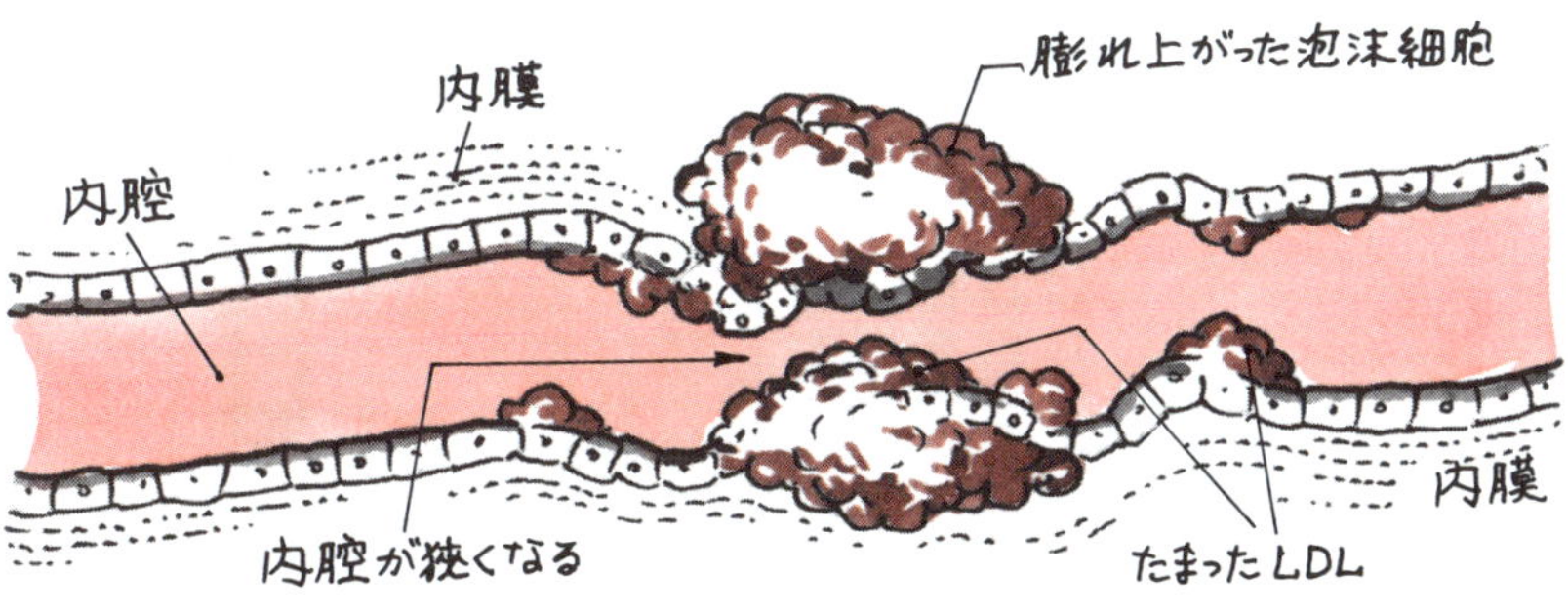

③ マクロファージが泡沫化して膨れ上がり、血管の内腔を狭くする

内臓の周りにたまった脂肪が動脈硬化を引き起こす

動脈硬化は健康な長寿をおびやかす元凶ですが、その動脈硬化が起きる1歩手前の段階が、太りすぎによる体脂肪の増加です。とくに、内臓の周りに脂肪が蓄積するタイプの肥満には注意が必要です。

目に見えない脅威、それは内臓に蓄積された脂肪

肥満とは、単に体重が増えることではありません。体内に余分な脂肪、つまり体脂肪がついた状態をいいます。

体脂肪には「皮下脂肪」と「内臓脂肪」がありますが、生活習慣病の原因になりやすいのは内臓脂肪です。

肥満には、腰からお尻にかけて脂肪のついた「洋なし型」と、おなか周りがでっぷり太った「りんご型」があります。洋なし型は比較的生活習慣病の心配が少ない「皮下脂肪型肥満」で、女性に多くみられます。一方、りんご型は中年男性によくみられるタイプで、要注意の「内臓脂肪型肥満」です。

肥満の自覚がないまま「隠れりんご型肥満」に

明らかなりんご型肥満はひと目でわかりますが、見た目は太っていなくても、じつは見えない内臓に脂肪が蓄積している「隠れりんご型肥満」の人もいます。

体重は決して多くないのに、体脂肪率が高い場合は、隠れりんご型肥満が疑われます。そんな人たちは、肥満の自覚がないまま、生活習慣病の予備軍となっている可能性があります。

用語の意味

★「内臓脂肪」とは?

内臓脂肪は、小腸の周り（腹《ふく》腔《くう》）の腸管膜についた脂肪です。皮下脂肪は長期にわたってエネルギーをため込む脂肪ですが、内臓脂肪細胞は食事からのエネルギー供給によって脂肪細胞のサイズが変化したり、その数が増減します。

しかし、脂肪をとりすぎると内臓脂肪の細胞自体の代謝《たいしゃ》が悪くなり、蓄えた脂肪を外に出さなくなります。その結果、ため込むだけのため込み専門の悪性の脂肪細胞に変わってしまうのです。

肥満の3つのタイプ

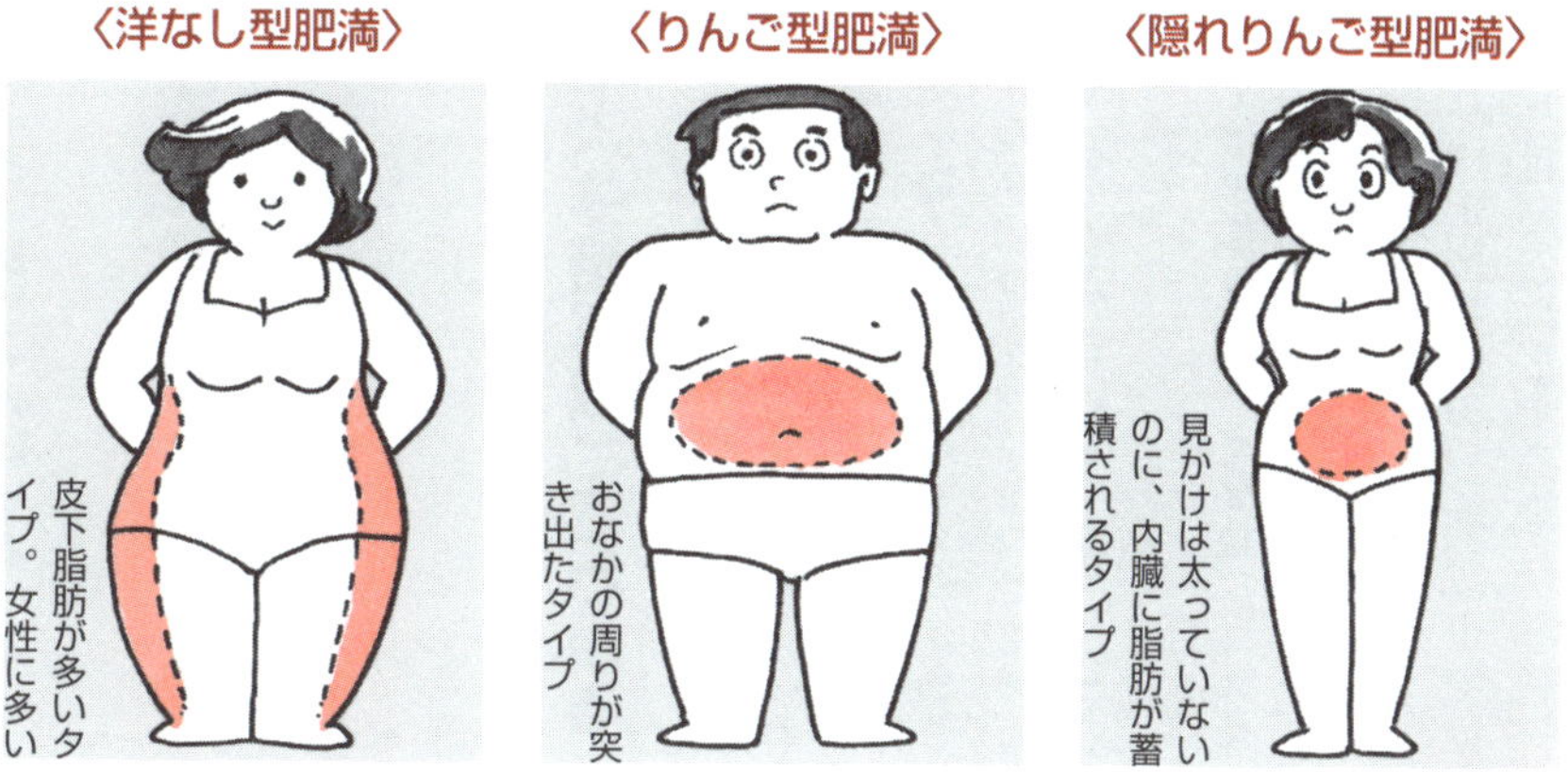

内臓脂肪過多が生活習慣病を引き起こし、動脈硬化を促進する

内臓脂肪が問題になるのは、内臓脂肪があらゆる生活習慣病の温床になるからです。まず、内臓脂肪は中性脂肪やコレステロールの体内合成を高め、高脂血症を誘発します。

さらに、血糖をコントロールするインスリンの働きを低下させ、血中インスリンを増やすため、高血圧を引き起こし、糖尿病を招いてしまいます。

また、内臓脂肪を蓄えた大型脂肪細胞から血液凝固を促進する物質が出て、血栓を作りやすくしてしまいます。

このように、内臓脂肪型肥満が原因となる病気には、高血圧、高脂血症、糖尿病などがあり、これらが引き起こすものに脳梗塞《こうそく》、脳出血、脳血管性痴《ち》呆《ほう》、心筋梗塞、狭心《きょうしん》症など、多くのものがあります。

ＭＲＩで見た内臓脂肪のダイエット前とダイエット後

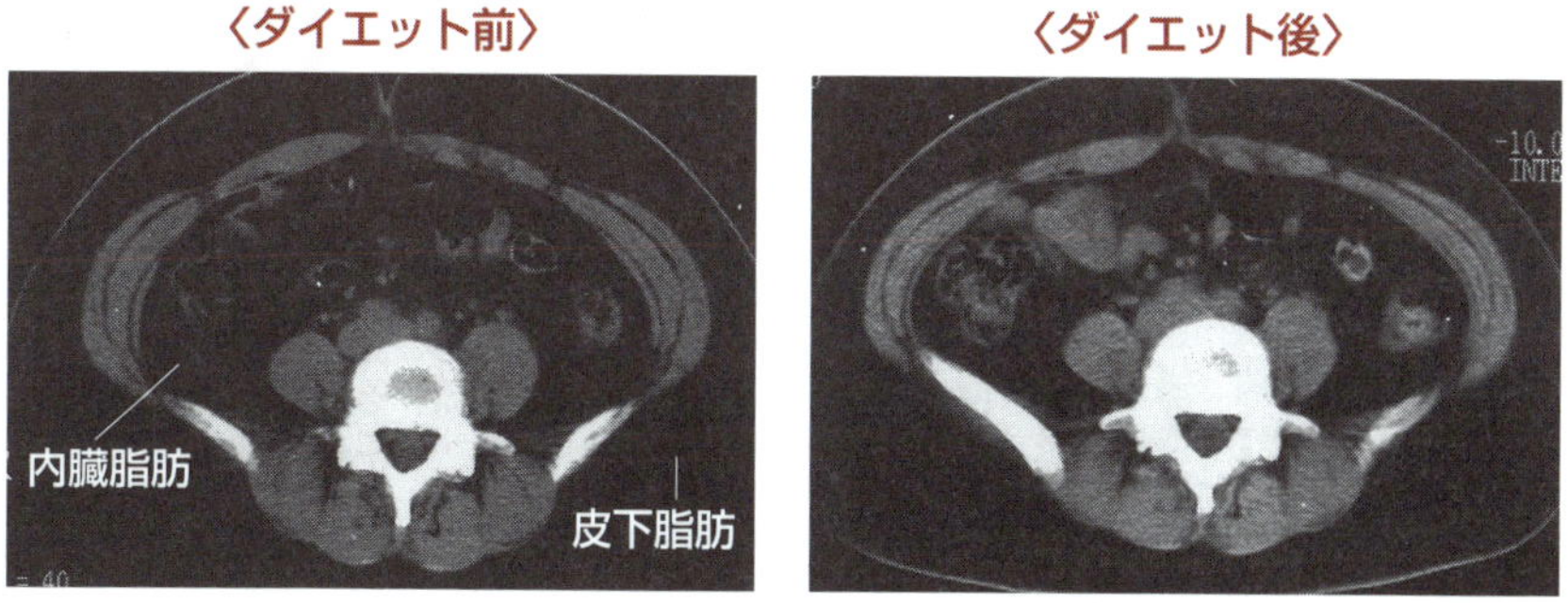

▲腸の周辺に黒々と見えるところはすべて内臓脂肪

▲内臓脂肪がかなり減り、腸の形が以前より鮮明に見えるようになった

「危険な肥満」かどうかは、こうして判定される

肥満は健康の大敵ですが、日本人の肥満者数は各世代とも増加傾向にあります。あなたは適正体重を保っているといえるでしょうか？　危険な肥満と隣り合わせではありませんか？

肥満の度合いは「BMI（体格指数）」でわかる

肥満で危険なのは内臓脂肪型肥満ですが、その前にまず、自分が肥満なのかどうかを知る必要があります。

肥満度を知る方法にはいくつかありますが、現在、世界的にもっとも多く使われているのが「BMI（Body Mass Index）」です。

BMIは「体重（kg）÷身長（m）×身長（m）」で計算し、22が理想的であるとされています。BMIが20以上24未満であれば正常範囲内、25以上では「肥満」と判定されます。

ウエスト／ヒップ比で内臓脂肪型かどうかがわかる

肥満で気になるのは、内臓脂肪が蓄積したタイプかどうかということです。チェックポイントの1つは「ウエスト／ヒップ比（W／H比）」です。これは、りんご型肥満を測る目安で、「ウエスト（cm）÷ヒップ（cm）」で算出します。

日本人の場合は、男性は0・9以上（ウエスト85センチ以上）、女性はウエスト0・8以上（ウエスト90センチ以上）を「内臓脂肪型肥満の危険あり」と判定します。

最近の研究によると

★BMIが25を超えると生活習慣病のリスクが2倍になる

日本で、肥満の判定基準がBMI25以上となったのは、2000年からです。それまでは、BMI26・4以上を肥満の目安にしていましたが、基準値が引き下げられたのです。

これは、厚生省の研究班が全国15万人の健康診断のデータを分析した結果、BMIが25を超えると、高血圧や高中性脂肪血症、27以上で糖尿病、29以上では高コレステロール血症の危険率が2倍にのぼることがわかったためです。

20歳のときと比べて内臓脂肪をチェックする

ウエスト／ヒップ比は、見た目で肥満とわかる人には有効ですが、隠れりんご型肥満の判別が困難です。

そこで、成人したときと現在の体重と腹囲のサイズを比較してみましょう。その人の適正体重は、内臓機能が完成する20歳ごろがもっとも適切とされます。さらに、ウエストは内臓脂肪がつきやすい小腸の周囲の腹囲を測ることになるので、余分な内臓脂肪のチェックに好都合です。

20歳のときと比べて、ウエストが10センチ以上増え、体重が男性で5キログラム以上、女性で10キログラム以上増えていたら、内臓脂肪型肥満の疑いがあります。ただし、20歳の時点ですでに肥満だった人には、当てはまりません。

あなたの肥満度と肥満のタイプをトリプルチェック

〈BMIで肥満度をチェック〉

体重（　　）kg ÷ ［身長（　）m×身長（　）m］＝BMI → 判定

22	標　準
18.5〜24	普　通
25以上	肥　満

〈肥満のタイプをウエスト／ヒップ比(W／H比)でチェック〉

ウエスト（　　）cm÷ヒップ（　　）cm＝W／H比

↓ 判定

りんご型(内臓脂肪型)肥満

男性	ウエスト85cm以上・W／H比0.9以上
女性	ウエスト90cm以上・W／H比0.8以上

洋なし型(皮下脂肪型)肥満

男性	ウエスト85cm未満・W／H比0.9未満
女性	ウエスト90cm未満・W／H比0.8未満

〈20歳時と比較して内臓脂肪をチェック〉

ウエスト（現在　　）cm－（20歳時　　）cm

↓ 判定

ウエストが5cm以上増加	注意！
ウエストが10cm以上増加	危険！

体重（現在　　）cm－（20歳時　　）cm

↓ 判定

体重が男性で5kg以上増加	危険！
体重が女性で10kg以上増加	危険！

適正体重を維持して体脂肪を減らす

病的な症状が出ていなければ、肥満自体は病気ではありません。しかし、病的な症状が出てからでは治すのに苦労します。「火の用心」ならぬ「肥満に用心」を忘れないようにしましょう。

あなたの体重と「標準体重」の差は？

危険な肥満にならないための原則は、自分にとっての適正体重（理想体重）を維持することです。

適正体重は、前項で説明したＢＭＩを利用し、身長（ｍ）の二乗に22をかけて算出します。たとえば、身長が170センチの人の場合は、適正体重は１・７×１・７×22の数式で計算し、63・58キログラムとなります。

普通の肥満の場合は、実際の体重からこの適正体重をマイナスした分が、余分な脂肪と考えられます。

体脂肪計を過信しない。数値はあくまで一つの目安

適正体重以内であったり、見かけはスリムであっても、なかには体脂肪率が高い「隠れ肥満」の人もいます。

そうした人の発見に役立つのが「体脂肪計」ですが、残念ながら一般に市販されている体脂肪計では、内臓脂肪を正確に測ることはできません。医療用の体脂肪計なら正確な値が測定できますが、非常に高価です。

ただ、家庭用の体脂肪計でも、ある程度の体脂肪の傾向はわかりますし、日々の変動を知る目安にはなります。

参考知識

★「体脂肪計」とは？

家庭用体脂肪計の多くは、「生体電気インピーダンス方式」といわれるものです。

内臓や骨、筋肉などには水分が含まれているが、脂肪には水分が含まれていないという特性を利用した計器で、体内に微弱な電流を通して体脂肪率を推定します。

両手に電流を流すタイプと両足に流すタイプ、さらに両手と両足で測定するタイプがあります。

ただ、これらの方式は体内の水分量や血液量が増えると体脂肪率が低めに出ます。測定する場合は、水分量（むくみ）や血流変化の少ない起床直後に測りましょう。

ＢＭＩと有病率の関係

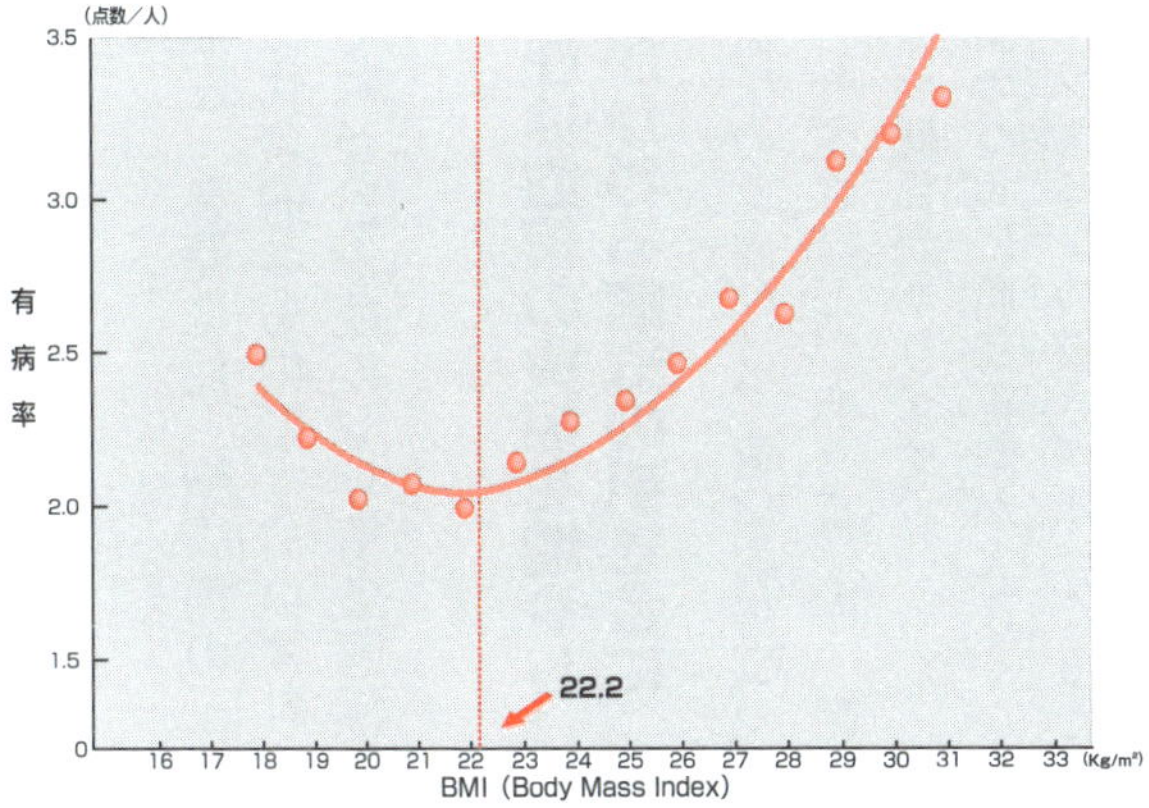

ＢＭＩが増えるにしたがって、有病率がどんどん高くなっているのがわかる。
このデータでは、ＢＭＩ 22.2の人の有病率がもっとも低いことがわかる

日本人の肥満（ＢＭＩ25以上）の割合の変化

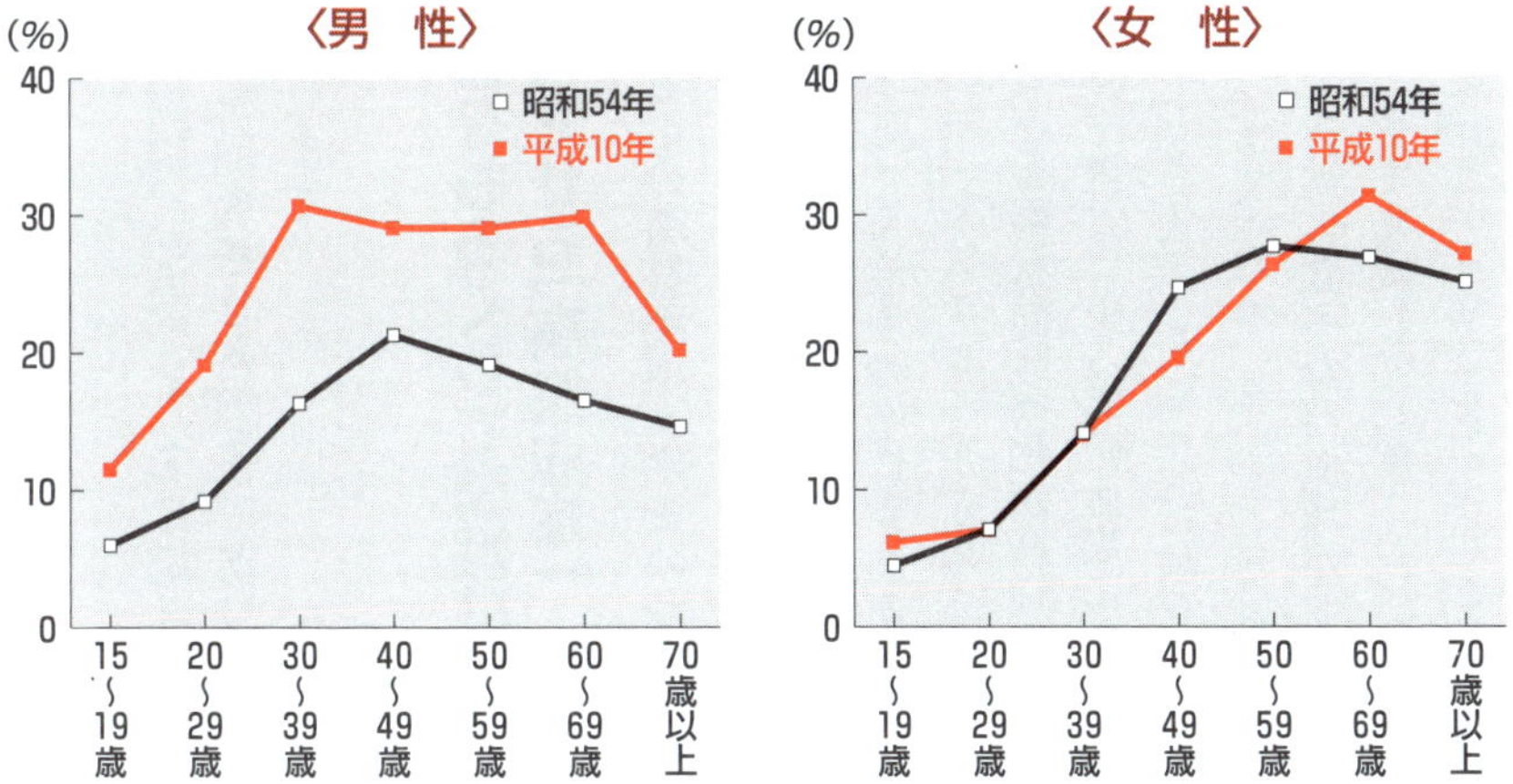

資料：『1998国民栄養調査』厚生省

体脂肪率による肥満度の判定基準

〈男性（全年齢）〉

軽度肥満	20％以上
中等度肥満	25％以上
重度肥満	30％以上

〈女性６〜14歳〉

軽度肥満	25％以上
中等度肥満	30％以上
重度肥満	35％以上

〈女性15歳以上〉

軽度肥満	30％以上
中等度肥満	35％以上
重度肥満	40％以上

高血圧・高脂血症・糖尿病の陰に潜むのは内臓脂肪

高血圧・高脂血症・糖尿病の三大生活習慣病は、加齢とともに増える病気の代表的なものです。いずれも動脈硬化を促進させる因子であり、それぞれが合併症になり得る密接な関係にあります。

高血圧は血管の負担を増やし、命にかかわる病気の引き金に

高血圧の原因には、遺伝的体質や塩分のとりすぎなどがありますが、肥満とも深い関係があります。

肥満のために脂肪細胞が大きくなると、インスリンの働きが悪くなるために通常より多くのインスリンが必要になります。血液中に増えすぎたインスリンは血圧を上昇させます。また、体が重くなれば心臓が肥大し、血液量も増え、血圧が上昇しやすくなります。

高血圧を放置しておくと、脳梗塞《こうそく》や心筋梗塞を招くおそれがあります。

血管をもろくして動脈硬化を悪化させる「高脂血症」

血液中の脂質が増大するのが「高脂血症」です。肥満によって脂肪細胞の働き(血液中の中性脂肪を調節する機能)が低下し、血液中の中性脂肪が増えます。次にコレステロールが増えるために、着々と粥状《じゅくじょう》動脈硬化が進行します。

肥満や過食による高脂血症になると、悪玉コレステロール(とくに酸化したLDL)が多くなり、それを排除しようとして貪欲《どんよく》に食べた白血球が血管壁に残ったまま死滅してしまうため、粥状動脈硬化という病気を引き起こします。

用語の意味

★「成人病」と「生活習慣病」の違いは?

「成人病」ということばは、厚生省が昭和30年代に使い始めた行政用語です。脳卒中、がんなどの悪性腫瘍《しゅよう》、心臓病など、40歳前後から急に死亡率が高くなる病気にスポットを当て、早期発見や早期治療の必要性を説いてきました。

しかし、生活習慣と右に挙げた病気との関係が明らかになるにつれ、一人一人が健康的な生活習慣を確立して予防を心がける必要があることがわかってきました。そこで、健康に対する自覚を促し、社会全体でこれを支援しようということから、平成8年に「生活習慣病」ということばが導入されたのです。

年齢階級別にみた高脂血症の外来受療率（平成8年）

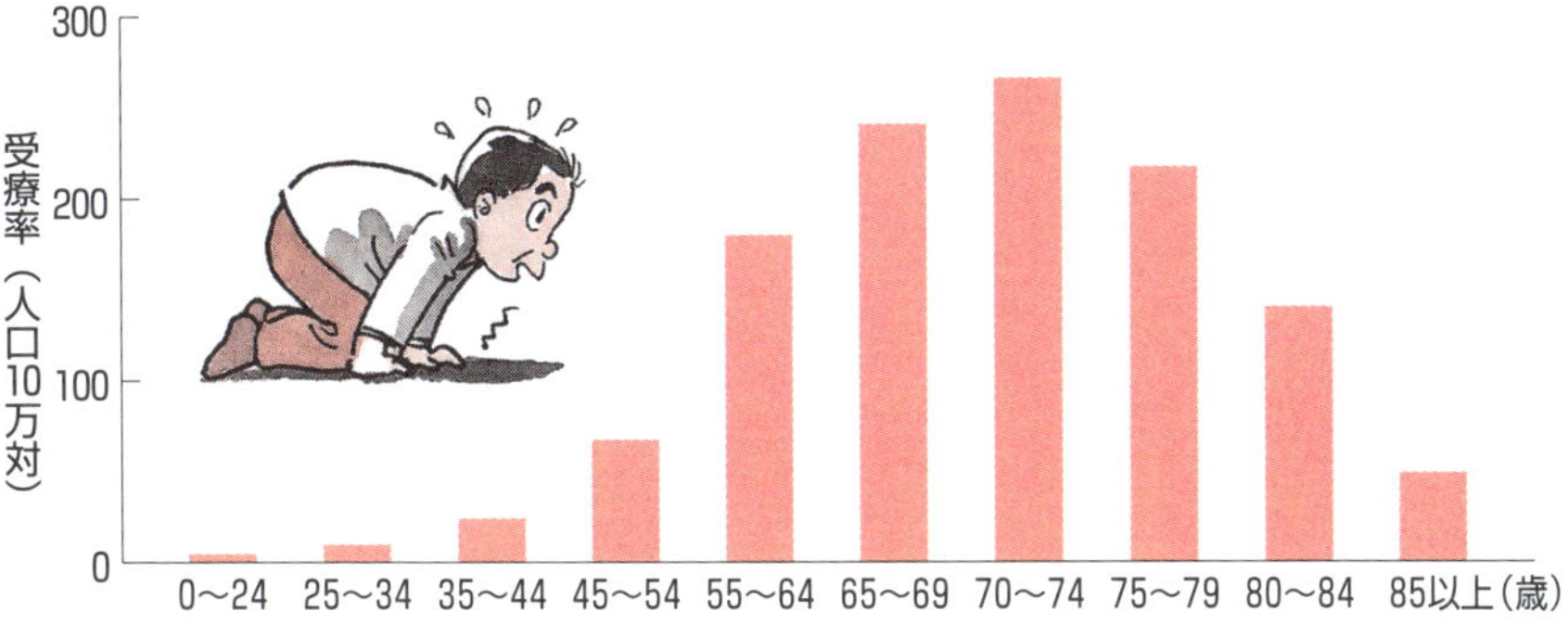
300
200
100
0
受療率（人口10万対）
0〜24
25〜34
35〜44
45〜54
55〜64
65〜69
70〜74
75〜79
80〜84
85以上（歳）

資料：「国民衛生の動向2000年」（「患者調査」厚生省）

合併症が重大な事態を招く「糖尿病」も肥満から

糖尿病には、インスリンが分泌されなくなる1型と、主に肥満が原因でインスリン作用不足になる2型があります。日本人の糖尿病の9割は2型で、内臓脂肪過多が元凶になっています。

内臓脂肪が増えると、インスリンに対する感受性が鈍くなり、糖が取り込まれにくくなって高血糖になります。そのため、大量のインスリンが必要になるのです。この状態が長く続くと膵臓《すいぞう》のインスリン分泌細胞（β細胞）が疲弊《ひへい》し、インスリンが減ってしまい、本物の糖尿病になってしまうのです。

糖尿病が怖いのは合併症です。動脈硬化がいたるところで進行し、網膜症や神経障害、腎臓《じんぞう》病などを併発します。また、脳梗塞や狭心症《きょうしんしょう》、心筋梗塞の引き金にもなります。

現在の肥満度と糖尿病の状況（平成9年）

肥満度	糖尿病が強く疑われる人（482人）	糖尿病の可能性を否定できない人（465人）	今回の調査における検査で正常範囲（40歳以上・3475人）
−10%未満	41人（ 8.5%）	40人（ 8.6%）	487人（14.0%）
−10%以上+10%未満	198人（41.1%）	195人（41.9%）	1884人（54.2%）
+10%以上+20%未満	108人（22.4%）	105人（22.6%）	649人（18.7%）
+20%以上	135人（28.0%）	125人（26.9%）	455人（13.1%）

資料：「国民衛生の動向2000年」（厚生省「糖尿病の実態調査」）

高尿酸血症や肝機能障害も「健康寿命」に影響する

食生活は寿命の質に大きな影響を及ぼしますが、肥満を招く美食と過食は、高尿酸血症や脂肪肝を引き起こします。これらも、健康寿命をおびやかす怖い生活習慣病です。

風が吹いても痛い痛風。「高尿酸血症」は美食のツケ

猛烈な痛みを伴う痛風《つうふう》は、尿に排泄《はいせつ》されるはずの尿酸が、血液の中や体内にたまる「高尿酸血症」という病気が起こす発作です。圧倒的に男性に多く、再発を繰り返すのが特徴です。

尿酸は食べ物に含まれる「プリン体」の最終代謝《たいしゃ》物で、ふつうは腎臓《じんぞう》から排泄されます。ところが、何らかの原因で腎臓からの排泄が低下したり、アルコールやプリン体の多い食品のとりすぎで尿酸の生成が増加すると、血中濃度が上昇します。そして、尿酸が結晶となって組織にたまると、いきなり痛風発作が起こります。

怖い慢性化と合併症。心筋梗塞や脳出血の引き金に

尿酸値を高いまま放置すると、痛風発作だけでなく、痛風腎（腎障害）を引き起こし、悪性高血圧や腎不全の原因になります。そのため、心筋梗塞《こうそく》や脳出血を引き起こすのです。

尿酸値を高くするような生活とは、毎日アルコールを大量にとり、美食にひたる食習慣です。高脂肪の酒の肴やレバーなどのプリン体のとりすぎは、寿命を縮めるようなものです。

最近の研究によると

★肥満の人は世界で12億人！

アメリカの環境団体ワールドウォッチ研究所が「世界情勢2000」という報告書で発表したデータによると、太りすぎの人は世界でなんと12億人いるそうで、8億3000万人の人が飢えで苦しむ時代にあって、皮肉ともいえる数字です。

人類は100万年に及ぶ歴史の中で、飢餓《きが》に耐えるためにエネルギーを脂肪に変えて貯蔵する力を得ました。

その優秀なエネルギーシステムが、飽食の時代にあだになったといえます。

アルコール消費量と飲酒者数の年次推移

	昭和50年('75)	昭和55年('80)	昭和60年('85)	平成2年('90)	平成8年('96)	平成9年('97)
総アルコール換算量(kℓ)	585,743	658,291	733,399	754,646	833,855	869,889
成人人口(千人)	76,726	81,210	85,427	91,033	97,936	98,794
成人1人当たり消費量(ℓ)	7.63	8.11	8.59	8.87	8.51	8.81
飲酒者数(千人)	39,673	45,261	57,009	60,764	64,773	65,960
大量飲酒者数(千人)	1,705	1,905	2,023	2,058	2,302	2,423

＊大量飲酒者推計数（1日平均150mℓ以上のアルコールを飲む者）はWHOの計算方式によった
資料：「国民衛生の動向2000年」厚生統計協会

沈黙の臓器「肝臓」は細胞の再生工場

肝臓は、食事からとったたんぱく質や脂質、糖質などの栄養分を蓄え、それぞれの栄養素を体に必要な形にする（同化という）役目を担っています。また、アルコールを分解して解毒《げどく》するのも肝臓の仕事です。

肝臓が疲れると、必要な栄養も体に行き渡らず、アルコールも分解できません。アルコールが長時間血中に残ると脳の細胞がやられて脳が萎縮《いしゅく》し、物忘れや痴呆《ちほう》を起こします。

肝機能障害を起こす原因は、ウイルス感染を除いて、ほとんどがアルコールの過剰摂取です。肝臓は「沈黙の臓器」と呼ばれるほど、障害が起きても自覚症状がありません。定期的に検査を受け、〝休肝日〟を意識的に設けて、元気の源を管理しましょう。

参考知識

★日本の肥満人口は2300万人

「1998年国民栄養調査」によると、15歳以上の肥満人口は男性1300万人、女性1000万人と推計され、合計で2300万人に達することがわかりました。これは、全人口の2割に当たります。

とりわけ肥満者数の増加が著しかった世代は30代までの男性で、19年前に比べると2倍に増えています。

女性は、50代までは19年前に比べて減少傾向を示しましたが、60代以降の世代で19年前を上回っており、更年期以降の世代の肥満が増加している様子がうかがえます。

こうすれば「がん」のリスクは6割減らせる

多くの病気が克服されている中で、がんによる死亡率は、昭和56年に第1位になって以来、依然として首位を保っています。そして、がんと食生活には深い関係があることがわかっています。

胃がんは減少したものの大腸がん、肺がんは増加している

日本人の死亡原因の第1位を占める「がん」も、その内訳をみるとかなり変わってきていることがわかります。

日本人に多くみられた胃がんは、昭和40年代から大きく減少しました。

これには、早期発見・早期治療という認識の普及に加え、塩分のとりすぎを控える食事指導が大きく貢献したと考えられています。塩分のとりすぎと胃がんの因果関係は、疫学上もはっきりわかっています。

一方で、増加傾向にあるのが、大腸がんと肺がん、それに女性の乳がんです。肺がんは喫煙率と深い関係があり、大腸がんや乳がんは動物性脂肪のとりすぎや食物繊維の不足が深くかかわっています。

禁煙と食事の改善でがんのリスクは大幅に減らせる

このような事実から、発がん物質の影響がもっとも大きいのは、食物とたばこであることがおわかりいただけると思います。

研究によると、食物自体からの発がん作用は約30～35％、たばこに関する発がん作用も30％ぐらいあるといわれて

参考知識

★がんを防ぐための12か条

[1条] バランスのとれた栄養をとる
[2条] 毎日、変化のある食生活を
[3条] 食べすぎを避け、脂肪は控えめに
[4条] お酒はほどほどに
[5条] たばこは吸わないように
[6条] 緑黄色野菜をたっぷりとる
[7条] 塩辛いものは少なめに、あまりに熱いものはさましてから
[8条] 焦げた部分は避ける
[9条] かびの生えたものに注意
[10条] 日光に当たりすぎない
[11条] 適度にスポーツをする
[12条] 体を清潔に

（国立がんセンター）

います。これらに注意を払い、リスクを減らすことがもっとも効果的です。

残り20～25％が遺伝的素因、10～15％が放射線や食品添加物、ピロリ菌などの外的要因だと考えられています。食品添加物などの影響は、意外と少ないのです。食品添加物などを神経質に考えるよりも、食事全体のことを考えることが大切です。

がんを防ぐ作用がある「機能性成分」

発がん作用を起こす食品がある一方で、ある種の食品には、がん予防の働きを持つものもあります。「機能性成分」と呼ばれるもので、それらの多くは、がん以外の生活習慣病予防にも効果があります。

このような成分を意識してとり、バランスのとれた食生活をすることが、がん予防につながるのです。

がん予防の可能性のある食品

＊1990年にアメリカ国立がん研究所を中心として「植物性食品によるがん予防」を目的に発足した「デザイナーフーズ・プログラム」では、疫学的な研究から約40種類の野菜や果物、香辛料などに、がん予防の可能性があると伝えている

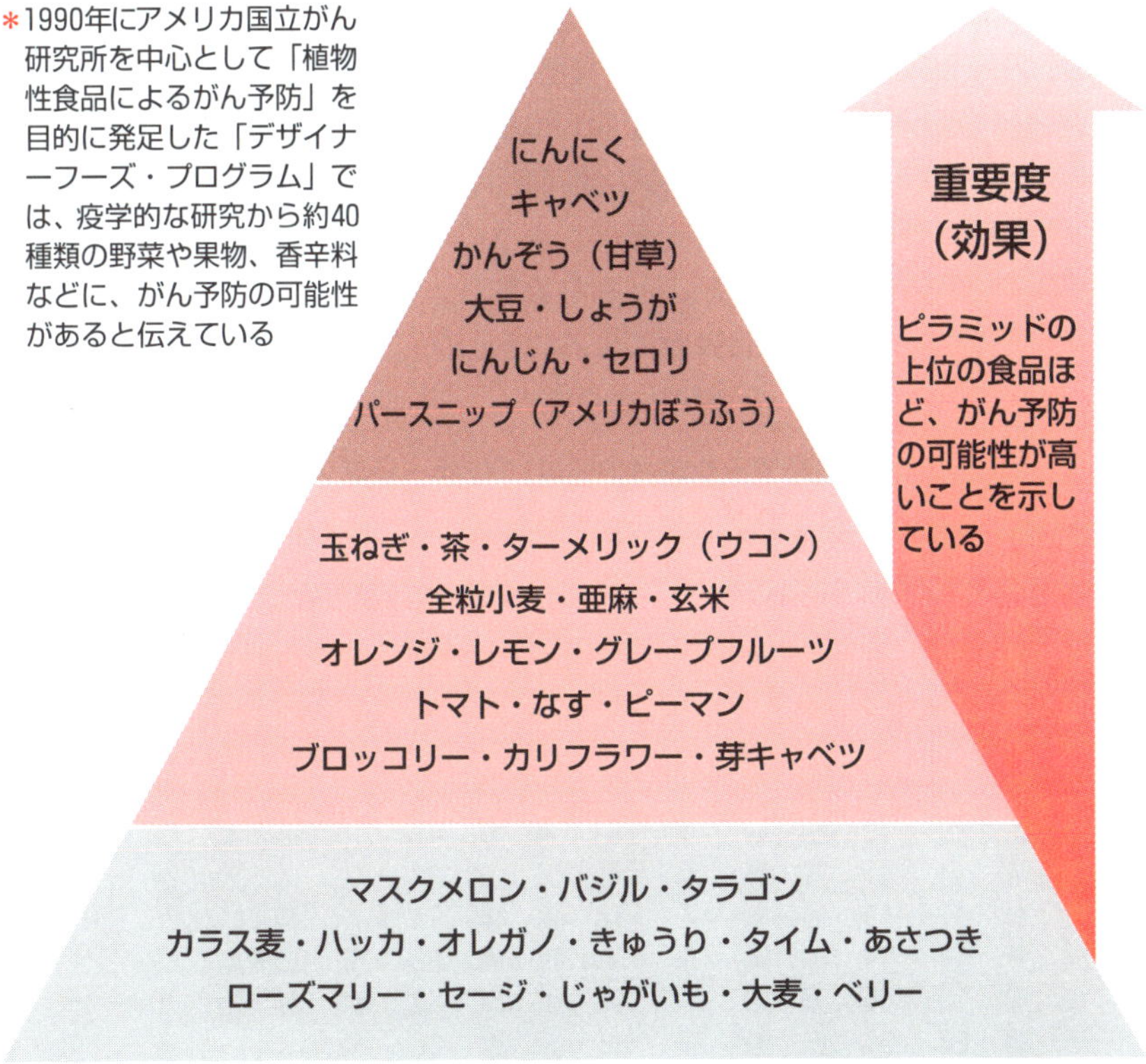

（名古屋大学・大澤俊彦氏による）

章末コラム

日本の寿命マップ

男性の平均寿命のトップは長野県。長寿県はいずれも自然が豊か

1995年の平均寿命でみた長寿県は、男性のベスト5が長野、福井、熊本、沖縄、静岡、女性は沖縄、熊本、島根、長野、富山の順でした。沖縄は、以前から特徴的な食生活と温暖な地域性から長寿県として注目されていましたが、今回上位にある他県も含め、いずれも自然が豊富な地域であるという共通点があります。

寿命が急落した都市部、ストレスと環境が影響？

一方、30年前の1965年に、男女とも他を0.6歳以上引き離してトップの座に輝いていた東京は、男性が20位、女性が33位と大幅に後退しました。愛知、大阪なども同様の傾向を示しています。

都市部以外の県が長寿傾向を示すようになった背景には、遅れていた医療体制の整備が進んだこともあるでしょう。しかし、都市部に共通する運動不足や長時間労働によるストレス、希薄な人間関係が影響しているのでは、という指摘もあります。

平均寿命でみた場合の順位（1995年・平成7年）

都道府県	男性	女性	都道府県	男性	女性	都道府県	男性	女性	都道府県	男性	女性
北海道	28	22	東京	20	33	滋賀	12	30	香川	13	18
青森	47	46	神奈川	6	25	京都	11	19	愛媛	31	27
岩手	33	23	新潟	17	11	大阪	45	45	高知	37	16
宮城	15	26	富山	9	5	兵庫	46	47	福岡	40	20
秋田	44	35	石川	8	17	奈良	10	38	佐賀	35	21
山形	16	29	福井	2	12	和歌山	43	44	長崎	38	28
福島	30	39	山梨	25	8	鳥取	42	14	熊本	3	2
茨城	34	41	長野	1	4	岡山	22	3	大分	24	13
栃木	41	43	岐阜	7	37	島根	14	6	宮崎	29	10
群馬	18	34	静岡	5	7	広島	26	9	鹿児島	39	24
埼玉	19	40	愛知	21	42	山口	32	15	沖縄	4	1
千葉	23	31	三重	27	36	徳島	36	32			

資料：厚生省「平成7年都道府県別生命表」

第2章

健康で長生きするための健康管理ここがポイント

「だめ・ほどほどに・積極的に」の違いを明確に

健康体で長寿をまっとうするには、心身ともに老いない生活術を身につけることが大切です。日常の健康管理で「だめ・ほどほどに・積極的に」を徹底させ、具体的に実行することが健康寿命をのばすポイントです。

たばこは百害あって一利なし。体に害になるものはとらない

すこやかな長寿のためには、体のためによくないことは徹底して排除することが重要です。

まず、喫煙は健康にとって何一つよいことはありません。血管を収縮させ、一酸化炭素を体に送り込んで動脈硬化を促進します。発がん物質も体内に取り込みますし、室内に立ちこめる煙は、「副流煙」といって、たばこを吸わない人の健康まで損ないます。

喫煙だけでなく、食生活では発がん性の高いものはとらないようにすべきです。大きな観点でいえば、肥満はないほうがいいし、高脂血症や動脈硬化もないほうがいい、そこまで考えることが大切です。

過ぎれば害になるものは適量と限度を知る

一方で、絶対だめではないものの、度が過ぎると健康を損なうものもあります。食べ物でいえば、砂糖、脂肪、塩分などがそうですし、酒やコーヒーも該当します。体内でグルコースとなる砂糖は脳のエネルギー源ですし、悪者扱いされがちな脂質も神経線維や細胞膜などの重要な成分です。酒も適量

参考知識

★「一無、二少、三多」の教え

健康な体で長生きをするための秘訣を、慈恵医大健康管理センターの池田義雄元教授は「一無《む》、二少《しょう》、三多《た》」と表現しています。

一無は「たばこ無し」、二少は「アルコールを少なく」、三多は「多く動き、多く接する」ことです。

発がん性があり、動脈硬化を促進するたばこはやめること。飲みすぎれば体に悪いが、いきいきと暮らすための潤滑油となるアルコールはほどほどにすること。前向きな姿勢で活発に生きることにより、生活習慣病を防ぎ、がんに対する免疫力を増進させること。これらをひと言で表現すると、こうなります。

なら血行促進やリラックス効果があり、赤ワインのように動脈硬化の予防成分を含むものもあります。

　また、適度なストレスがないと人間は元気がなくなります。ストレスを上手に利用して活動的な生活を送りながら、ストレスを上手に解消・回避する方法を考えましょう。

積極的に増やしたい運動と人との触れ合い

　生活に運動を取り入れてよく歩くこと、人との交流を活発にすること、好奇心や向上心を失わないことなどは、体と心を若々しく保つために欠かせません。とくに、人との交流は、ぼけを予防し、目に見えない形で健康長寿をサポートします。

　長寿姉妹で有名なきんさんぎんさんが、取材攻勢を受ける中でメキメキと元気になっていったのは、その好例です。

「だめ・ほどほどに・積極的に」を徹底する

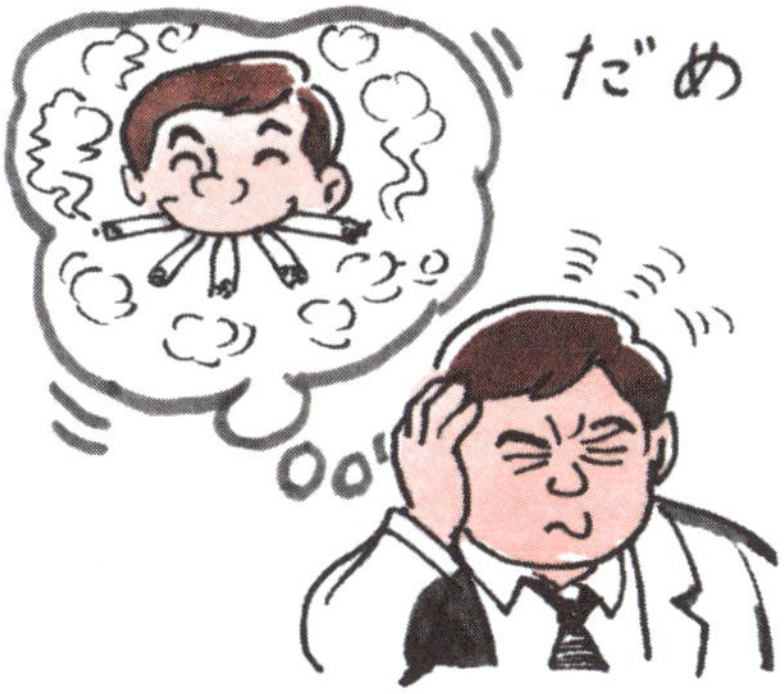

たばこをやめる

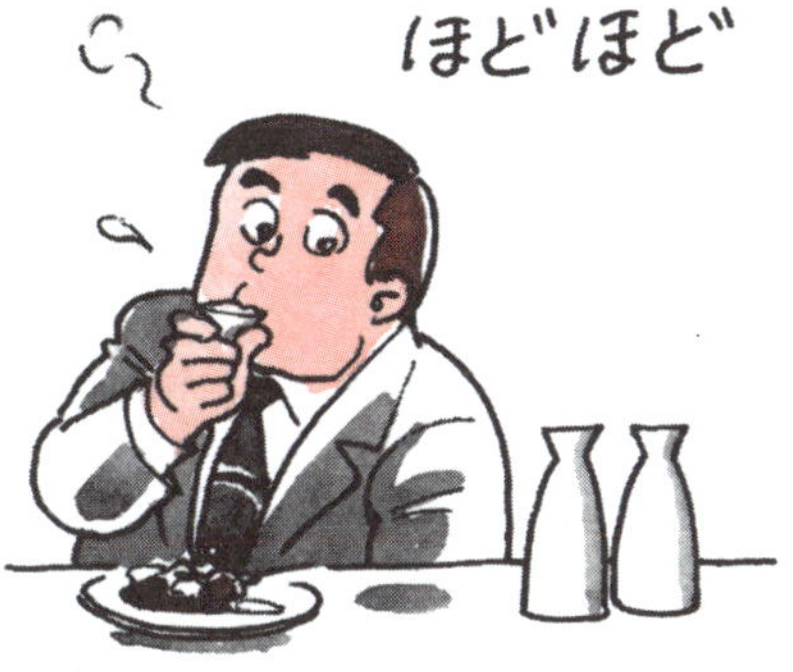

アルコールはほどほどに

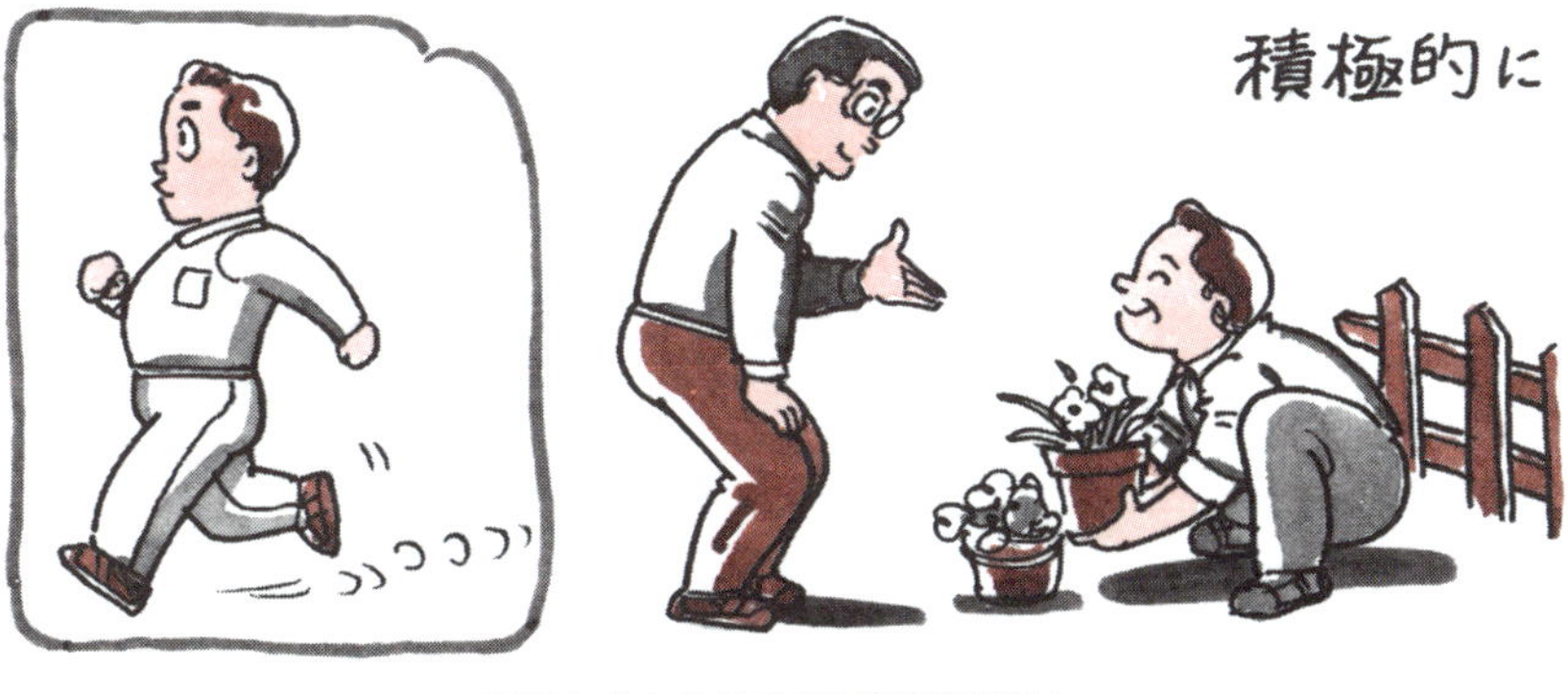

運動と人との触れ合いは積極的に

寿命を縮める早食い・大食いのくせを改める

多忙をきわめる現代人は、わずかな時間を惜しむあまり、とかく早食いになりがちです。また、おいしいものが満ちあふれている現代は、グルメにとっては、まさに楽園です。しかし、いずれも健康長寿を考えると問題があります。

早食い・大食いは、脳をだまして肥満を促進させる

食欲は、生きていくための本能の一つですが、脳の視床《ししょう》下部にある「摂食中枢《ちゅうすう》」と「摂食抑制系」でコントロールされています。空腹になると、摂食中枢の働きが活発になって「食べたい」という気持ちが生まれます。

さらに、食事をとると栄養が吸収されて血糖値が上がり、インスリンが分泌されて摂食抑制系を刺激します。また、脂肪細胞に脂肪がたまると、レプチンという物質が分泌されて、満腹感を覚えます。

ところが、血糖が上がり、レプチンが増えるまでには15～20分ほどかかるので、その前に早食いして大量に食べてしまうと過食になり、肥満に直結するわけです。

かみごたえのあるものを加え、ひと口ずつよくかむ

早食い・大食いのくせを直すには、よくかんで食べ、時間をかけて料理を味わうことが大切です。現代の食べ物はやわらかくて食べやすく、舌ざわりがよいので、つい早食い・過食になりやすいものです。食事メニューに硬いものや、かみごたえのあるものを加え

ひと口アドバイス

★「力士型食生活」は太るパターンの最たるもの

相撲の力士は、何も食べずに朝げいこをし、チャンコをドカ食いして昼寝をします。

これは、人間に備わった体のしくみを利用して体重を増やすためだといわれます。現役の力士にとっては体重も武器ですが、これが災いとなって、引退後に糖尿病や高脂血症で苦しむ人が少なくありません。

朝食抜きの〝まとめ食い〟は、力士型の太る食習慣を実行し、自分で自分の体の老化を早めているようなものです。

ると、いつもより少ない量でも食事の充実感が得られます。サラダをよくかんで食べたり、海藻類をオードブルにしてもよいのです。

また、人と会話しながら食べることも、ゆっくりしたペースで食事を進めることになります。

朝食抜きや〝まとめ食い〟も内臓脂肪を増やす

太りたくないために朝食を抜く人がいますが、朝食は1日の活動のエネルギー源です。それを抜くと体は飢《き》餓《が》状態に陥り、次の食事のときにエネルギーをためて温存しようとします。たまったエネルギーは、内臓脂肪として蓄積されますから、ダイエットには逆効果といえます。

空腹をがまんした結果の〝まとめ食い〟も、インスリン過剰による栄養吸収の促進のため、体脂肪が増加します。

早食い・ドカ食いを改めるには

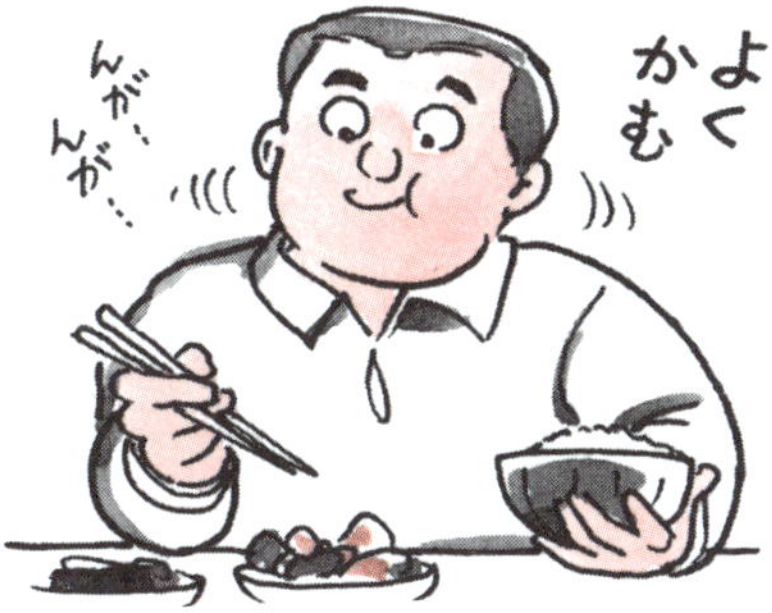

かみごたえのある食品を多くして、よくかんで食べる

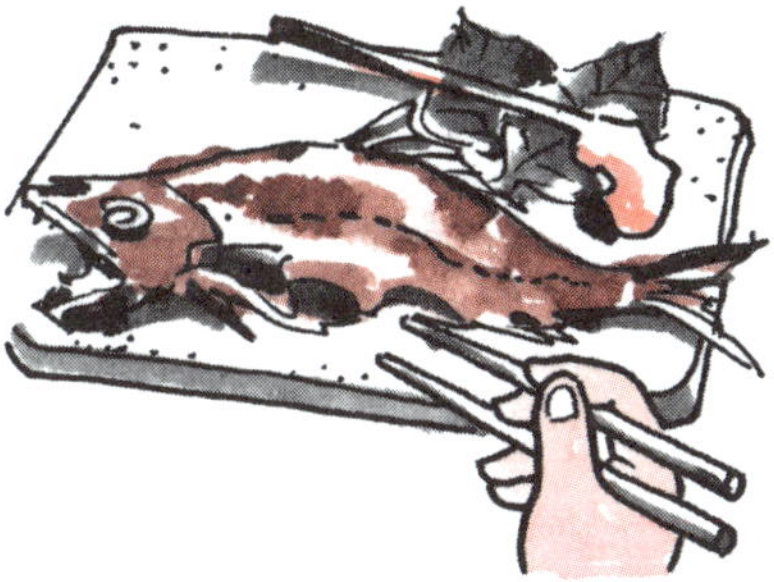
1尾丸ごとの魚など、食べるのに手間どる料理を加える

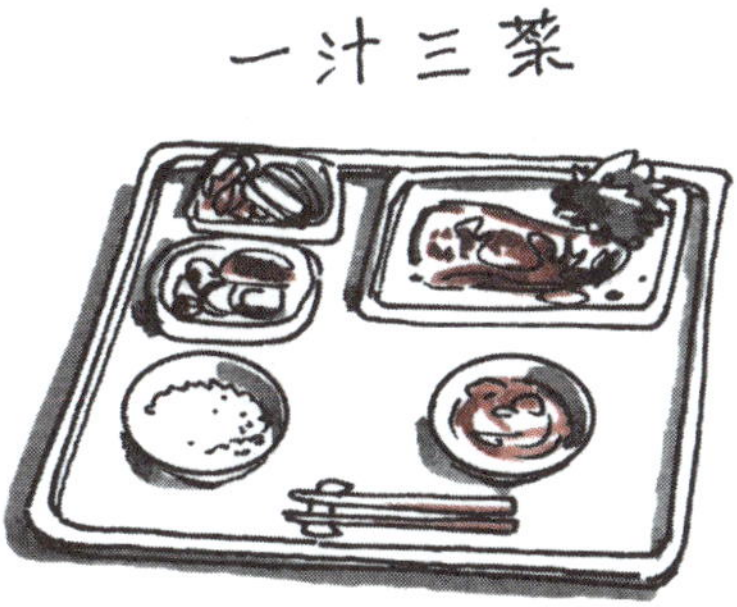

単品メニューより、一汁三菜の和食スタイルを主にする

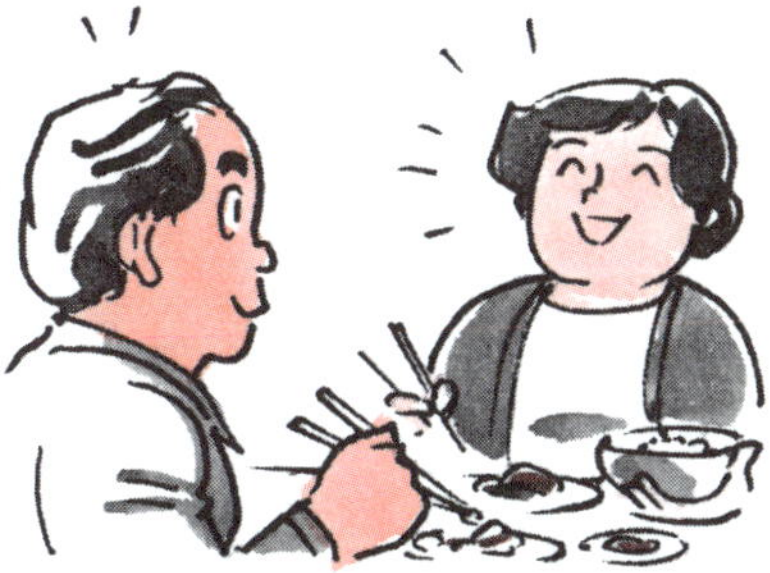
会話をしながらゆっくりと食べる

自分に不足する栄養素を意識してとる

健康を維持するための食事は、量よりも質、つまり栄養バランスが重要なポイントです。しかし、だれにも苦手な食品が多少はあります。どのようにして、栄養のバランスをとっていけばよいのでしょうか。

三大栄養素と食物繊維をバランスよくとる

健康をつかさどる食事の基本は、炭水化物（ごはん・パン・めん類など）、たんぱく質（肉、魚、卵、乳製品、大豆製品など）、脂質の三大栄養素と、食物繊維の多い野菜や海藻、きのこ類をバランスよく食べることです。

自分の食生活がバランスのとれたものかどうかを知るには、1～2週間、毎食自分の食べたものを書き出してみましょう。たんぱく質源が肉に片寄っていたり、炭水化物ばかりとっていたりなど、思わぬ傾向が見えてきます。

糖質は吸収速度や血糖値上昇速度のゆるやかなでんぷん質で

エネルギー源となる炭水化物（糖質）は、1日の総カロリーの半分以上をとるようにします。その際には、吸収速度や血糖上昇速度のゆるやかなものを選ぶことが大切です。穀類やいも類などのでんぷん質でとるのが理想的です。

たんぱく質や脂質は、体の細胞を作る原料となるので、質を重んじましょう。たんぱく質は動物性のものより植物性のものを多めに、脂肪はP／S比（Pは多価不飽和脂肪酸、Sは飽和脂肪酸）を2対1にすることです。

参考知識

★長寿村の食生活は？

日本には「長寿村」と呼ばれる地域が、北海道から沖縄まで無数にあります。

山の中にもあれば漁村にもあり、魚を食べる地域もあれば肉をよく食べる地域もあります。酒をよく飲むところ、飲まないところもあります。

「これが長寿の決め手だ」と思えるすべてに共通する因子は、運動と、あまりぜいたくではない腹八分目の食事、それに良質の睡眠でした。

食品には、それぞれよいところもあれば悪いところもあります。バランスをとって食べることが、食品の持つ長所を生かし、短所をカバーする食べ方なのです。

不足しがちな野菜は毎食欠かさずとる

野菜は、ビタミンやミネラル、食物繊維をとるうえで、欠かせない食材です。これまで野菜の摂取目標は、1日300グラム（緑黄色野菜100グラム・淡色野菜200グラム）とされましたが、あらたに「合わせて350グラム以上、緑黄色野菜120グラム以上・淡色野菜230グラム以上」という目標値が示されました。

野菜は低エネルギーですし、野菜に多く含まれる食物繊維にはコレステロールの吸収を遅くする働きがあります。食物繊維を多く含む野菜は、早食いや過食を防ぐ効果もあります。

また、野菜に含まれる微量成分には、がん予防が期待されるものもあります。野菜の苦手な人は、調理法を工夫したり、いろいろな種類をとるように心がけたいものです。

こんな食事をしている人は生活習慣病の危険性が

〈野菜はいっさい食べず肉食中心〉

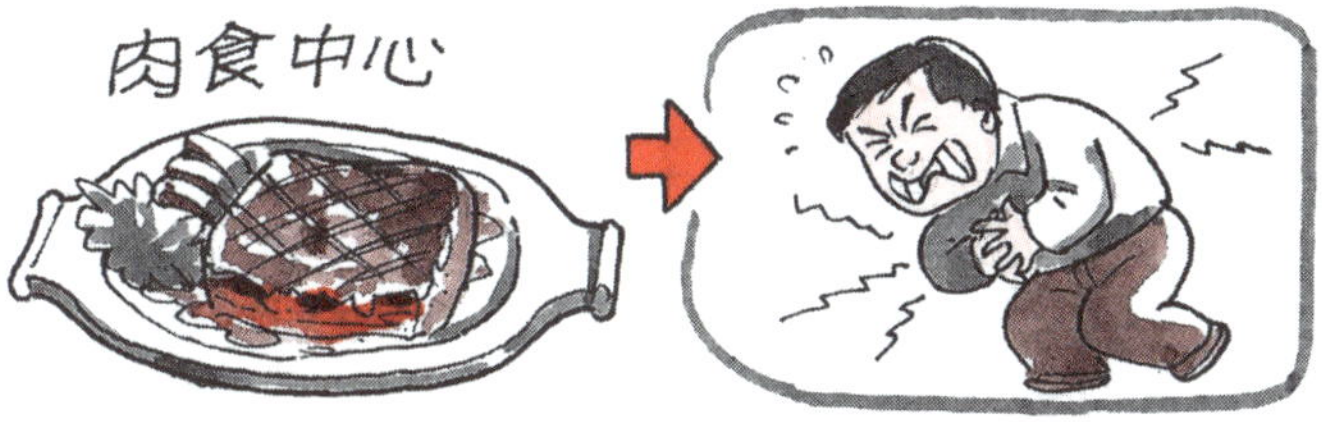

50歳を待たずに、心筋梗塞が忍び寄る

〈朝食抜き、昼食はざるそば、夜寝る前においしいものをドカ食い〉

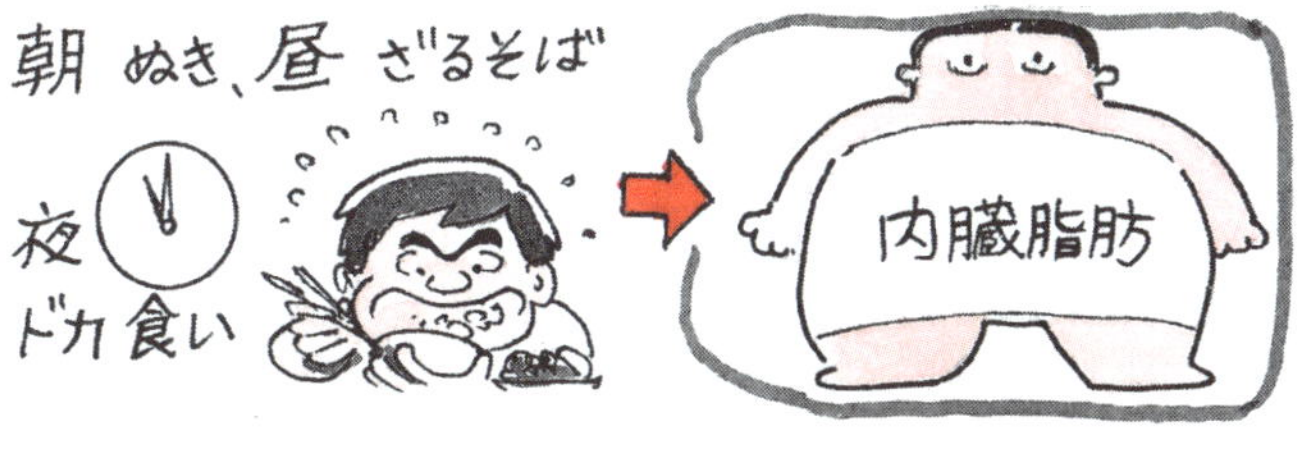

内臓脂肪がしっかりたまる

〈脂っこいものを好み、毎食揚げもの、おやつにドーナツ〉

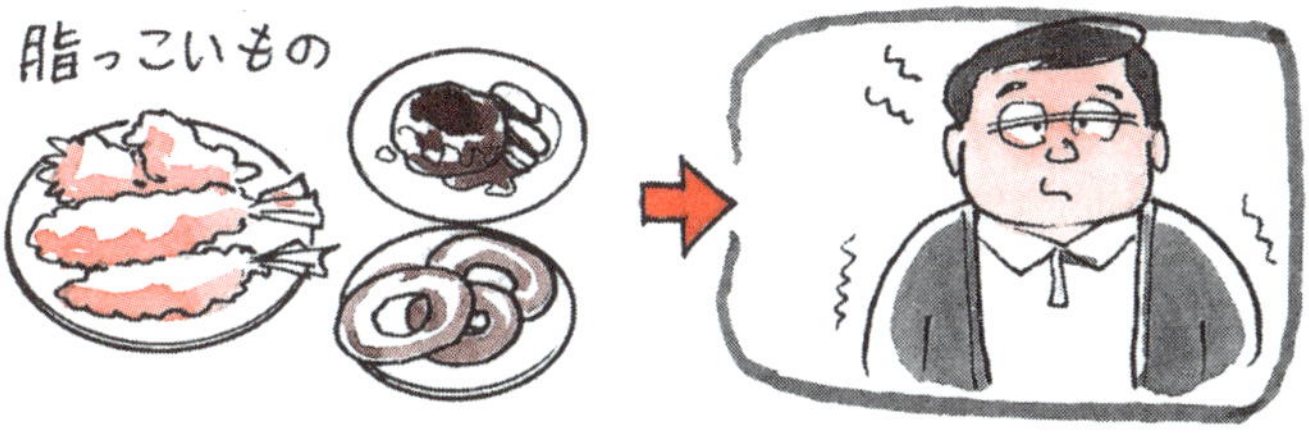

カロリー過多で肥満になり、心臓疾患や高脂血症、動脈硬化に

甘味の多い食べ物・飲み物には意外な落とし穴がある

食後の甘いデザートが習慣になっていたり、水代わりに清涼飲料水を飲む人もいます。生活習慣病を予防するには、このような食習慣の見直しも必要です。甘いものの功罪を見逃さないようにしましょう。

単糖は瞬時に吸収され、余った糖質は体脂肪になる

重要なエネルギー源である糖質には、3種類があります。1つは穀類やいも類に含まれる多糖類で、消化・吸収が穏やかなことが特徴です。果物に含まれるブドウ糖や果糖は、単糖類といって糖の最小単位です。さらに単糖類が2つ結合した二糖類があり、麦芽糖などがこれに当たります。

多糖類は、食べてもすぐにはエネルギーになりませんが、果物に含まれる単糖類、砂糖に含まれる二糖類は、すばやく吸収されます。そのため、とりすぎて余った分は体脂肪として蓄積されてしまいます。さらに、高脂血症や脂肪肝、虫歯の原因にもなります。

果物は朝食後に、清涼飲料水は控える

といっても、果物をすべて控える必要はありません。果物にはビタミンCが豊富ですし、高血圧を予防するカリウムや食物繊維も含まれています。問題は食べるタイミングと量です。夕食のあとの果物はエネルギーオーバーの原因になりますから少量にし、これから活動に向かう朝食後にしっかりとりましょう。

参考知識

★ブドウ糖は脳の唯一の栄養源

とかく憎まれ役になりがちな糖質ですが、ブドウ糖は脳や神経、赤血球などにとっては唯一のエネルギー源です。正常に脳を働かせるためには、血糖値を維持する必要があります。

また、スポーツ選手にとって、糖質はすぐれたエネルギー源で、すばやくスタミナを補給してくれます。糖質を減らすのはダイエットの王道ですが、糖質は、一刻も早くエネルギーを補給したいときの強い味方でもあるのです。

高エネルギーの菓子類

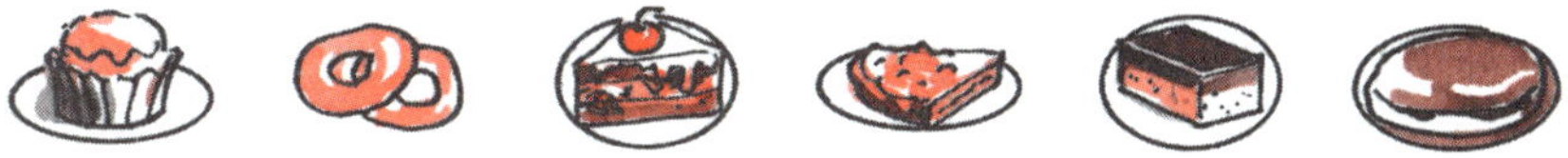

カップケーキ	イーストドーナツ	ショートケーキ	アップルパイ	カステラ	どら焼き
421 / 28	388 / 7	340 / 29	317 / 16	316 / 37	284 / 36

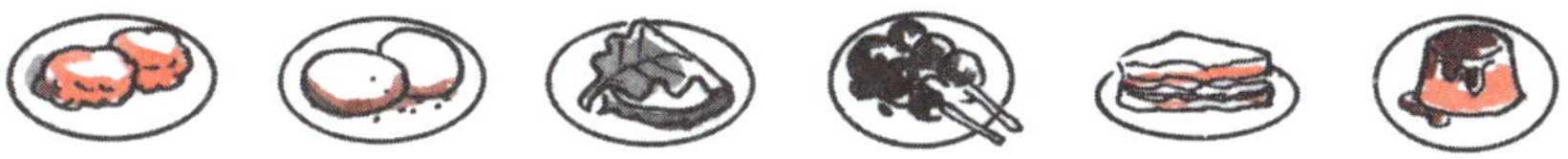

シュークリーム	大福もち	かしわもち	あん団子	ババロア	カスタードプディング
250 / 12	235 / 16	207 / 15	202 / 10	186 / 15	145 / 17

エネルギー（kcal/ 100g）　砂糖含有量（g/ 100g）

甘い菓子類は楽しみ程度にとどめ、午後のおやつに少量とる程度にします。甘い清涼飲料水を水代わりにガブ飲みするのはやめましょう。甘くないお茶や砂糖を入れないコーヒー、紅茶に替えることです。

砂糖と脂肪を同時にとると肥満が加速する

砂糖も脂肪も高エネルギーですが、両者を食べ合わせると、別々にとったとき以上に内臓脂肪が蓄積されやすくなります。

脂肪を多量にとると血液中に脂肪が増えますが、同時に砂糖をとると、血中脂肪の脂肪組織への取り込みが加速します。甘くて脂肪のたっぷり入ったものといえば、アイスクリームやケーキなどの洋菓子です。これらは肥満を助長させ、生活習慣病になりやすい体質を作ります。

清涼飲料水と果物の1単位（80kcal）当たりの量と糖分含有量

1単位（80kcal）当たりの量	糖分含有量	1単位（80kcal）当たりの量	糖分含有量
カルピスソーダ（200mℓ）	21g	みかん（大2個・270g）	22g
缶コーヒー・加糖（200mℓ）	20g	バナナ（大1本・100g）	22g
コカコーラ（200mℓ）	20g	パイナップル（輪切り2.5切れ・125g）	19g
スプライト（200mℓ）	20g	グレープフルーツ（220g）	18g
ポカリスエット（330mℓ）	20g	キウイフルーツ（150g）	16g

資料：「四訂食品成分表2000」

寝る前に食べたものはたちまち体脂肪に

俗に「肥満は夜作られる」といいますが、それはなぜでしょうか。夜ふかしが当たり前のライフスタイルになっている現代人にとって、夜はどんな食べ方をすればよいのでしょうか。

睡眠中、エネルギーは消費されずに体にたまる

食べたものを消化・吸収する胃腸の働きは、自律神経によってコントロールされています。自律神経には交感神経と副交感神経がありますが、昼間活動的に動いているときは、交感神経が働いて消化能力を高めています。

一方、夜眠っている間は、副交感神経が優位になり、腸からの栄養の吸収が高まります。

つまり、夜眠っている間は、せっせと栄養を吸収して体内にエネルギーをためる「脂肪貯蓄タイム」なのです。

寝る前の最低2時間は、食べ物を口にしない

食べたものを消化するのに、最低2時間はかかります。脂肪の多い食品をたっぷりとった場合は、さらに時間がかかると思ってよいでしょう。

寝ている間にエネルギーをため込まないためには、寝つく最低3～4時間前に食事をすませ、少なくとも寝る2時間前は食べ物をとらないことです。

がまんできないときは低エネルギーのものを

しかし、夜ふかしをしていると、口

用語の解説

★「週末過食」とは？

ふだんはエネルギーに気を配って食べているのに、週末になると夜ふかしや気のゆるみから食べすぎてしまう人がいます。

このような食べ方を「週末過食」といいますが、このケースもトータルでみるとエネルギーオーバーになり、徐々に体脂肪が蓄積されていくのです。

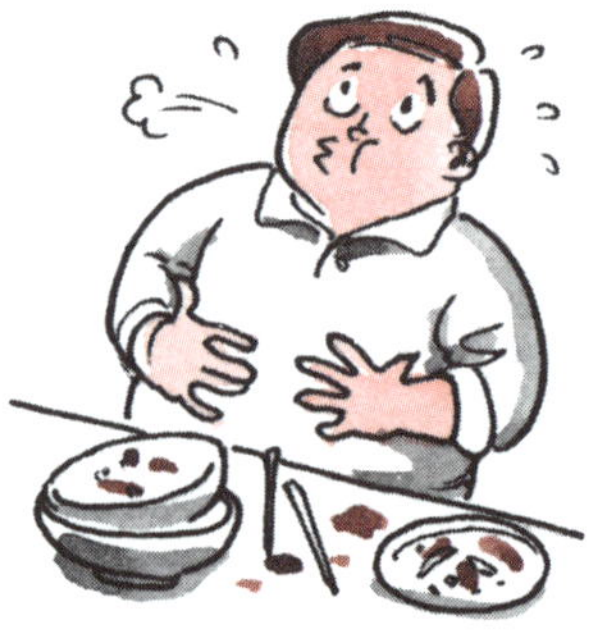

寂しくなってしまったり、おなかがすいて安眠できないこともあります。そんなときは、できるだけ低エネルギーのものを少量だけとるようにしましょう。脂肪や砂糖の多いものは控え、少量でも食べごたえのあるものにします。

全粒粉のパンやところてん、甘味の少ないゼリーなどがおすすめです。甘くない飲み物もよいでしょう。

間違っても、ラーメンやピザ、ハンバーグ、ケーキなどは口にしないことです。

深酒をして帰宅したら寝る前に水分補給を

夜遅くまで酒を飲むことは好ましくないのですが、深酒をしてしまったら、脱水予防のために必ず水分を補給しましょう。酒を飲んで夜間に汗をかくと、血液が濃くなって血栓を引き起こすことがあります。

夕食の時間が遅くなったときは軽めの食事を

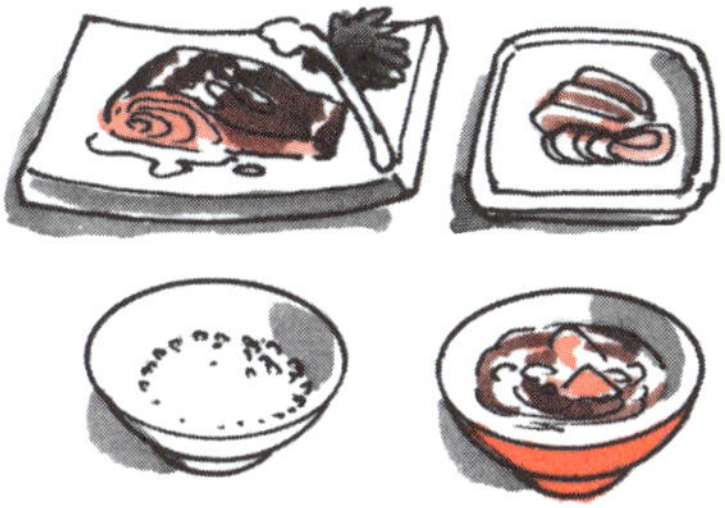

量はいつもより控えめにする

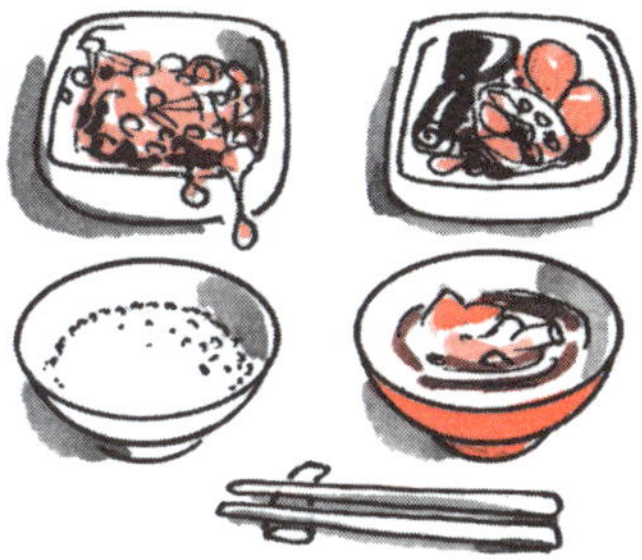

ふだんよりさらに低脂肪の食事を

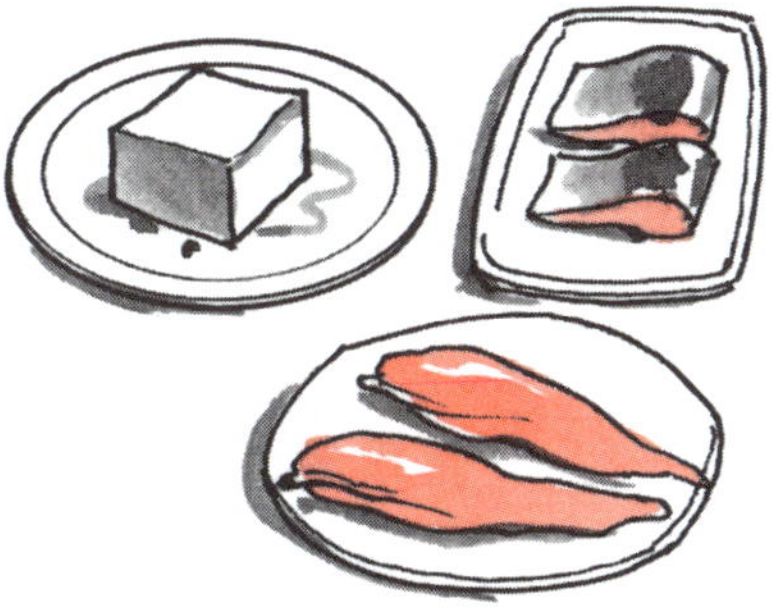

主菜は鶏のささ身、豆腐、白身魚など消化のよいものを少なめにする

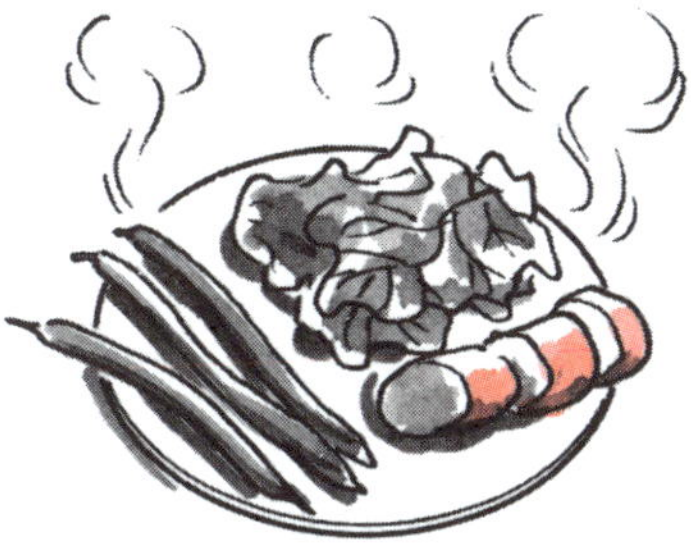

野菜はゆでるか煮て、消化しやすい形にする

毎晩大酒を飲んでいると長生きできない

アルコールは、ほどほどにとってこそ価値があるものです。毎晩大量に酒を飲む人は、エネルギーオーバーから肥満を招き、肝機能障害を起こしがちです。適量を守って、楽しい酒にしてください。

酒は適量を飲めば「百薬の長」になる

適量の酒は、食欲を増進させ、気分をリラックスさせます。また、ＨＤＬの善玉コレステロールを増加させることもわかってきました。

しかし、晩酌も度を越すと、健康にとってさまざまな害をもたらすことになります。

飲みすぎは中性脂肪を増やし、脂肪肝を引き起こす

アルコールのほとんどは麦や米などの穀類が原料ですから、糖質が多く、高エネルギーです。そのため、毎晩酒を大量に飲むと、肝臓はアルコールの分解を優先するために代謝《たいしゃ》異常が起こり、中性脂肪がたまって脂肪肝になります。

また、アルコールは高カロリーですので、ほかの食べ物の代謝が抑えられ、ふだんと同じ量の食事をとっても体脂肪が余分についてしまいます。一方、アルコールを分解する肝臓には大きな負担がかかります。アルコールだけを多量に飲み続けると、脂肪肝から肝硬変に至ることになります。

健康のためにも、アルコールの量は１日50グラム以下にしてください。

ひと口アドバイス

★赤ワインが動脈硬化を防ぐといわれる理由は？

肉食中心の食事が原因で生活習慣病が多いとされてきた欧米諸国の中で、フランスは例外的な存在になっています。

動物性脂肪や肉の摂取量はトップクラスなのに動脈硬化や心臓病が少なく、「フレンチ・パラドックス（フランスの矛盾）」といわれてきました。そして調査研究の結果、フランス人のワイン好きが浮かび上がりました。

赤ワインの色素には、抗酸化作用を持つポリフェノールが数種類含まれており、これが動脈硬化や心臓病からフランス人を守っていると考えられたのです。

しかし、ワインもアルコール。飲みすぎは健康を損ないます。

健康的に酒とつき合うには

自分のペースで適量を守る

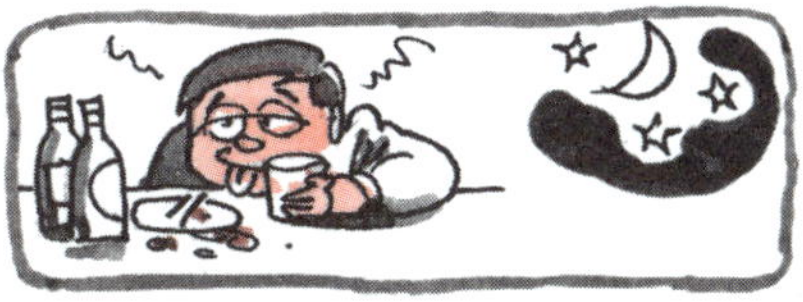

夜遅くまでだらだらと飲み続けない

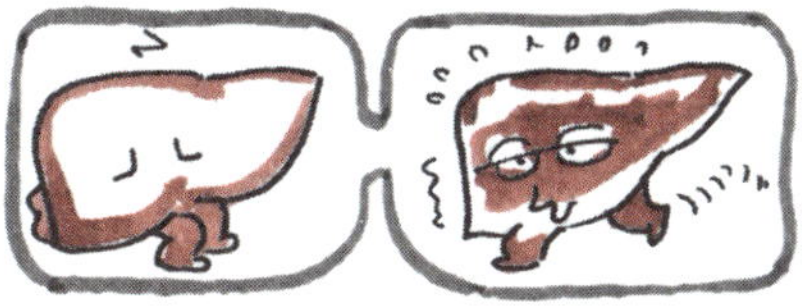

休肝日を設けて肝臓をいたわる

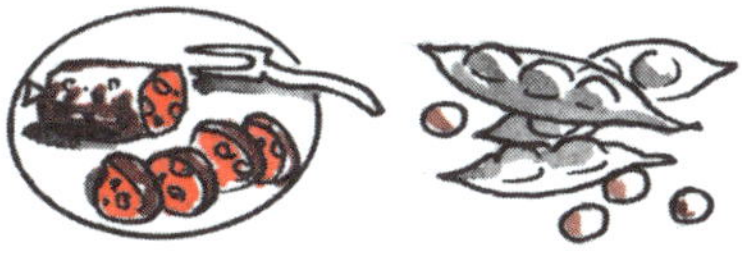

低脂肪で薄味のつまみを選ぶ

酒のつまみは低脂肪で薄味のものを

酒とともにとるつまみのエネルギーもあなどれません。日本酒に合う肴は、塩辛など高塩分のものが多く、酒の勢いで多量にとると高血圧の原因になります。

また、ビールに鶏のから揚げ、フライドポテトなどの組み合わせも、脂肪過多になり、ときには2食分のエネルギーをとることにもなります。酒を飲むときは、つまみの質と量にも注意しましょう。

さらに、食事はきちんととり、ビタミン不足にならないように緑黄色野菜を加えます。酒はマイペースで飲み、適量にとどめましょう。

肝機能を低下させないためにも、週に2日程度はアルコール抜きの〝休肝日〟を設けることが必要です。

酒のアルコール度数とアルコール量、エネルギー量

	日本酒	ビール	ワイン	焼　酎	ウイスキー	ウオッカ
量	1　合 (180mℓ)	大びん1本 (633mℓ)	1／3本 (229mℓ)	コップ1／2杯 (100mℓ)	ダブル1杯 (60mℓ)	ダブル1杯 (55mℓ)
アルコール度数	16.0%	4.5%	12.0%	25.0%	43.0%	50.0%
アルコール量	28.8g	28.5g	27.5g	25.0g	25.8g	27.5g
エネルギー量	180kcal	248kcal	169kcal	125kcal	120kcal	88kcal

食事と運動で骨量を維持し、老年期に備える

生活習慣病の予防とともに、丈夫な骨を維持することも重要です。骨が弱くなると、年をとったときに骨折しやすくなります。骨量の低下は30代から始まるといわれており、早めの対策が欠かせません。

骨量の低下は老化現象の一つ。女性はとくに要注意！

骨は体の柱です。骨量が低下すると、骨粗しょう症といって骨がスカスカになり、骨折などを起こしやすくなります。骨折はお年寄りが寝たきりになる原因の一つであり、骨密度の低下は健康寿命を大きく阻害します。

骨量は骨の中のカルシウム量（骨密度）を測定することでわかりますが、30代にピーク（最大骨量）を迎えると、その後は徐々に減少します。

とくに女性の場合は、閉経をきっかけに女性ホルモン（エストロゲン）の分泌が低下すると、骨量の低下が加速度的に早まります。

加齢に伴う女性の腰椎骨量の変化

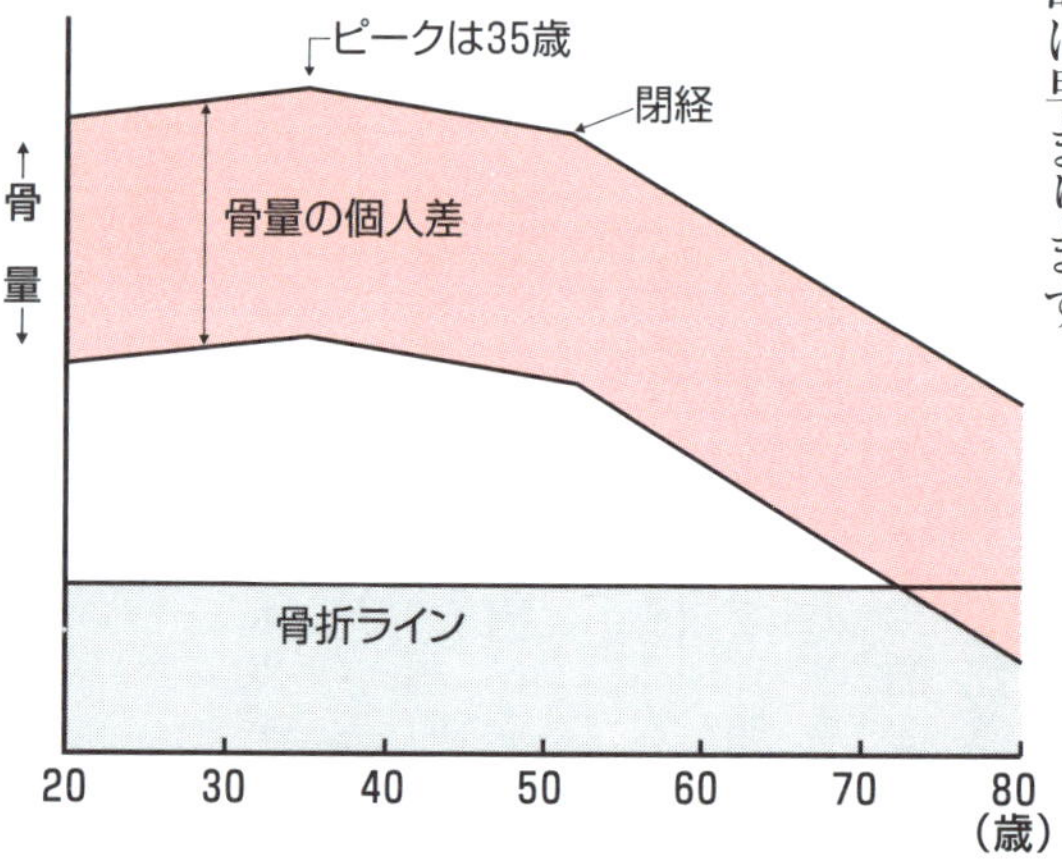

用語の意味

★「骨粗しょう症」とは？

骨粗しょう症とは、骨の中のカルシウムやたんぱく質、リンの量が減少し、骨密度が低下して骨がもろくなった状態をいいます。

女性ホルモンと副甲状腺ホルモンのバランスがくずれることにより、骨の成分が溶け出すことも原因で、更年期以降の女性に多く発症します。

そのほか、潜在的にカルシウム不足の人や運動不足の人などもかかりやすくなります。

骨粗しょう症を予防するためには、1日1000㎎のカルシウムが必要です。

カルシウムを十分にとり、骨量の減少を防ぐ

骨量を高く維持するには、最大骨量を増やしておくことが大切ですが、目減りが始まってからの食生活や運動も大きく関係します。

骨組織は日々代謝《たいしゃ》を繰り返しており、血液や体組織のカルシウムが不足すると骨から供給します。したがって、日ごろからカルシウムを十分にとり、骨から補わなくてもよいようにしましょう。

日本人が1日にとりたいカルシウム量の目安は600mgですが、実際の摂取量は平成9年で579mgと、いまだに所要量を満たしていません。

また、たんぱく質が不足するとカルシウムが吸収されにくくなります。逆にビタミンDには、カルシウムの吸収を促進する働きがあります。

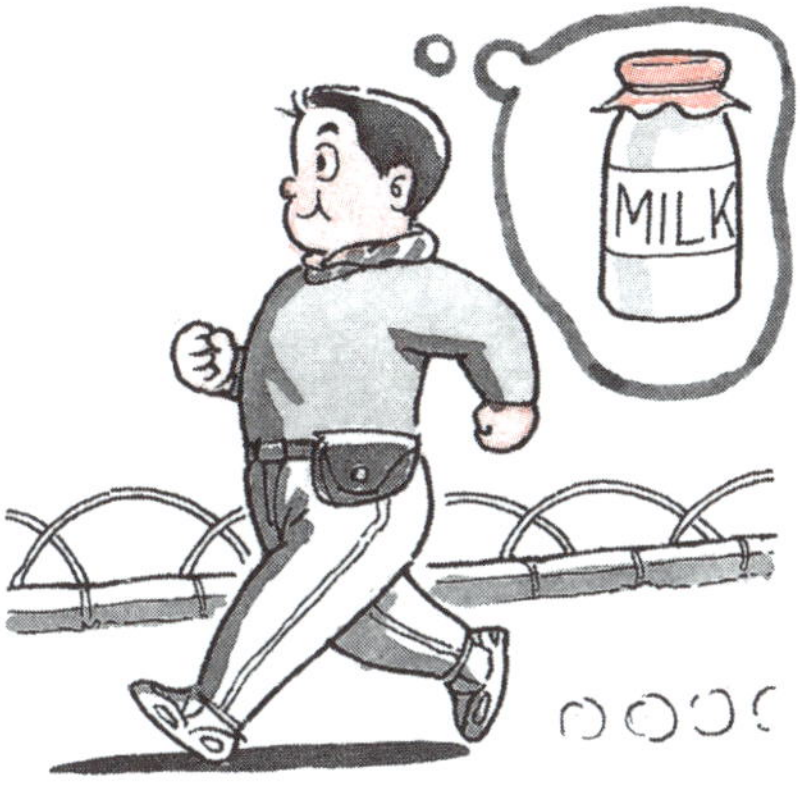

カルシウムを十分にとり、適度な運動で筋肉を鍛える

運動によって骨を支える筋肉を鍛える

骨折を防ぐには、骨を支える周辺の筋肉を鍛える必要もあります。

寝たきりの人の骨密度が落ちるのは、骨へのストレスがかからなくなることも原因と考えられています。適度な運動は筋力を強化し、それにより骨は強靭になります。

参考知識

★こんな人は骨粗しょう症になりやすい

- 更年期以降の女性
- カルシウム不足の人
- 喫煙者
- 深酒をする人
- 胃腸の悪い人
- 慢性の腎臓病の人

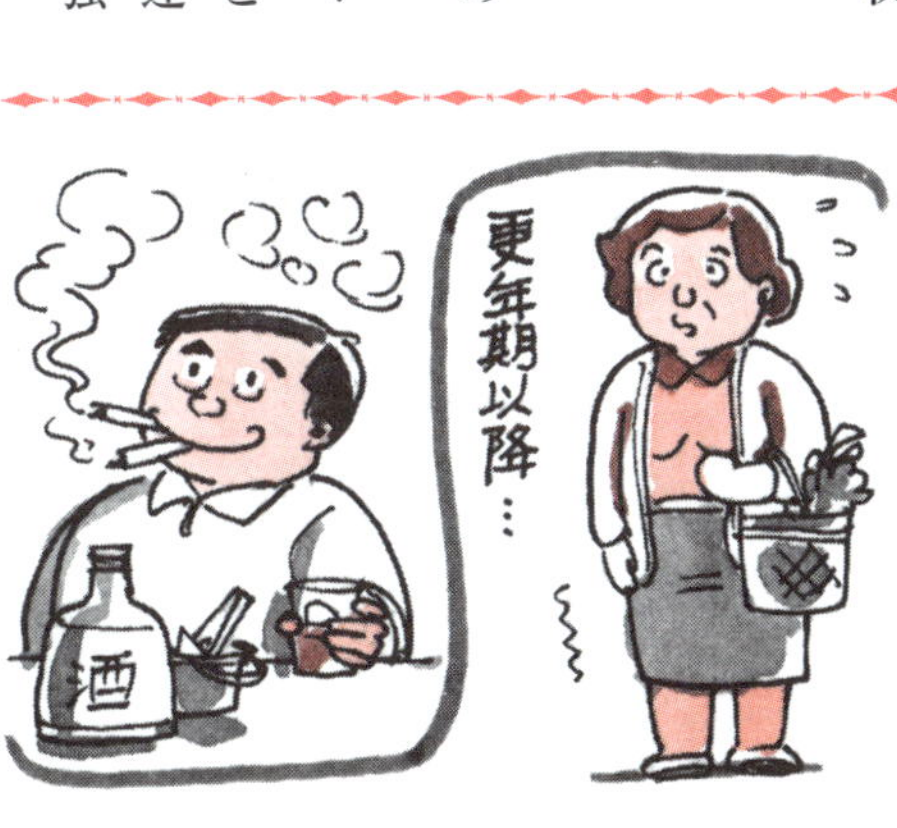

人づき合いを多くして、若々しくいきいきと暮らす

「病は気から」といわれます。毎日を元気に過ごすためには、老いを感じさせない活発な生き方をする必要があります。心を若々しく保ち、いきいきと暮らすために、次のようなことを心がけましょう。

仕事以外のことで人と接する機会を増やす

若くして「ぼけ」に見舞われた人は、ほとんどといっていいほど人づき合いが少なく、人と話をするのが嫌いです。人との交流は適度の緊張も伴いますが、それが脳を活性化させ、気持ちを引き締める糧《かて》になります。

中高年になると、とかく人間関係が仕事がらみになりがちですが、趣味のサークルや共通の話題を持てる友人を増やして、リラックスできる人づき合いを広げましょう。とくに、自分より少し若い世代と会話をかわすと、気持ちが若々しくなります。

生活を楽しむことが、心の健康につながる

ストレスのたまりやすい人とそうでない人の大きな違いは、生活を楽しんでいるか否かです。

口を開けば「仕事の愚痴《ぐち》」や「将来の不安」ばかりという人は、物事を前向きに考えるように気持ちを切り替えてください。

さらに、休日は好きなことをして過ごし、月に一度は旅行をするなど、生活にメリハリを持たせるようにしましょう。張りのある毎日を意識して演出

最近の研究によると

★男性にもある「更年期障害」

「更年期障害」は、女性特有のものと思われていますが、男性にもあることがわかってきました。テストステロンという男性ホルモンの減少が原因で、疲労感や冷え、無気力、抑うつ症状などが主な症状です。

老年期うつ病はよく知られていますが、男性の更年期という認識はまだ一般的ではないため、単なる「わがまま」と受け取られてしまうこともあります。

日常生活に支障をきたすような場合は、更年期医療の専門医に相談しましょう。

することが大切です。

また、手先を使う作業、たとえば編み物や裁縫、楽器の演奏、玩具作り、木工工作などを楽しむことも大切です。

笑うこと・話すことが脳の血流をよくする

心地よい笑いは気持ちをリラックスさせ、気分が爽快になりますので、楽しく笑って過ごすことも長寿の秘訣です。大きな声を出して笑うと酸素の吸収量が増え、血流がよくなります。お年寄りに落語などの「お笑い」を見せてたっぷり笑ってもらったところ、脳への血流が明らかに増えていた、という実験データもあります。

さらに、落語家は高齢になってもぼけないといいますが、これは「話すこと」の効用ともいえるでしょう。ことばで人と心を通わせ、気持ちよく笑うことで心身の健康を保ちましょう。

人との交流を多くする

〈仕事がらみではない人間関係を作る〉

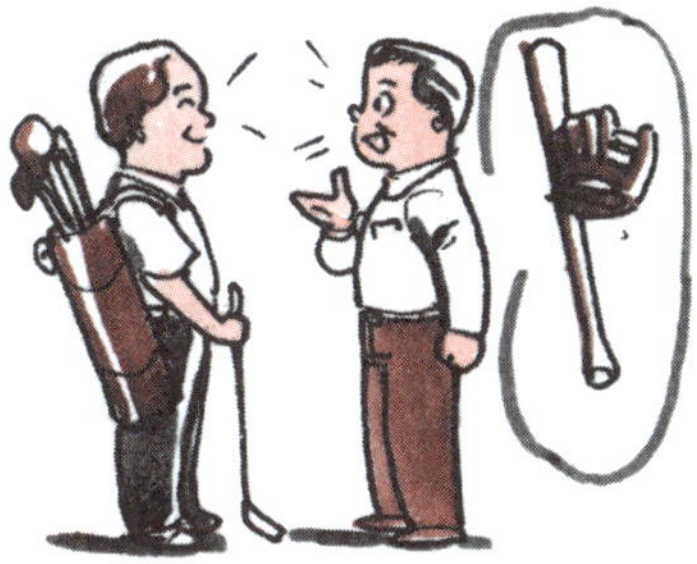

ストレスのたまらない人とつき合ってリラックスする

〈若い人と積極的につき合う〉

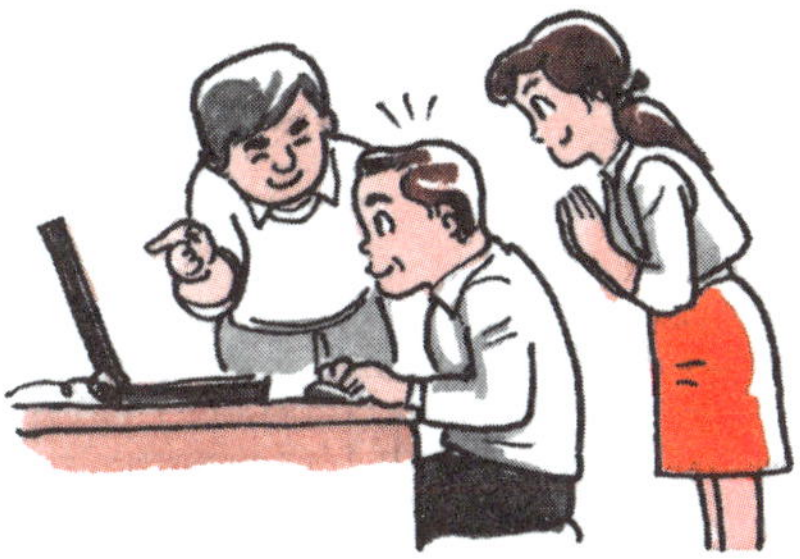

年齢を意識せず、新しい情報は積極的に取り入れて、若い人と交流する

〈メールなどで交友関係を広げる〉

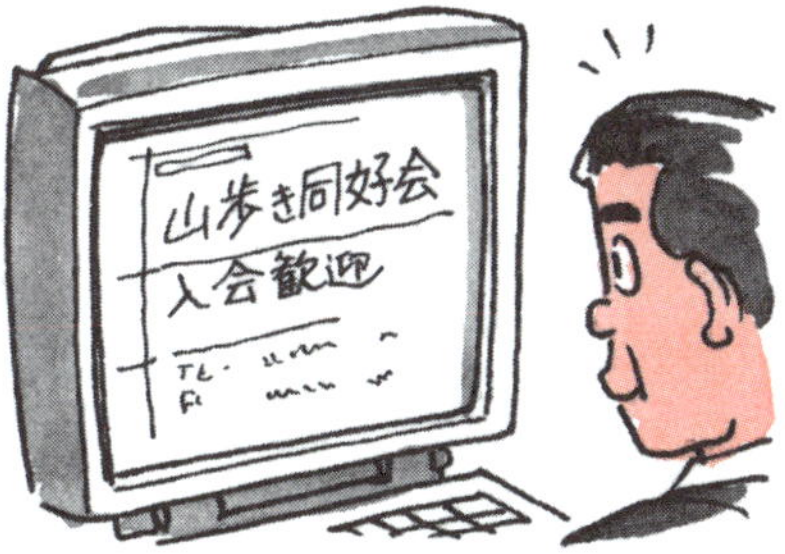

忙しくて人との交流ができないときは、メールなどで新しい出会いを

〈素直に笑える時間を持つ〉

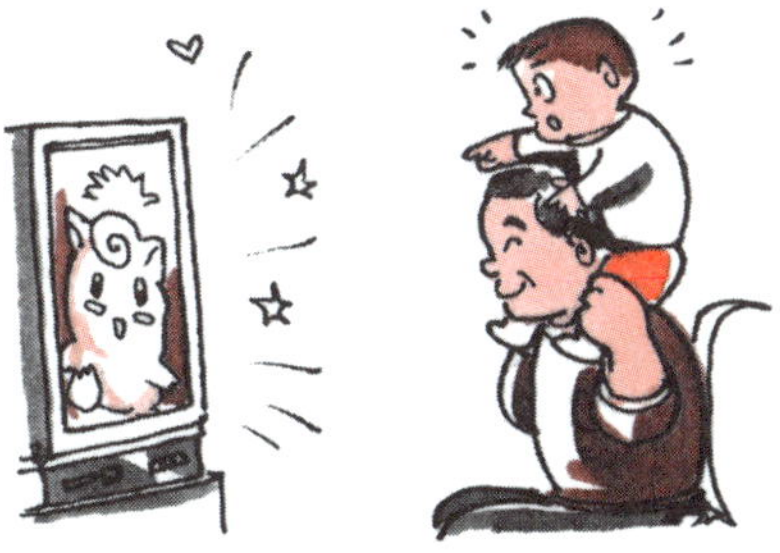

テレビのお笑い番組、寄席、孫の相手など、心を開いて笑える時間を大切に

ストレスは上手にかわし、いつまでも引きずらない

仕事のトラブル、家庭内のいざこざ、将来への不安など、中高年世代はストレスにさらされがちです。完璧を求める人ほどストレスに弱いといわれますが、上手なかわし方を覚えて、もっと気楽に生きましょう。

多すぎるストレスは体をむしばみ寿命を縮める

ストレスがまったくないと人はやる気を失ってしまいますが、多すぎるストレスは胃潰瘍《かいよう》の原因になったり、自律神経の働きを狂わせることになります。

ストレスがかかるとアドレナリンというホルモンが分泌されますが、これは血圧を上げ、消化活動を低下させます。上司から理不尽なことを言われたり部下が反抗したときにカッと頭に血が上ったり胃が痛くなるのは、アドレナリンのためです。アドレナリンは「闘争ホルモン」とも呼ばれ、ストレスに対する自己防衛本能から分泌されるものですが、闘争によって事態を打開できないと〝災いの種〟になります。

「まあ、いいか」という心のゆとりを持つ

ストレスによってダメージを受けやすいのは、几帳面《きちょうめん》なタイプの人です。

理不尽なことにも自分で解決できないことにも真っ正面から取り組んで悩んでしまう人ほど、行き詰まってしまいがちです。

むしろ、少しズボラになって「できないことはできない」と開き直ってし

参考知識

★猿のストレスと胃の関係

ストレスと胃の関係を調べた犬山モンキー・センターでの猿の興味深い実験があります。

内視鏡で胃がきれいなことを確かめた日本猿1匹を、小さなオリに入れて、別の大きなオリの猿の群れに入れます。日本猿は群れ意識と排他心が強いので、小さなオリに入った猿を取り囲み、威嚇《いかく》を繰り返します。

オリで守られた小さな猿は実害を受けることはないものの、ビクビク、オドオドします。3日後にこの猿の胃を内視鏡で見ると、すっかりただれており、一部は出血していました。

LCU点数で見た社会的ストレス度

順位	生活事件	LCU点数
1	配偶者の死亡	100
2	離婚	73
3	別居	65
4	留置所拘留	63
5	家族の一員の死亡	63
6	自分の病気あるいは傷害	53
7	結婚	50
8	解雇される	47
9	夫婦の和解	45
10	退職	45
11	家族の一員が健康を害する	44
12	妊娠	40
13	性的困難	39
14	新しい家族のメンバーが増える	39
15	仕事の再適応	39
16	経済状態の変化	38
17	親友の死亡	37
18	異なった仕事への配置替え	36
19	配偶者との論争の回数の変化	35
20	1万ドル以上の抵当か借金	31
21	担保物件の受け戻し権喪失	30
22	仕事上の責任変化	29
23	子どもが家を去っていく	29
24	姻戚とのトラブル	29
25	すぐれた個人の業績	28
26	妻が仕事を始める、あるいは中止する	26
27	学校が始まる	26
28	生活状況の変化	25
29	習慣を改める	24
30	上司とのトラブル	23
31	仕事の状況の変化	20
32	住居が変わる	20
33	学校が変わる	20
34	レクリエーションの変化	19
35	教会活動の変化	19

Holmes, T.H and Rahe, R.H, 1967より引用

まいましょう。今日できないことは明日にし、いま解決できないことは先延ばしにして時を待つ、そのくらいのゆとりを持ったほうが体のためです。

自分流のストレス解消法で、心身をリラックスさせる

ストレスをかわす術《すべ》を覚えたら、実行あるのみです。あとは自分らしい方法で心身をリラックスさせましょう。

ストレスに弱いとあきらめてしまうのではなく、自分は何をすればのびのびできるのかを知ることです。かわしきれないストレスがあっても、自分をリラックスさせる方法を知っていれば、ストレスによる不快感は軽減できます。

スポーツもよし、趣味に没頭するのもよし、家族との触れ合いがストレス解消になるなら、家族旅行や家族そろっての外食もよいでしょう。

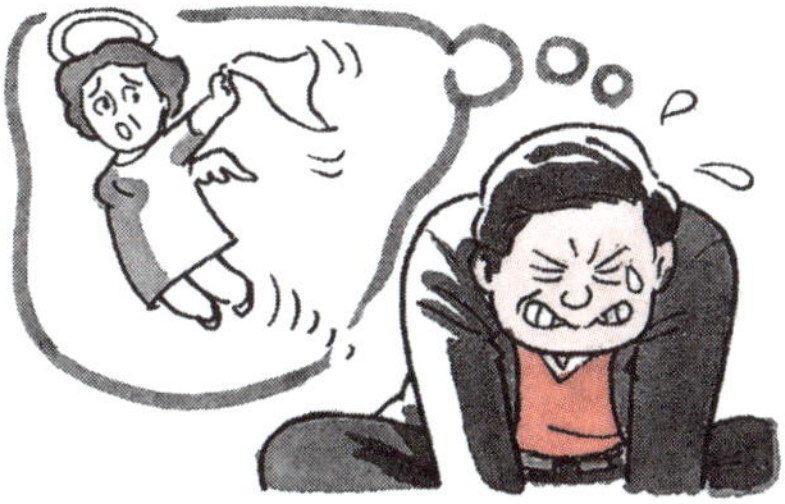

ＬＣＵ点数が高いほど、ストレス度も高くなる

過労・睡眠不足は体調をくずす原因になる

疲れが抜けないまま夜ふかしをしていたり、極端な睡眠不足の状態を繰り返していると、高血圧を招いたり免疫機能を低下させます。体を守るのは自分自身です。過労と睡眠不足は早めに解消しましょう。

十分な睡眠で体をメンテナンスする

命の源である心臓をはじめ、自分の意思でコントロールできない臓器の働きやホルモンの分泌を支配しているのは、自律神経です。

自律神経のうち、主に昼間は交感神経が優位になり、夜間は副交感神経の働きが優勢になります。つまり、昼は活発に動き、夜はゆっくり休むという当たり前の生活が、自律神経をうまく働かせ、健康を維持しているのです。

徹夜で仕事をした翌日、ふだんより調子がよくて驚いた経験はありませんか。それは副交感神経が抑制され、交感神経がふだん以上に緊張しているためで、過労になりやすいのです。

また、昼間活動したあとは免疫機能が低下しますが、それを回復させるのも睡眠中です。

疲れたら迷わず休み、十分な睡眠をとる

どんなに仕事が忙しいときでも、睡眠は1日最低8時間はキープしましょう。

睡眠不足を見越した「寝だめ」はできませんが、休日に十分睡眠をとることは疲労の回復を早めます。

ひと口アドバイス

★過労死を起こしやすい「A型行動タイプ」

「過労死」は、もともと心臓疾《しっ》患《かん》や高血圧などがあったうえに、仕事による肉体疲労や精神的ストレスが加わって起こることが多いものです。とくに「A型行動」をとるタイプに発症しやすいといわれています。

この場合のA型とは、血液型ではなく、次のような性格を指しています。

- せっかちで気が短い
- 仕事熱心で行動的である
- 競争意識が強い

こんな性格の人は過労になりやすく、また疲れていても自分だけは大丈夫だと思いがちです。過度の競争意識は捨て、のんびりした性格に変えましょう。

熟睡できる湯温を選び効果的な睡眠を

睡眠中は、深い眠りと浅い眠りを交互に繰り返していますが、もっとも深い眠りは寝た直後に訪れます。つまり、寝入りばなの熟睡をうまくキャッチすることが大切です。

交感神経が緊張しすぎると切り替えがうまくいかずに、寝つきにくくなります。寝つきをよくするには、体温を下がりやすくすることです。よく「ぬるめのお風呂にゆったりつかると寝つきがよくなる」といわれますが、この方法で体を温めて、血流をよくし、布団の中で体温調節ができやすくしておけば、熟睡できます。

むしろ40度ぐらいのやや高い温度の風呂では、反対に目がさえてしまうこともあります。

過労を防ぐ暮らし方のポイント

〈疲れたら10分でも横になって休む〉

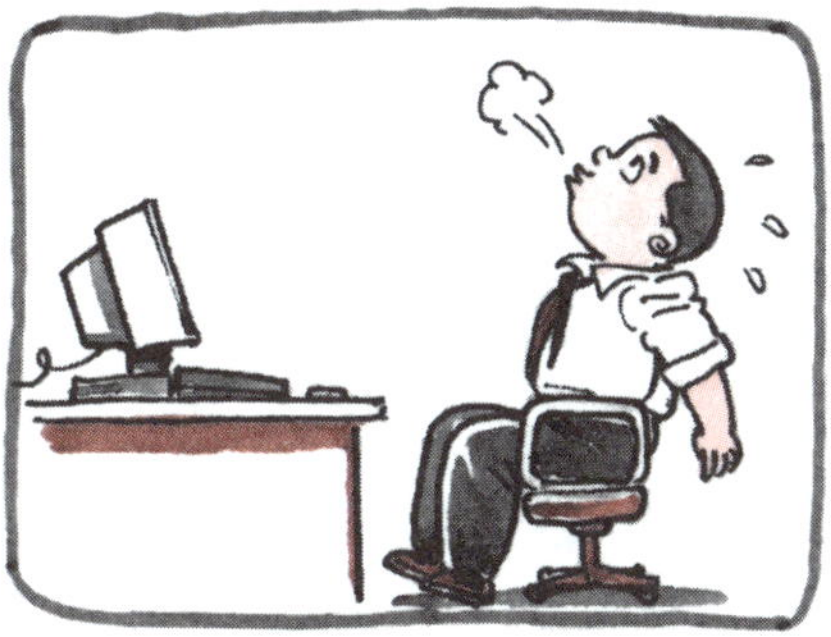

デスクワークやパソコンワークをするときも、１時間に10分程度休憩を

〈休むことを遠慮しない〉

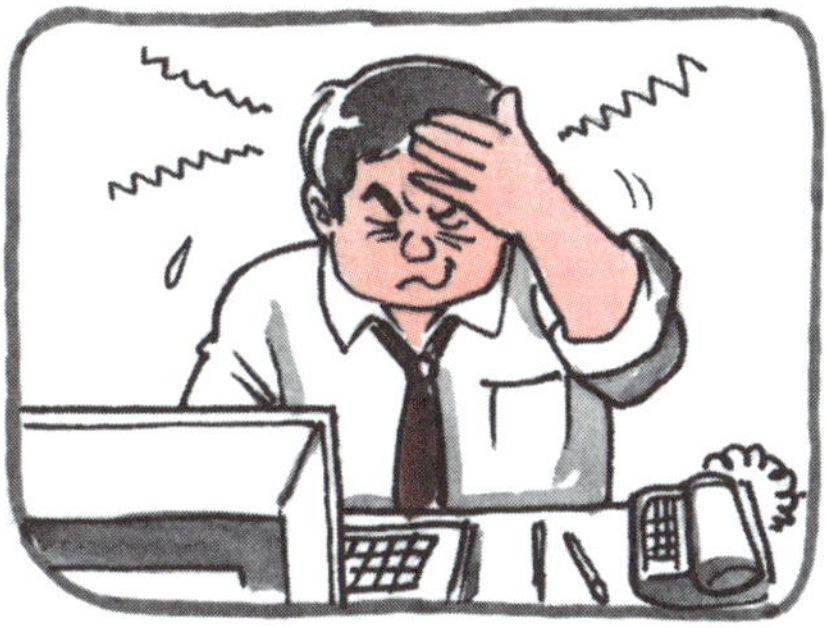

頭痛、倦怠感などを自覚し、体調がよくなかったら、無理をせずに休む

〈人をうまく使う〉

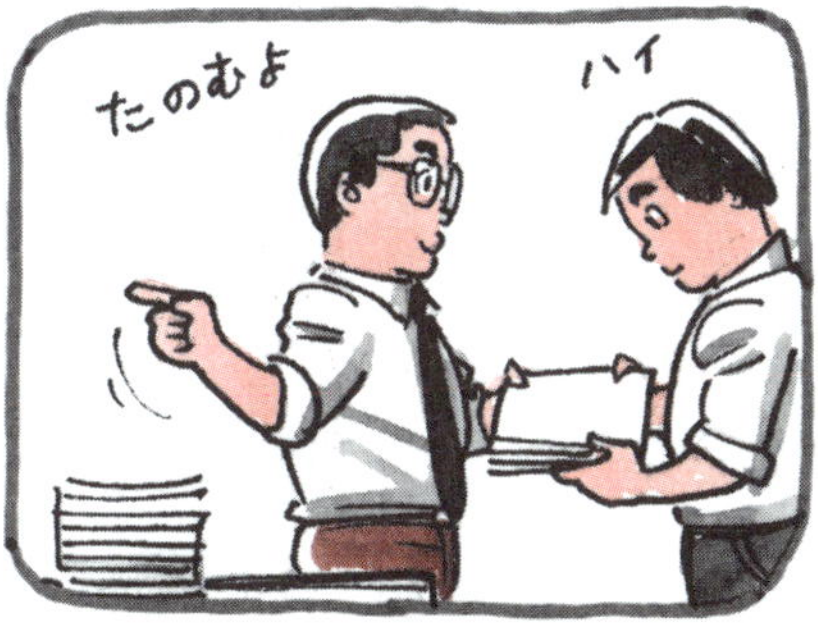

何もかも１人で処理しようとせずに、部下や上司を上手に動かす

心臓に負担をかけず、心臓を鍛える運動を

運動不足は、現代人共通のウイークポイントです。健康のためには適度の運動が必要ですが、「適度」の目安とはどの程度なのでしょうか。運動によっては、心臓への負担を増やしてしまうことがあります。

息がきれるようなハードな運動は疲労を招くだけ

運動は体の基礎代謝《たいしゃ》を高め、筋力の低下を防ぎます。また、適度な運動は血液中のＨＤＬ（善玉）コレステロールを増やしたり、血圧を安定させる効果もあります。

しかし、やみくもに運動をしても継続できなければ意味がありませんし、翌日に疲労が残ってしまっては、日常生活に支障をきたしてしまいます。

「適度な運動」とは、その人の最大運動強度の50％の運動をいいます。

息がきれるほどハードで5分も持たないような運動は、かえって疲労を招くだけです。

階段の上り下りはむしろ心臓の負担になる

健康維持によいと思って実行していることの中には、中高年にとってはむしろ逆効果と思えるものもいくつかあります。

よく、「毎日仕事で階段を上り下りしているから運動不足ではない」という人がいますが、高齢で過体重の人にとって、急激な階段の上り下りは心臓への負担が大きく、危険な運動になります。

ひと口アドバイス

★運動中の望ましい脈拍数は？

どのくらいの運動が望ましいかは、運動中の脈拍数が目安になります。

運動中に脈拍数をチェックし、その数値によって、いま行っている運動強度が適しているかどうかを判断します。

年齢別の50％強度の運動量の脈拍数を出すには、138から年齢の2分の1を引いて計算します。50歳の場合は、138から年齢の2分の1の25を引いた113前後が目安になります。これより極端に多ければ、強度が強すぎることになります。

仕事が終わってから運動のための時間を作る

効果的な運動をするには、自分の体力に合った運動を、そのための時間をきちんと設けて行うことです。

仕事がハードでも、運動のための余力を残しておきましょう。余力を残しておくためには、仕事ではタクシーやエレベーターを上手に使い、よけいな体力を消耗させないことです。会社から帰ると疲れきってしまい、あとは食べて寝るだけ、というパターンがもっともよくありません。

もちろん、日常生活の中で活動的に動くことは活動エネルギーを増やす意味で重要ですが、健康維持のための運動はそれとは別に考えるべきです。

仕事はなるべく早くすませ、自分の時間を作って楽しみながら運動をするようにしましょう。

日常生活で運動不足を補うには

〈テレビを見ながらストレッチ〉

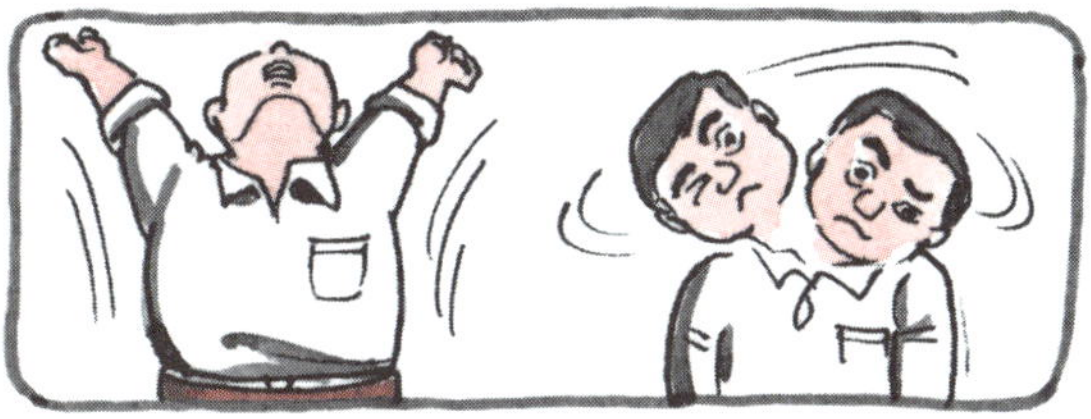

背筋を伸ばしたり、首の曲げ伸ばしなど、無理のない範囲で軽くストレッチを

〈通勤はウオーキングシューズで〉

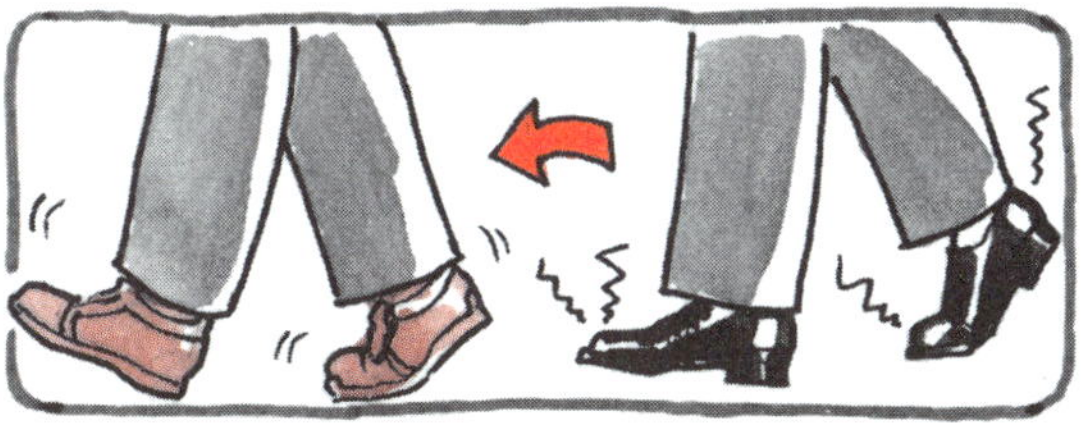

ハイヒールやビジネスシューズで長距離を歩くと足に負担がかかるが、ウオーキングシューズで歩けば、駅までの往復も健康増進のウオーキングになる

〈歩ける距離はなるべく歩く〉

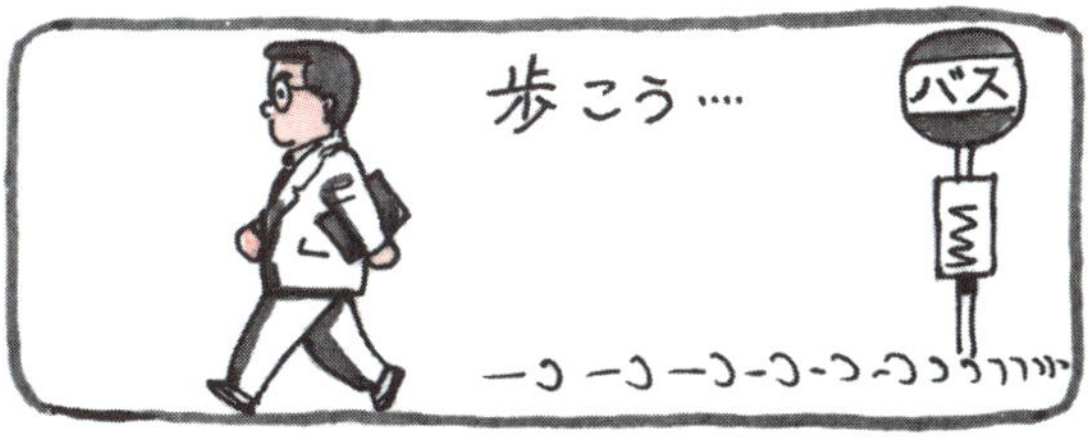

体調がよければ、1つ手前のバス停で降りて歩くのもよい。ただし、疲れているときに行うと逆効果になる

相談できるホームドクターを持つ

日常生活を健康的に管理しているつもりでも、生活習慣病は音もなく忍び寄ってきます。自己管理を過信せず、定期的なドクターチェックを受け、気軽に相談できるホームドクターを持ちましょう。

ふだんの体調を知っておき、病気の早期発見を

体調が悪くなってから医療機関を訪れたのでは手遅れになることもあります。また、手遅れではないにしても、治療に時間がかかる事態を招きかねません。

生活習慣病を予防するには、自宅の近くにホームドクターを持ち、日ごろから自分の体質や家系的体質の有無などを知ってもらっておくのがベターです。また、定期的に血液検査やレントゲン検査などを受けておくと、体の異常を早めに発見してもらえます。

いざというときに、専門病院を紹介してもらえる

ホームドクターは、地域の身近な医療機関を選びますが、開業医の医師ができる検査や治療は、ある程度限られます。

専門的な治療が必要な病気になったときは、専門医を紹介してもらえるようなホームドクターを選びましょう。

予防医療を求めるなら、予約診療のできる施設で

ただ、一般の病院の場合は、検査で異常がないと、それ以上の相談にのっ

参考知識

★「人間ドック」とは?

病気の早期発見を目的とした健康診断の一種で、通常の定期健診ではカバーできない検査まで幅広く行います。

1泊2日が一般的ですが、「外来ドック」と呼ばれる3時間のコースなどもあります。

最近では、前もって用意された問診表に健康状態を記入して郵送すると、健康状態の分析や食生活の指針が示される「コンピュータドック」と呼ばれるシステムもあります。

ただし、いずれの場合も診療ではないので、健康保険は適用されません。

てもらえない場合もあります。

しかし、生活習慣病の多くは検査値に明らかな異常が出る前に、ライフスタイルを改善することで予防することができますし、進行を食い止めることもできます。

健康に不安を感じたら、病的な症状がなくても、予防医療に重点を置いた医療機関で相談しましょう。

予約ができ、生活習慣病を専門にしている医師のもとで、ある程度時間をかけて相談にのってくれる施設であれば安心です。

半年に1回は定期健診、年に一度は人間ドックを

生活習慣病の多くは、10年、20年という歳月をかけて進行します。30代以上になったら、半年に一度は定期健診を受け、できれば1年に一度は人間ドックを受けるようにしましょう。

性・年齢別健康診断、人間ドックを受けなかった理由（平成10年）

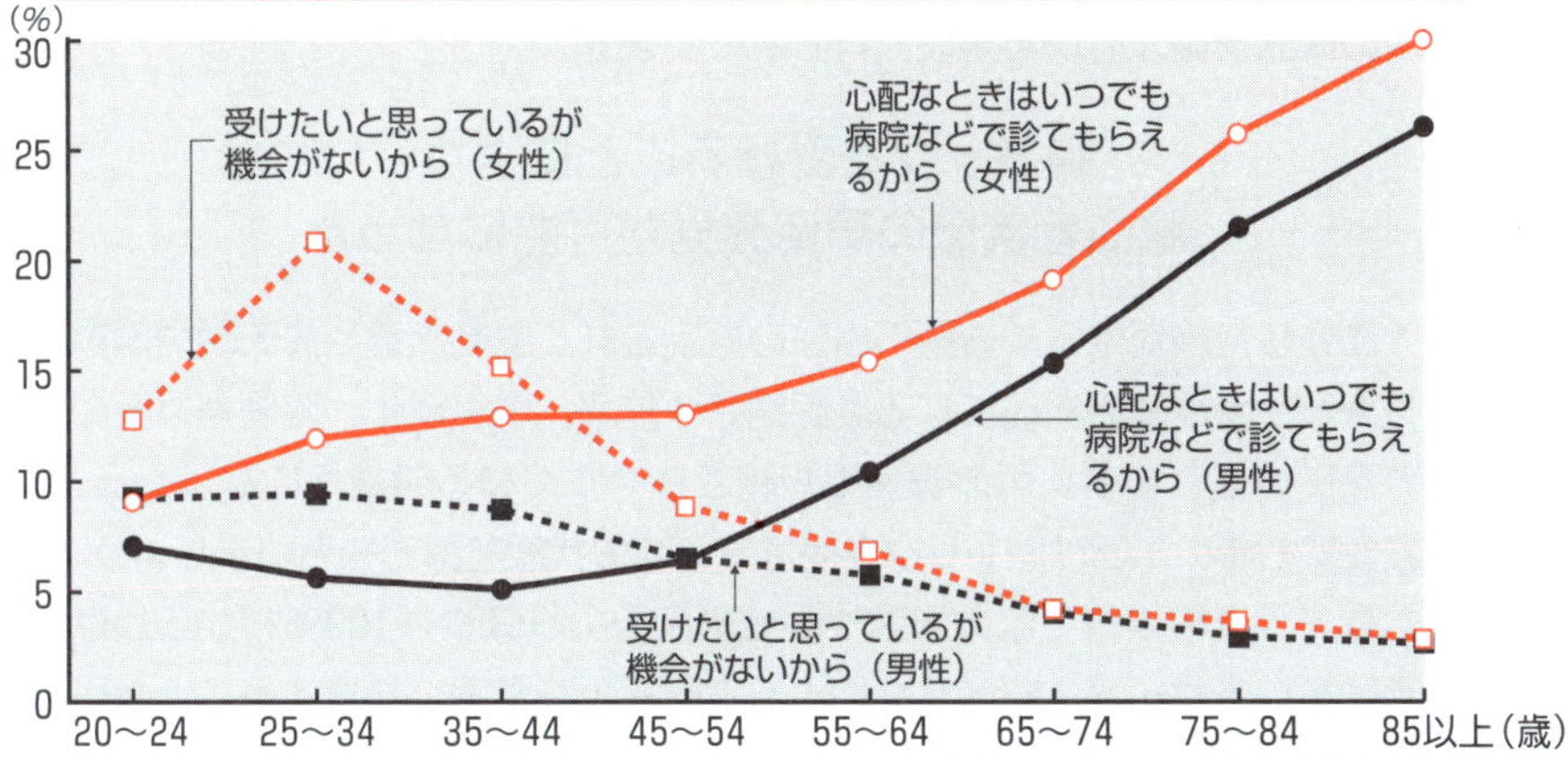

資料：厚生省「国民生活基礎調査」

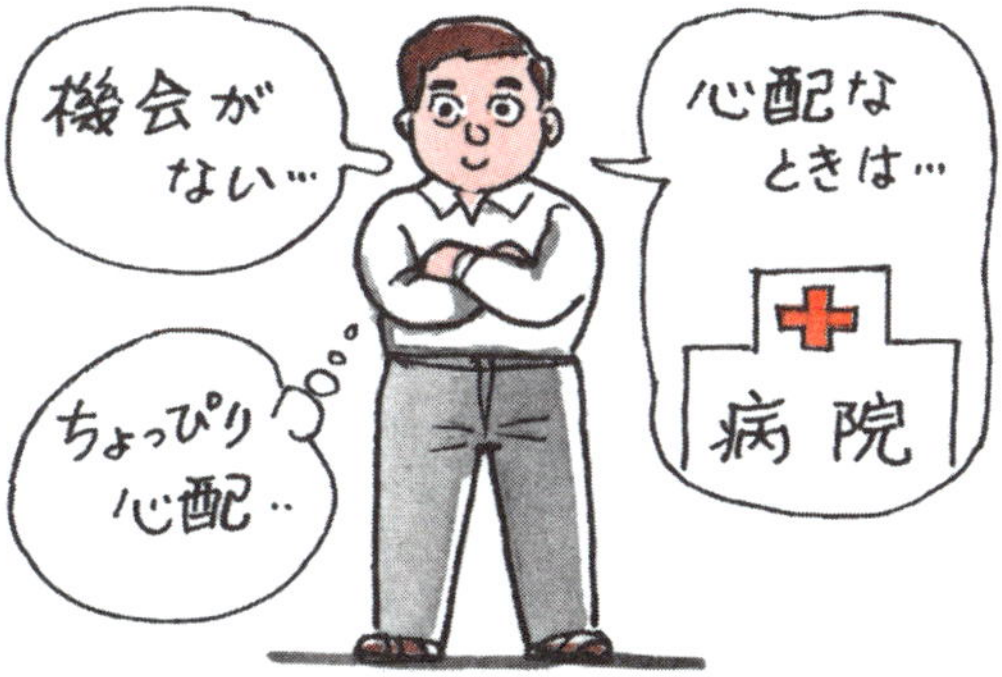
機会がない…
心配なときは…
病院
ちょっぴり心配…

平成10年における、過去1年間の健康診断や人間ドックの受診率は「受けたことがある61・9％（男性67・8％、女性56・6％）となっている。
受けなかった人の主な理由では、「心配なときはいつでも病院で診てもらえるから」が、男女とも年齢が上がるにつれて多くなっており、高齢者ほど予防医療への意識が低い傾向が見受けられる

章末コラム

50歳を過ぎたら、年１回は脳の検診が欠かせない

ＭＲＩ（磁気共鳴映像）やＣＴ（コンピュータ断層撮影）で脳の異常を調べる「脳ドック」

「脳ドック」とは、磁気共鳴映像（ＭＲＩ）検査を主として行う脳の検診です。磁気共鳴血管撮影（ＭＲＡ）の実用化とともに、1990年代初期から多くの施設で行われるようになりました。

脳ドックの目的は、無症状の人を対象に、CT（コンピュータ断層撮影）、ＭＲＩやＭＲＡによる画像診断を行い、自覚症状がないまま発症している脳血管疾患《しっかん》や脳血管の病気のリスクを発見しようというものです。

脳ドックは、脳外科や脳神経外科を併設する総合病院などの画像診断の機器を備えている施設で行われています。

脳ドックを受けることにより、脳血管疾患の早期発見が可能になった

こうした検査は、くも膜下出血の原因となる脳動脈瘤《りゅう》や先天性の脳動脈奇形、脳梗塞《こうそく》の原因になる動脈閉塞や狭窄《きょうさく》、動脈硬化、脳腫瘍《しゅよう》などの発見に役立ちます。脳血管疾患が起こりやすくなる50歳代になったら、最低でも年に１回は脳ドックを受けて、脳の状態を診てもらいましょう。

脳ドックの検査で脳の異常や脳血管疾患のリスクが100%わかるわけではありませんが、脳ドックによって脳疾患を早期に発見することが可能になったのは事実です。

万一、脳ドックで異常が見つかった場合は、医師（脳外科医）から納得のいく説明を受けて、治療にあたることが必要です。

●脳ドックによってわかる主な脳の病気や異常

１．無症候性脳梗塞
２．脳卒中の危険因子
３．未破裂脳動脈瘤
４．無症候性頭蓋内、および頸部《けいぶ》血管閉塞
５．高次脳機能障害
６．その他の機能的、器質的脳疾患

第3章

病気にならない体にする食生活と栄養ここがポイント

代謝に見合ったエネルギーをとって肥満を防ぐ

肥満は、寿命を縮める動脈硬化や生活習慣病を促す元凶です。その肥満を予防するには、どんな食生活を心がければよいのでしょうか。キーワードは「エネルギーの収支バランス」です。

消費する以上にエネルギーをとると、過剰分は「体脂肪」に

体重はいつの間にか増えてしまうことが多いものですが、肥満の最大の原因はエネルギーオーバーです。

食事からとるエネルギーが消費するエネルギーを超えると、余分なエネルギーは体脂肪になって蓄えられます。肥満を防ぐには、エネルギーをコントロールすることが重要なのです。

食事の量と質をコントロールして摂取エネルギーを適正に保ち、消費エネルギーを増やす努力をすることが、肥満解消のポイントです。

若いときとは代謝が違うことを自覚しよう

肥満の人は年齢が上がるほど多く、同時に内臓脂肪型肥満の人も中高年ほど多くなっています。これには、体の「代謝《たいしゃ》」が大きく関係しています。

人の体の代謝でもっとも多くのエネルギーを消費しているのは、呼吸や体温維持などに使われる「基礎代謝」です。基礎代謝は、成長期にピークを迎えたあと確実に減り、40歳を過ぎると急激に低下します（次ページのグラフ参照）。

つまり、体は加齢とともに、より少

用語の意味

★「基礎代謝」とは？

基礎代謝は、ストレスのない安静の状態でのエネルギー消費を指します。

体格や年齢、性別などで多少差はありますが、一般に男性では1500キロカロリー前後、女性では1200キロカロリー前後で、全エネルギーの約60〜70％に当たります。

基礎代謝以外で消費されるエネルギーには、日常の活動や運動に使われる「生活活動代謝」や、食物を消化・吸収するときに使われる「食事誘導性代謝」などがあります。

年代による1日の基礎代謝量の変化（15歳以上）

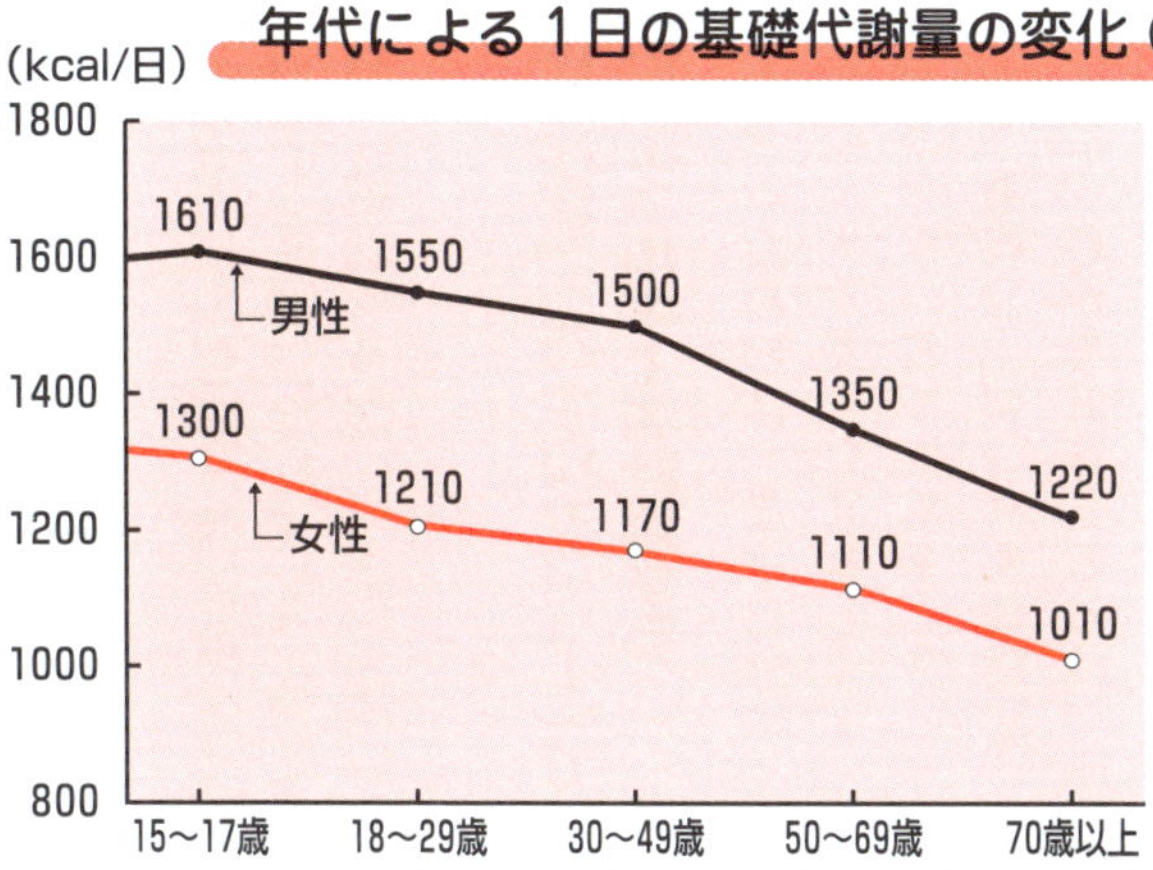

資料：厚生省「第6次改定日本人の栄養所要量」

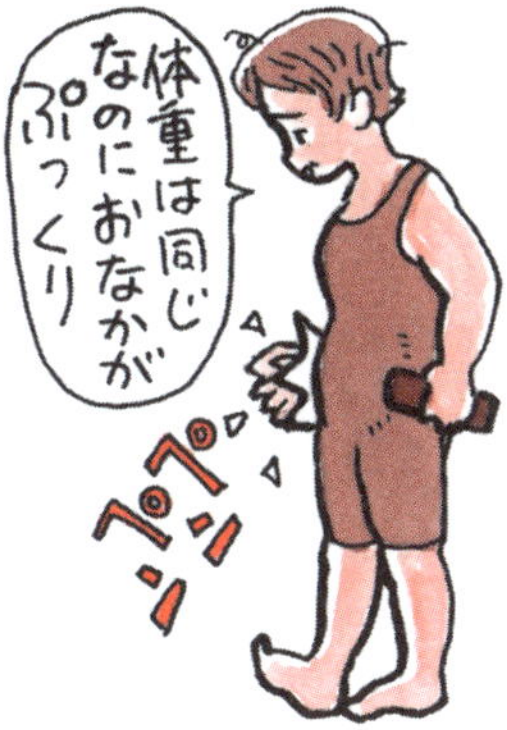
体重は同じなのにおなかがぷっくり

ないエネルギーで生きていけるしくみになっているのです。

食べすぎを控え、運動で基礎代謝を上げる

基礎代謝が年々落ちていく中年期からは、脂肪の多い高エネルギー食を避け、運動によって基礎代謝を上げる努力をしましょう。

肥満を防ぐには食べる量を減らせばよいと思いがちですが、食事制限をして体重が減っても、筋肉が落ちて、減らすべき脂肪はいっこうに落ちない場合が多いのです。

エネルギーを燃やして代謝を高めるのが筋肉です。運動によって筋肉の量が増えて活動性が高くなると、代謝は高くなり、脂肪を減らすことができます。

食事療法プラス運動療法こそ、体脂肪を減らすダイエットのコツです。

栄養とカロリー

筋肉を落とさずに脂肪を減らすダイエットのポイントは、食事療法と運動療法

必要な摂取エネルギーと上手な配分をマスターする

その場しのぎの一時的なダイエットや、やみくもな食事制限は、健康を損なう原因になります。体をこわさずに長続きする食べ方をして、合理的に肥満を予防・改善しましょう。

「理想体重×25キロカロリー」で摂取エネルギーを計算する

やせるためには、まず自分に見合った摂取エネルギーを計算します。1日にどのくらいのエネルギーをとっていれば、過剰分「おつり＝体脂肪」を出さずにすむかを計算するわけです。

1日の摂取エネルギーは、理想体重（kg）×25キロカロリーで算出します。理想体重とは、身長に応じた標準体重のことで、身長（m）の二乗に22（BMI）をかけた数値です。

たとえば、30歳代で身長170センチの男性の場合は、理想体重は1・7×1・7×22＝63・58キログラムとなり、摂取エネルギーは63・58×25＝1589で、約1600キロカロリーになります。女性で身長155センチ、体重53キログラムの人の場合は、1300キロカロリーです。

肥満の人は、理想体重を当面の目標にする

しかし、これはあくまでも理想体重で軽作業をしている人の場合です。

肥満傾向にあれば、当然、必要エネルギーも増えてきますが、それを徐々に減らして理想体重に近づけることが当面の目標になります。

ひとロアドバイス

★酒からのエネルギー摂取はリスクが多い

食事からのエネルギーには、晩酌の酒の分も考慮する必要があります。酒には発熱作用があり、とったエネルギーの約30％は熱として出ていきますが、残りはすべて体に取り込まれます。

また、食欲も高進させるため、酔いにまかせてつい食べすぎてしまいます。

さらに酒は、本来食事をとったときに消費されるはずのエネルギー（食事誘導性代謝《たいしゃ》による動的エネルギー）まで代償してしまいます。食事をしながらの飲酒には、三重のリスクがあると思ってください。

糖質60%、脂質25%、たんぱく質15%が理想配分

肥満を解消しようとして、やみくもに食べる量を減らしたり、「○○ダイエット」と呼ばれる〝単品ダイエット〟に走るのはよくありません。

減らしたいのは総エネルギーだけで、そのほかの栄養素は過不足なくバランスよくとる必要があります。

食事からとるエネルギーを構成しているのは、ごはんやめんなどの主食に含まれる糖質、肉や魚の脂などに含まれる脂質、そしてたんぱく質です。これらは、いずれも体にとって欠かせない栄養素です。

肥満の改善に望ましいエネルギー比率は、糖質60%、脂質25%、たんぱく質15%です。ダイエット中であっても、代謝を上げるたんぱく質は、最低15%はとるべきです。

日本人の総エネルギーに対する栄養比率の年次推移

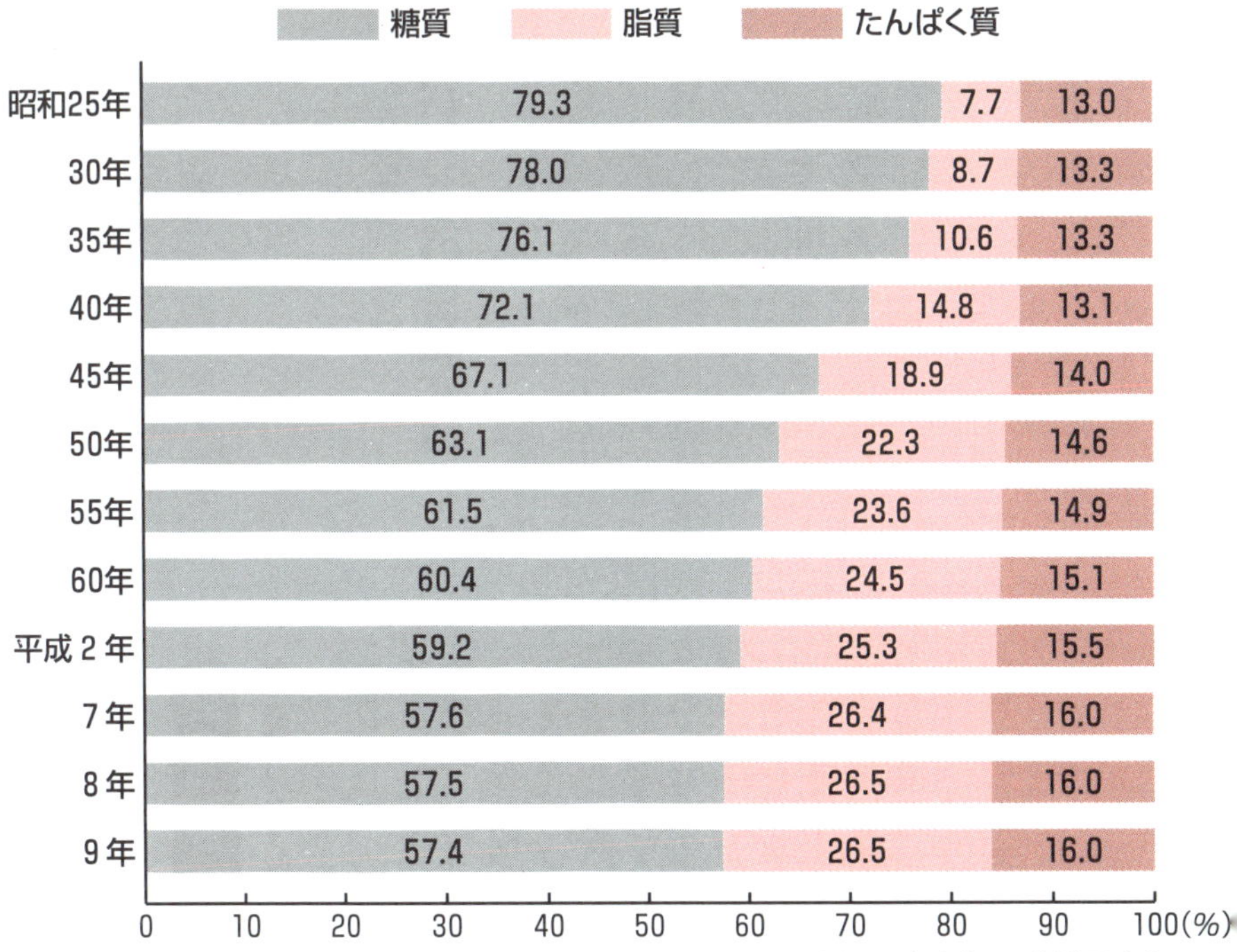

資料：厚生省「国民栄養調査」

＊糖質からのエネルギー摂取比率が減少する一方で、脂質からのエネルギー摂取比率はこの50年間で約３.５倍に増えている

良質のたんぱく質をとって血管や筋肉を強化する

人間の体は基本的にたんぱく質で構成されていますので、たんぱく質が少なすぎると、健康は維持できません。そして、たんぱく質は肉と魚をバランスよくとることが重要です。

動物性と植物性たんぱく質をバランスよくとる

たんぱく質は筋肉や皮膚、血管など、体の細胞の構成部分に欠かせない栄養素であり、健康長寿の要《かなめ》になるものです。たんぱく質が不足すると、血管の弾力性が失われて動脈硬化を起こしやすくなりますし、代謝《たいしゃ》も低下します。

たんぱく質には、肉や魚介、卵、乳製品などに含まれる動物性たんぱく質と、大豆や大豆製品に含まれる植物性たんぱく質があります。良質のたんぱく質を含む食品から、動物性・植物性の両方をバランスよく適量とります。

「良質のたんぱく質」とは、アミノ酸バランスのとれたもの

「良質のたんぱく質」とは、一般に必須アミノ酸のバランスがとれたものを指します。その意味で、肉や卵はすぐれていますが、同時に動物性脂肪（飽和脂肪酸）を多く含むのが難点です。

とくに、霜降り牛肉などグルメ好みの部位は、100グラム中に30％近くも脂肪が含まれています。脂肪の少ない部位を選び、調理法も工夫して余分な脂肪をとりすぎないようにしましょう。

一方、植物性たんぱく質は脂肪が少ないものの、必須アミノ酸の中には不

用語の意味

★「必須アミノ酸」とは？

たんぱく質に含まれるアミノ酸の中には、人体に必要不可欠で、しかも体内で合成できないものが9つあります。

これを「必須アミノ酸」といい、必須アミノ酸をむらなく十分な量だけ含むたんぱく質ほど栄養価が高いと評価されます。これを「アミノ酸価」といいます。

卵、牛乳、豚肉、あじなどはアミノ酸価100ですが、大豆は不足するものがあって86です。植物性食品のたんぱく質だけでは不十分だというのは、この点からもうかがえます。

足するものもあります。必ずしも植物性たんぱく質だけをとっていればよいというものではなく、あくまで動物性食品とのバランスが大切です。

動物性たんぱく質は魚や乳製品からもとる

魚も主要なたんぱく質源ですが、肉と違って、魚に含まれる脂は動脈硬化の予防に効果があるＥＰＡやＤＨＡを含んでいます。また、乳製品は骨粗しょう症を予防するカルシウムが、吸収のよい形で含まれています。

1日に必要なたんぱく質量は30～40代の男性で70グラム、50～60代で65グラム、女性では55グラムです。ただし、肉や魚の重量すべてがたんぱく質ではなく、含有量は重量の17～20％程度です。切り身魚1切れ（約80グラム）で1日に必要なたんぱく質の約4分の1がとれると考えてください。

良質のたんぱく質を多く含む食品

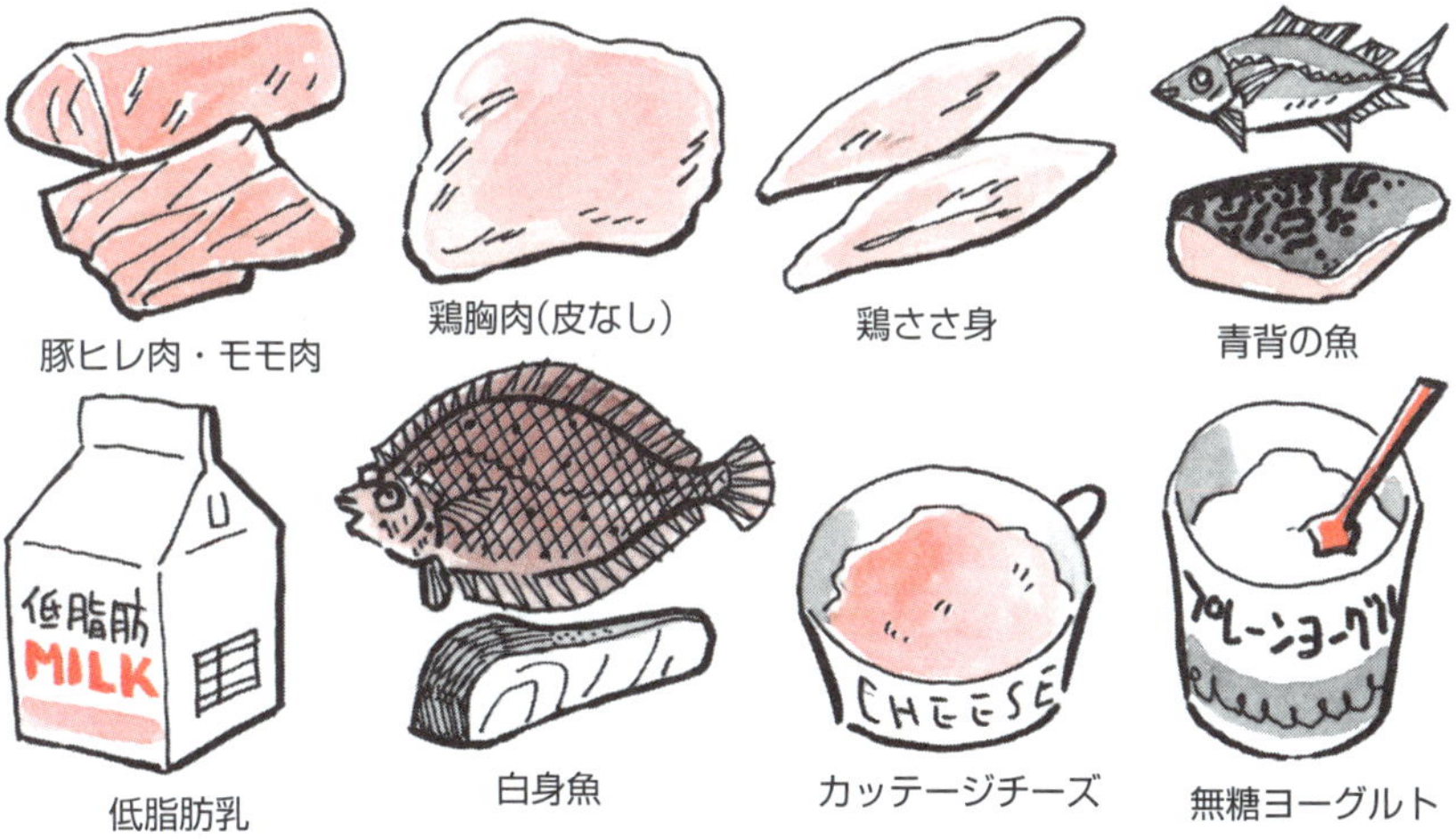

植物性たんぱく質を多く含む食品

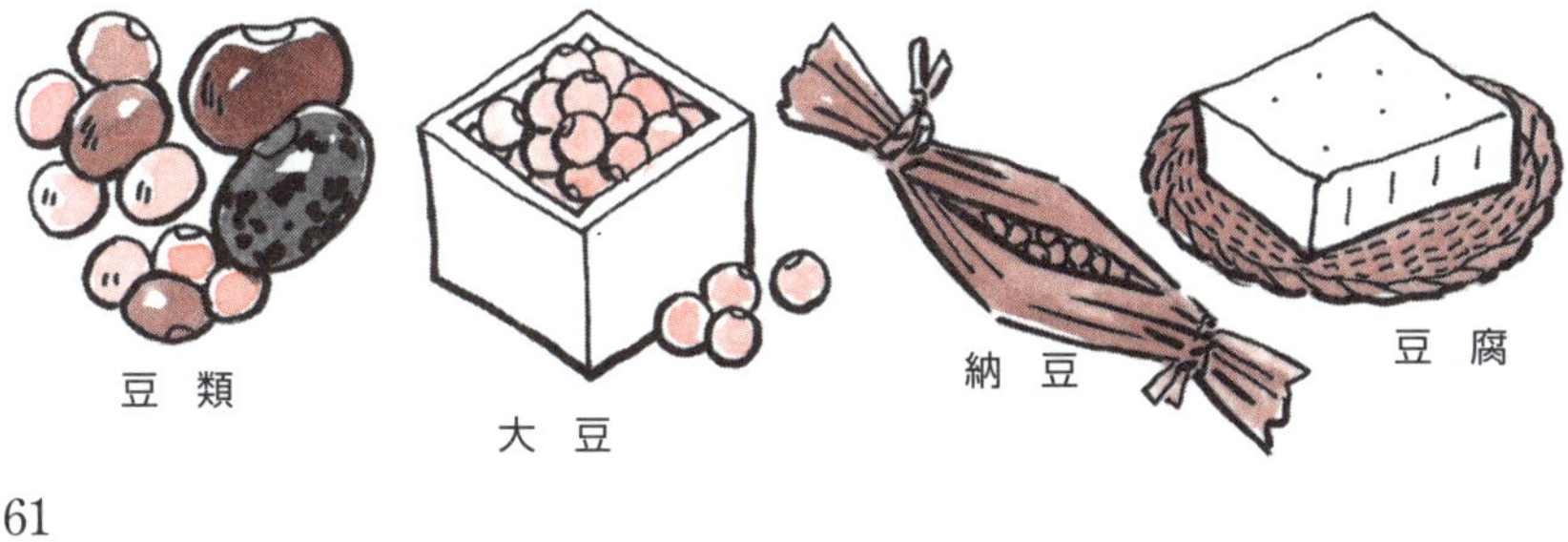

脂質は総エネルギーの20～25％に抑える

健康で長生きするためには、脂質の摂取によるエネルギーオーバーを防ぐことが重要なポイントですが、動脈硬化を防ぐ働きのある油もあります。「あぶら通」になり、賢くとりましょう。

脂質の持つ短所、長所を正しく把握する

脂質には、①脂肪、②リン脂質、③コレステロールがあり、脂肪には肉類に多い飽和脂肪酸と、魚介類や豆製品に多い不飽和脂肪酸があります。

「脂肪はダイエットの敵」という考え方が浸透したせいか、脂《あぶら》っぽいものはすべて敬遠する人もいるようです。

しかし、脂肪を極端に減らすのは考えものです。リン脂質は細胞膜の成分として体に不可欠ですし、コレステロールもホルモンの材料になります。

また、脂質は消化に時間がかかるので腹持ちがよく、ダイエット中の空腹感を抑えてくれます。

ただし、どんな脂質も1グラム当たりのエネルギーは9キロカロリーですから、とりすぎは禁物です。

脂質は食べ方と選び方次第。よい油、よくない油を心得る

ダイエット中であっても、総エネルギーの20～30％は脂質でとるべきです。

肉類に多く含まれる飽和脂肪酸は、血中コレステロール値を上昇させやすい特徴があります。反対に魚介や植物油には、動脈硬化を改善する働きのあるＥＰＡやＤＨＡ、リノレン酸やオレ

ひと口アドバイス

★1食当たりのエネルギーの20％に相当する脂質は？

1日の食事でとってよいエネルギーを仮に1800キロカロリーと考えた場合、1食当たりのエネルギーは600キロカロリーになります。その20％を脂質からとるとすると、そのエネルギー供給量は約120キロカロリーですが、たとえば次のような内訳が考えられます。

●肉野菜炒め…豚肩肉40グラム（脂肪25％＝約90キロカロリー）を複数の野菜と植物油小さじ1（約30キロカロリー）で炒めると、120キロカロリーになります。

ちなみに、バター10グラム（大さじ約2／3）、マヨネーズ15グラム（大さじ1）はいずれも80キロカロリーです。

イン酸などの不飽和脂肪酸が多く含まれています。動脈硬化を予防するために、飽和脂肪酸・一価不飽和脂肪酸（オリーブ油など）・多価不飽和脂肪酸を、3対4対3の割合でとるようにしましょう。

肉類を食べるときは食物繊維といっしょに

肉類に含まれる動物性脂肪の飽和脂肪酸をとりすぎると、コレステロールの過剰摂取になります。肉類は根菜や海藻類など、コレステロールの吸収を調節する作用のある食物繊維を豊富に含む食品と食べ合わせましょう。

反対に不飽和脂肪酸は、動脈硬化を抑制する作用がありますが、酸化されやすいのが難点です。抗酸化作用のあるビタミンCやβ-カロチン、ビタミンEを多く含む食品といっしょにとるようにしましょう。

脂質の効用を生かし、脂質の害を防ぐとり方

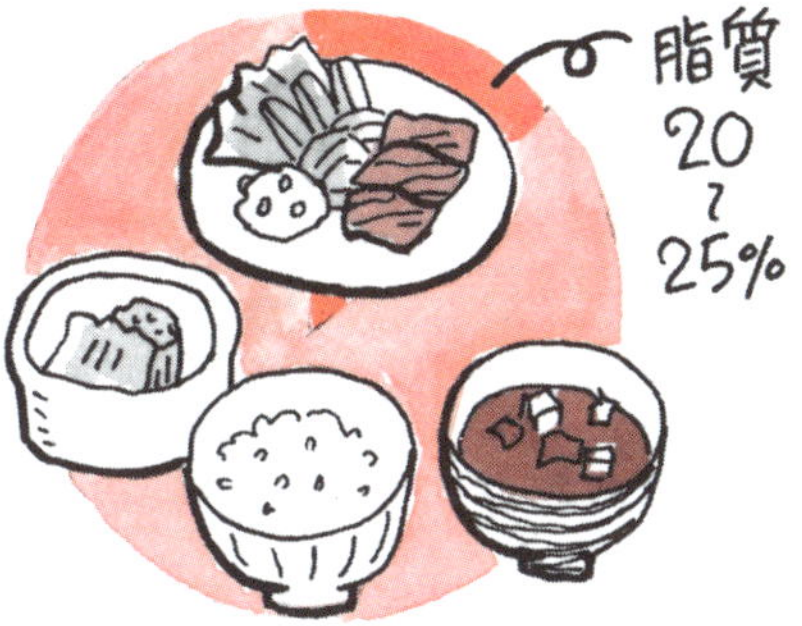

脂質は、総エネルギーの20〜25%を目安にする

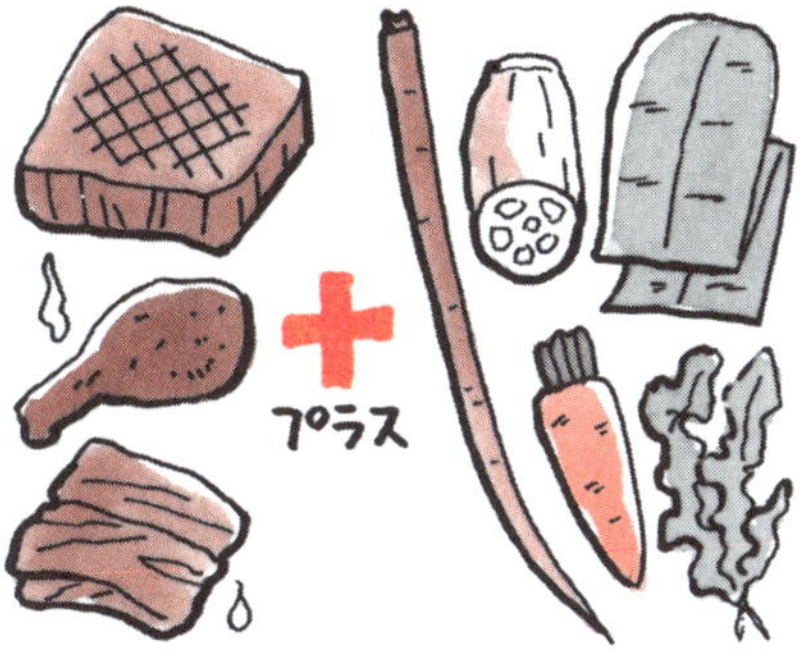

肉類の脂（飽和脂肪酸）は食物繊維といっしょにとる

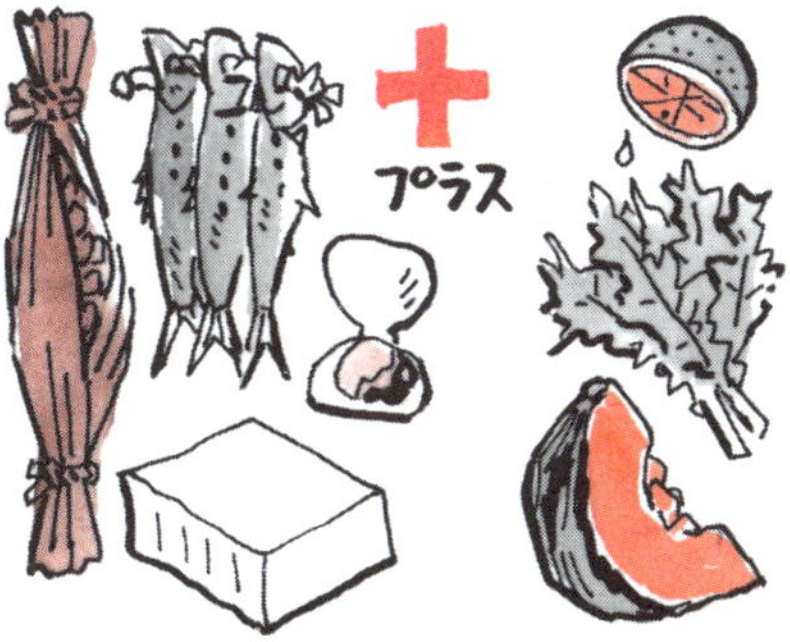

不飽和脂肪酸は、抗酸化作用のあるビタミン類といっしょにとる

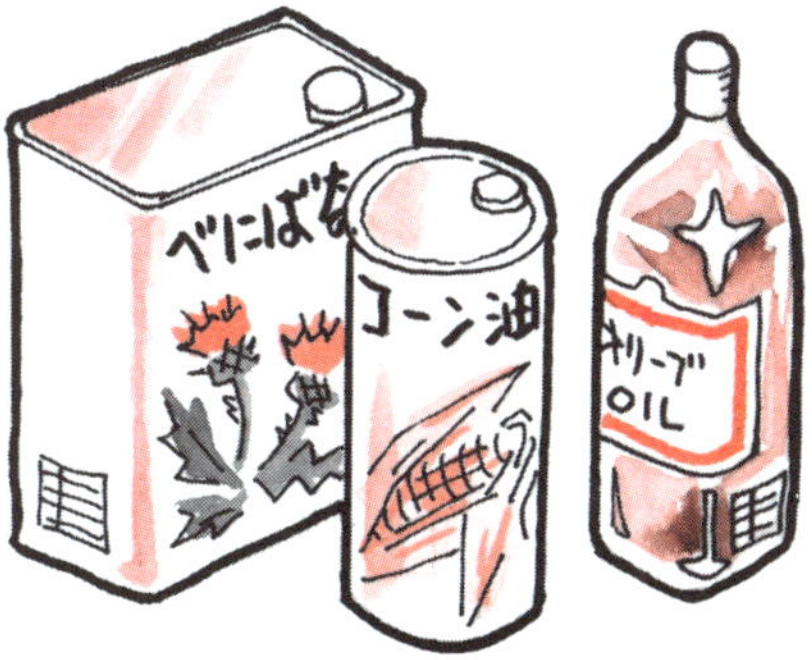

調理に使う油脂は、バターやラードより植物油を主にする

糖質をとりすぎると体脂肪に直結する

糖質には、主食に多く含まれる炭水化物と、砂糖などの少糖類や二糖類があります。炭水化物は吸収に手間どりますが、少糖類は速効性が特徴です。いずれもとりすぎると体脂肪の原因になります。

余分な糖質は体内に蓄積し、高トリグリセライド血症を招く

糖質は腸から吸収され、摂取されると胃や腸で順次分解されてブドウ糖になり、肝臓に運ばれてエネルギー源になります。そして、余剰分は、グリコーゲンとして肝臓に蓄えられ、さらに余分なブドウ糖は中性脂肪となって脂肪組織に蓄えられます。

同じ糖質でも、砂糖や果糖は、すぐに消化・吸収されるため、高インスリン反応によって中性脂肪の形で脂肪細胞に取り込まれます。

このように、糖質をとりすぎると、それらは体内でたちまち中性脂肪になってしまうのです。中性脂肪が増えると、次にＬＤＬコレステロールの合成が増え、高コレステロール血症を招く結果になります。

糖質は砂糖ではなく、穀類やいもでとる

砂糖や果糖などの少糖類は、摂取してから1時間もかからずに脂肪に変わりますが、同じ糖質でも穀類やいもに含まれる炭水化物は、消化・吸収の速度が遅く、とくに食物繊維を多く含むものはエネルギーになるまでに半日近くかかります。

ひと口アドバイス

★糖質をエネルギーに変えるのはビタミンB_1

糖質をエネルギーに変えるときに欠かせないのが、ビタミンB_1とB_2です。

とくにビタミンB_1は重要で、どんなに糖質をとってもB_1がないと分解できず、疲労物質である乳酸ばかりがたまってしまいます。

胚芽を除いてしまった精白米にはB_1がほとんど含まれていませんが、玄米には白米の4倍以上、胚芽精米には白米の2・5倍近くものB_1が含まれています。また、B_1、B_2は豚肉に多く含まれています。

砂糖を多く含む甘い菓子や清涼飲料水はできるだけ控え、主食の穀類やいも類、豆類から糖質を補いましょう。

糖質は1日に300グラム前後を目安にとる

1日の総エネルギーに占める糖質の割合は、60％が目安になります。たとえば、1日2000キロカロリー必要な人の場合は、その60％の1200キロカロリーを糖質からとるのが望ましく、1グラム当たり4キロカロリーですから、摂取量は300グラムが目安になります。

ただし、糖質の中には調味料や菓子、飲み物に含まれる砂糖の分も含まれますから注意が必要です。

ダイエット中の人は糖質を制限しがちですが、糖質が極端に不足すると低血糖になるおそれがあります。最低でも1日100グラム程度はとりましょう。

穀類・いも類の糖質とエネルギー比較（過食部100g中）

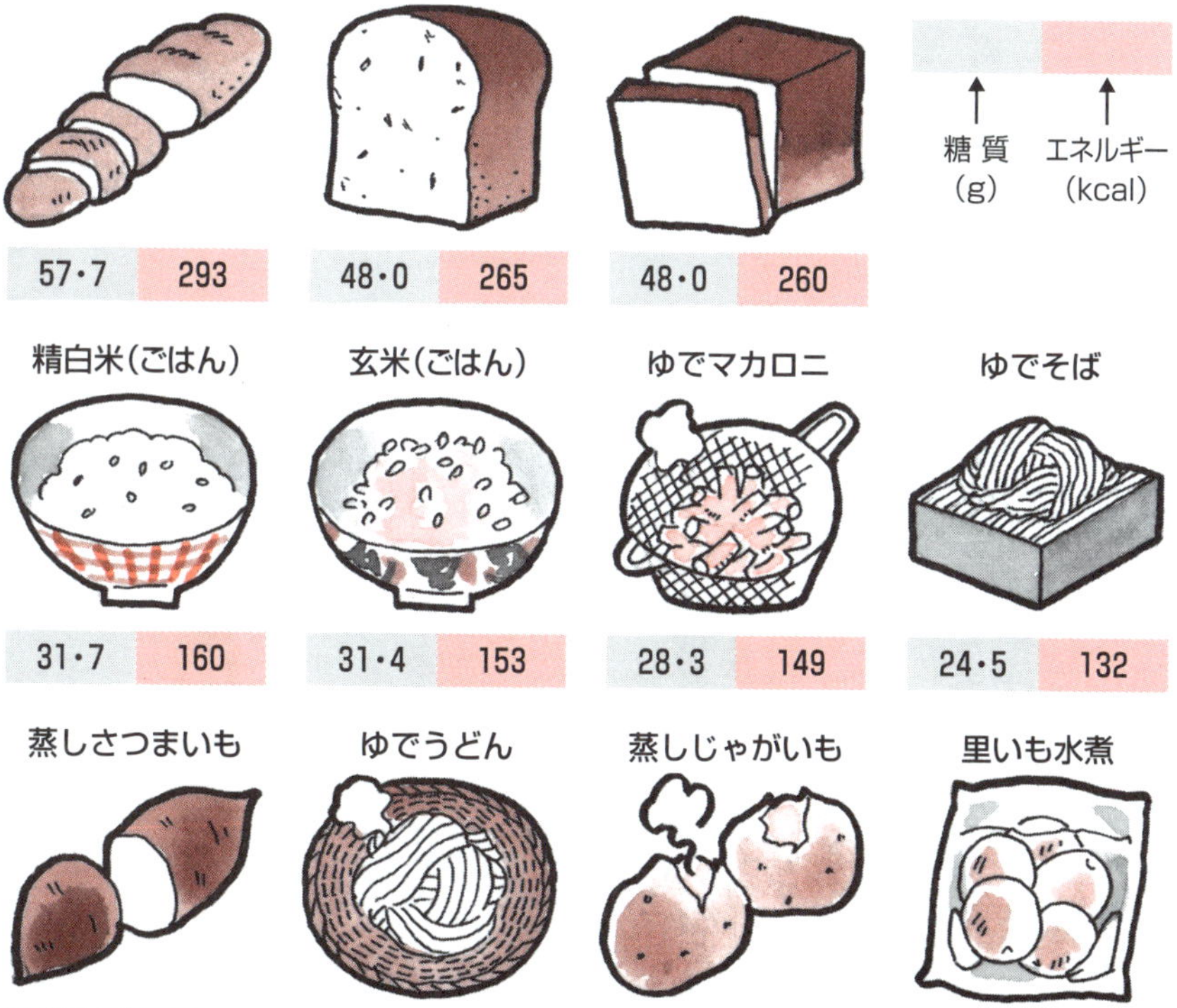

	糖質（g）	エネルギー（kcal）
フランスパン	57・7	293
ライ麦パン	48・0	265
食パン	48・0	260
精白米（ごはん）	31・7	160
玄米（ごはん）	31・4	153
ゆでマカロニ	28・3	149
ゆでそば	24・5	132
蒸しさつまいも	29・2	125
ゆでうどん	20・3	101
蒸しじゃがいも	18・6	84
里いも水煮	12・0	58

資料：「四訂食品成分表2000」

ビタミン不足は老化を早め、免疫力を低下させる

体が必要とするビタミンはいずれも微量ですが、ビタミンは体の機能と健康を維持するうえで重要な役割を果たしています。たばこを吸う人やダイエット中の人は、とくにビタミン不足に対する注意が必要です。

動脈硬化を予防するビタミンA・C・E

老化を予防するために欠かせないのが、ビタミンA・C・Eです。これらのビタミンには、細胞内の酸化を防ぎ、細胞や血管の老化を抑制する働きがあります。

ビタミンAは、動物性食品に多く含まれていますが、動物性脂肪のとりすぎを防ぐためには、積極的に緑黄色野菜からとりましょう。緑黄色野菜には、体内でビタミンAに変わる（前駆《ぜんく》物質）β-カロチンが多く含まれています。

緑黄色野菜にはビタミンCやEも含まれているので、ビタミンの相乗効果が期待できます。

ビタミンB群は、代謝を促し体脂肪の蓄積を防ぐ

ビタミンB群には、B_1、B_2、B_6、B_{12}などがあります。

B_1は糖質の代謝《たいしゃ》を促して疲労物質の蓄積を防ぎますし、B_2やB_{12}は、たんぱく質の代謝を促進して体脂肪の蓄積を防ぐ働きがあります。B_2には、過酸化脂質の生成を抑制して動脈硬化を防ぐ作用もあります。

ビタミンB群は肉類に多く含まれているので、動物性脂肪のとりすぎを必

用語の意味

★「β-カロチン」とは?

β-カロチンは体内でビタミンAに変わる「前駆《ぜんく》物質（プロビタミンA）」の一つです。

体内で必要量がビタミンAに変わったあとは、β-カロチンのまま体内に蓄積され、特有の働きをします。

なかでも注目されているのは抗酸化作用で、β-カロチンには体内で生じる有害な活性酸素をつかまえて消去する働きが強いことが認められています。

β-カロチンの摂取量が多い人に、がん、とりわけ肺がんの発生率が少ないことが、調査・実験でわかっています。

要以上に心配して肉類を敬遠すると、B群が不足するおそれがあります。食品から摂取する分には、とりすぎによる害はありません。

免疫力の強化にもビタミンパワーが働く

ビタミンの見逃せないもう一つの働きに、免疫力の強化があります。

ビタミンAは、細胞や皮膚の粘膜を強化してウイルス感染から体を守ります。ビタミンCも、ストレスによる組織のダメージを修復したり、ウイルスの作用を弱める働きがあります。

そのほか、ビタミンは他のさまざまな栄養素やミネラルの働きを活性化させる働きも併せ持っています。

このようにビタミンは、微量でも強力なパワーを持ち、細胞維持や細胞活性にシステマチックに作用する栄養素なのです。

主なビタミンとその働き

ビタミン名	働き
ビタミンA	●皮膚・粘膜・目の網膜を健康に保つ ●免疫力を強化する
ビタミンB_1	●糖質がエネルギーに変換されるのをサポートする ●脳神経や末梢神経の機能を正常に保つ
ビタミンB_2	●皮膚や爪、髪を健康に保つ ●動脈硬化・老化・がんの誘因となる過酸化脂質ができるのを抑制する
ビタミンB_6	●たんぱく質の代謝をサポートする ●脂質代謝を促して体脂肪の蓄積を防ぐ
ビタミンB_{12}	●たんぱく質の代謝を促進する ●葉酸とともに血色素の合成をサポートして、貧血を予防する ●脳神経や末梢神経の機能を正常に保つ
ビタミンC	●免疫力やストレスに対する抵抗力を高める ●過酸化脂質を抑制して動脈硬化やがんを予防する ●鉄の吸収をよくする
ビタミンD	●カルシウムやリンの吸収を促進する
ビタミンE	●免疫力を高め、過酸化脂質の生成を抑制して細胞の老化を防ぐ ●自律神経を安定させる

ミネラルバランスを意識して生活習慣病のリスクを減らす

ミネラルは、ビタミンとともに体の調子を整えるサポート役です。ミネラルには、血圧に関係があるものや、骨の健康に欠かせないもの、摂取バランスがくずれると生活習慣病のリスクが増すものなどがあります。

リンのとりすぎは、カルシウムの吸収を阻害する

骨と歯の老化を防ぐカルシウムは、日本人に不足しがちなミネラルです。高齢になるほど骨からのカルシウムが減少するのに対し、乳製品をとらなくなる傾向があります。

さらに、最近は便利な加工食品を利用する人が増え、加工食品中のリン(リン酸塩)の摂取も増えています。

リンはカルシウムと協力して骨や歯を丈夫にしますが、カルシウムの吸収を促すビタミンDが不足し、なおかつリンが過剰になると、カルシウムの吸収を阻害します。

カルシウムとマグネシウムは2対1でとるのが理想的

海藻類やごまなどに多く含まれるマグネシウムも、カルシウムの吸収と関係があります。骨粗しょう症の予防に重要なカルシウムは、マグネシウムの吸収を阻害しますので、カルシウムを十分にとる場合は、それに見合ったマグネシウムの摂取が必要になります。

実際に、カルシウムに対するマグネシウムの摂取比率が高いほど、狭心症《きょうしんしょう》や心筋梗塞《しんきんこうそく》の発症が少ない、というデータもあります。

ひと口アドバイス

★緑茶の飲みすぎは鉄不足を招く

動物性食品の摂取が多くなったせいか、若い女性を除いて、深刻な鉄欠乏性貧血は見られなくなりました。

中高年以降の女性で極端な貧血がある場合は、むしろ子宮筋腫《きんしゅ》が疑われます。

高年期の人で、病的な問題はないのに貧血を起こす場合は、お茶を大量に飲んでいることが多いのです。これは、お茶に含まれるタンニンが鉄の吸収を阻害していると考えられます。お茶の飲みすぎには、注意が必要です。

望ましい摂取比率は、カルシウム2に対してマグネシウム1です。

血圧に関係するカリウム、ナトリウム、カルシウム

塩分に含まれるナトリウムは、とりすぎると高血圧の原因になります。細胞膜には、カリウムを取り込みナトリウムを排泄《はいせつ》する働きがあり、食事からのナトリウム摂取が多くても、カリウムが十分にあると細胞のポンプ機能が作動し、ナトリウムは排泄されます。

一方で、ナトリウムとカルシウムは拮抗《きっこう》関係といって、お互いにバランスをとる間柄にあります。そのため、ナトリウムのとりすぎから排泄が増えるとカルシウムも出ていってしまいます。

高血圧のある人は、ナトリウムの摂取を控え、カルシウムも十分とりましょう。

★新たに設定された「食事摂取基準」

第6次改定「日本人の栄養所要量」では、新たな「食事摂取基準」として、ビタミン6種（ビタミンK、B_6、葉酸、B_{12}、ビオチン、パントテン酸）、ミネラル7種（銅、ヨウ素、マンガン、セレン、亜鉛、クロム、モリブデン）の所要量が設定されました。微量栄養素の重要性が改めて認識されたわけです。

主なミネラルの1日の所要量と働き

カルシウム	〔1日の所要量〕600mg ●丈夫な骨や歯を作り、骨粗しょう症を予防する ●イライラをしずめる
リン	〔1日の所要量〕600mg ●カルシウムと協力して骨や歯を丈夫にする ＊ビタミンDが不足すると利用率が低下し、カルシウムの働きを弱める
ナトリウム	〔1日の所要量〕500mg以下 ●細胞液のバランスを保つ ●筋肉や神経の興奮をしずめる ＊とりすぎると高血圧を招く
カリウム	〔1日の所要量〕4g ●細胞液のバランスを保ち、ナトリウムの排泄を促す ●心臓機能や筋肉機能を調節する
マグネシウム	〔1日の所要量〕300mg ●酵素の働きを活性化し、心臓疾患や神経障害を予防する
鉄	〔1日の所要量〕 男性…10mg 女性…10〜12mg ●赤血球のヘモグロビンや筋肉中のミオグロビンを作る ●疲労を回復させ抵抗力をつける

食物繊維は余分なコレステロールの吸収を阻害して肥満を防ぐ

日本人の健康長寿を陰で支えている栄養素の一つが、食物繊維です。三大栄養素とビタミン、ミネラルに次ぐ「第6の栄養素」として注目されていますが、実際にどんな働きがあるのでしょうか。

腸管のコレステロールの吸収を阻害する

食物繊維は糖質の一種で、人が持つ消化酵素《こうそ》では分解できないもの、つまり体内を素通りしてしまうものをいいます。

食物繊維のもっとも重要な働きは、余分なコレステロールを吸着し、腸管からの吸収を阻害することです。

これは、食物繊維に胆汁酸《たんじゅうさん》の排泄《はいせつ》を促す作用があるためで、結果的に血中コレステロールをコントロールして動脈硬化を予防し、改善します。さらに、大腸がんの予防にも効果的です。

また、食物繊維にはブドウ糖の吸収速度を穏やかにし、食後の血糖値の上昇を防ぐ作用もあります。糖尿病の予防や改善にも効果的ですし、インスリン不足を解消して肥満を改善する働きもあります。

水溶性と不溶性の働きは異なる

ひと口に食物繊維といっても、ピンからキリまであります。

大豆やごぼうなどに含まれる繊維はセルロースやヘミセルロースなどの「粗繊維」と呼ばれる水に溶けない繊維です。これらは食物繊維の一部にすぎず、便

ひと口アドバイス

★食物繊維の目標摂取量は?

1日にとりたい食物繊維は、成人で20〜25グラムとされています。

これは、摂取エネルギー1000キロカロリー当たり10グラムは必要という観点に立ったもので、高齢者や幼児、学童では1日の目安量を10グラムとしています。

1990年代の日本人の平均的食物繊維摂取量は1日約16グラムと推定されており、注意しないと不足する心配があります。

なお、食物から摂取する食物繊維は、目安量の2倍程度までは安全と考えられています。

の量を多くして便秘を改善する働きは高いのですが、とりすぎると下痢《げり》を起こしたり、栄養の吸収を阻害します。

一方、海藻に含まれるアルギン酸やこんにゃくに含まれるグルコマンナン、果物に含まれるペクチンなどは水溶性の食物繊維で、これらのほうが血中コレステロールを低下させるのに有効といわれています。

低エネルギーの食物繊維の効用を上手に生かそう

食物繊維は、歯でかむことを促して食べすぎによる肥満を防いだり、便の量を増やして便秘を改善する効果は高いのですが、種類によってはとりすぎるとエネルギーオーバーになることもあります。低エネルギーで水溶性の食物繊維の含有量が高い海藻やこんにゃくなどと、効果的に食べ合わせることが必要です。

食物繊維にはこんな効果がある

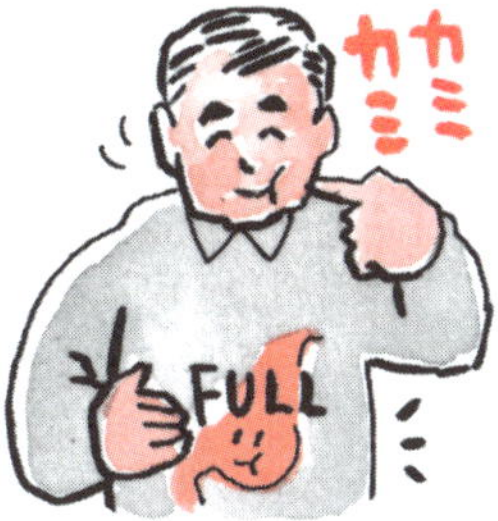

そしゃくを促し、少量でも満腹感が得られるので肥満予防につながる

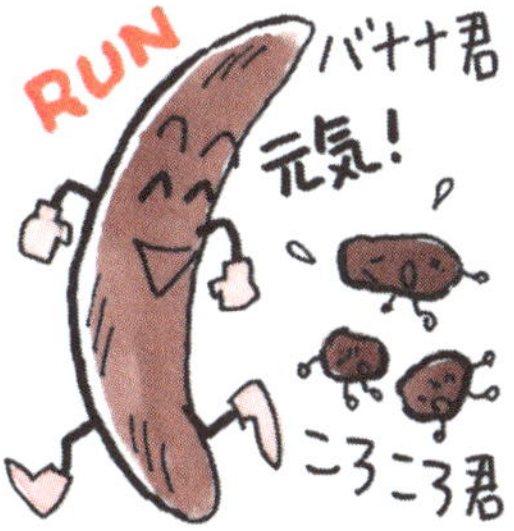

便の量を増やし、腸の動きを活発にして便秘を改善する

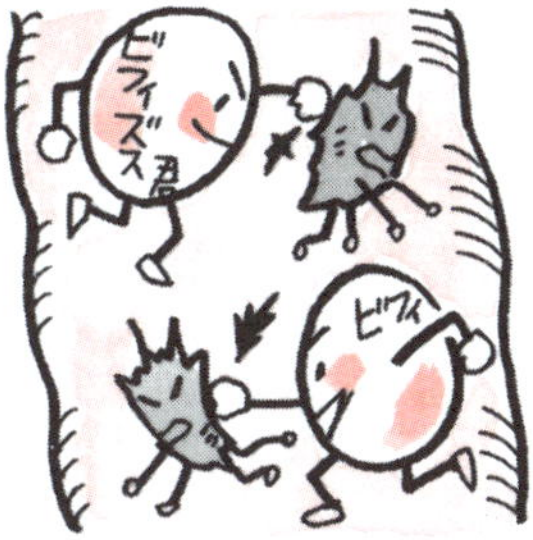

ビフィズス菌など腸内の善玉菌を増やして、腸内細菌叢を整える

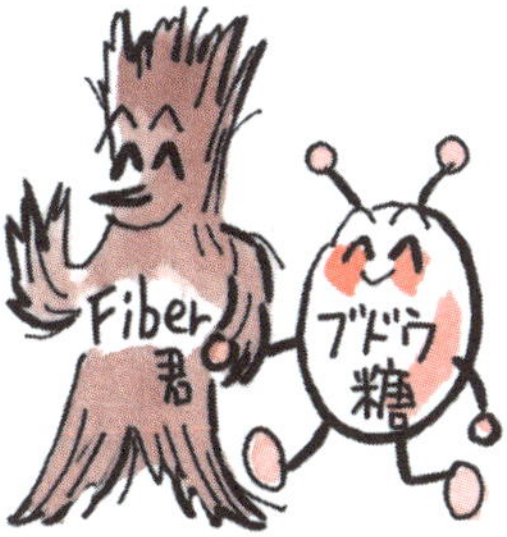

ブドウ糖の吸収を穏やかにし、血糖値の急上昇を防ぐ

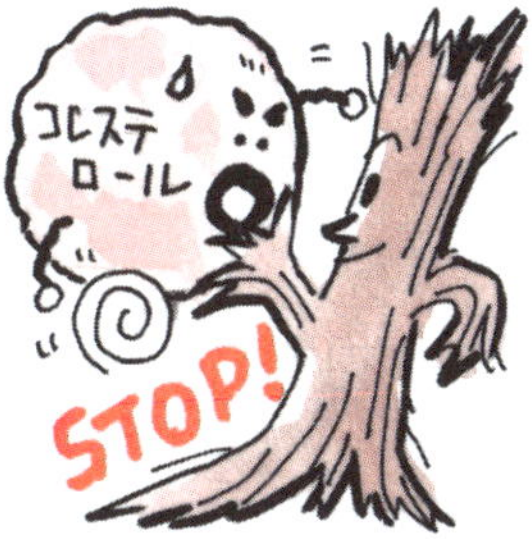

コレステロールの吸収を阻害し、血中コレステロールをコントロールする

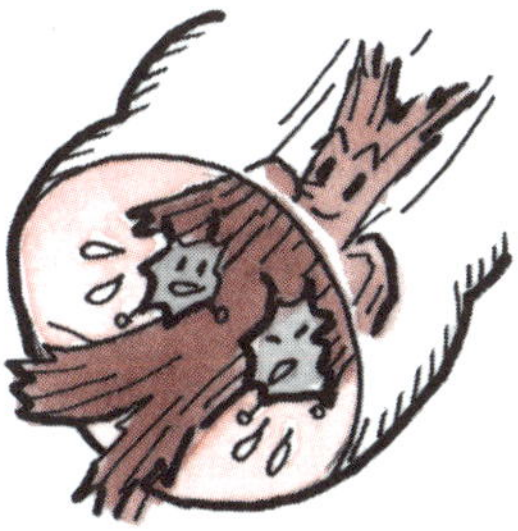
発がん物質など腸内の有害物質を吸着して排泄する

EPAとDHAは血液をサラサラにする

血管の若さを保って動脈硬化を防ぐためには、抗酸化作用のある不飽和脂肪酸を豊富にとる必要があります。青背の魚に多く含まれるEPAとDHAは、血液をサラサラにする脂質のエースです。

血液をサラサラにして動脈硬化を予防する

EPA（エイコサペンタエン酸）やDHA（ドコサヘキサエン酸）は人の体では合成できない（されにくい）脂肪酸で、まいわしやさば、さんまなど青背の魚に多く含まれています。

EPAには、血小板を凝集させるトロンボキサンという物質の生成を抑制し、血液をサラサラにする働きがあります。動脈硬化や心筋梗塞《しんきんこうそく》、高脂血症などの予防や改善に効果的です。

DHAにも同様の働きがありますが、血栓を予防する作用はEPAのほうがすぐれています。

DHAは脳を活性化し、ボケを予防する

DHAは人間の脳に多く含まれる成分で、DHAが極端に不足すると脳の発育が悪くなったり機能が低下します。

したがって、DHAを豊富にとることは、動脈硬化を予防し、脳の機能の低下による「ぼけ」の予防に効果があります。

高脂肪の魚介は避け、酸化を防ぐ食べ方を

たとえEPAやDHAが多く含まれ

参考知識

★心筋梗塞とEPAは深い関係がある

北極圏に住むイヌイットは、野菜をほとんどとらないにもかかわらず、心筋梗塞による死亡率が白人の6分の1程度と、非常に少ないことがわかっています。

1978年に、これに着目したデンマークの学者がイヌイットの食生活を調査したところ、彼らがEPAを多く含むアザラシの肉や内臓、そしてさけを毎日のようにたくさん食べていることがわかったのです。

このことは、魚介のEPAと心筋梗塞の関係を知るうえで、貴重なエピソードといえるでしょう。

ていても、魚自体が高脂肪であるとエネルギーのとりすぎになります。

たとえば、ＥＰＡはまぐろのとろやうなぎ、すじこなどにも多く含まれていますが、このような魚介は少量でもエネルギーオーバーになりがちです。

では、青背の魚ならよいかといえば、一度にさんまを2尾も食べるような食べ方もエネルギーのとりすぎになります。また、干物や加工品は、加工法や保存法によっては脂質が酸化してしまう場合があります。

新鮮で、比較的低脂肪の魚を少量ずつ毎日食べるように心がけることが、有効成分を上手にとるコツです。

さらに、体内で脂質が酸化しないようにするためには、β-カロチンやビタミンＥ、ビタミンＣなど抗酸化作用の強い食品と食べ合わせるとよいでしょう。

ＥＰＡ・ＤＨＡを多く含む魚介類とエネルギー量（可食部100g当たり）

魚介名	EPA（g）	DHA（g）	エネルギー（kcal）
すじこ	1.9	2.2	249
養殖はまち	1.5	1.7	242
きちじ	1.5	1.5	262
まいわし	1.4	1.1	213
身欠きにしん	1.3	1.0	399
本まぐろ脂身	1.3	2.9	322
さば	1.2	1.8	239
まだい養殖	1.1	1.8	112
ぶり	0.9	1.8	257
うなぎ蒲焼き	0.9	1.5	339
さんま	0.8	1.4	240
はたはた	0.5	0.7	113
南まぐろ脂身	0.5	1.1	207
はも	0.5	1.5	202
さけ	0.5	0.8	167
さわら	0.5	1.2	177

資料：「四訂食品成分表2000」

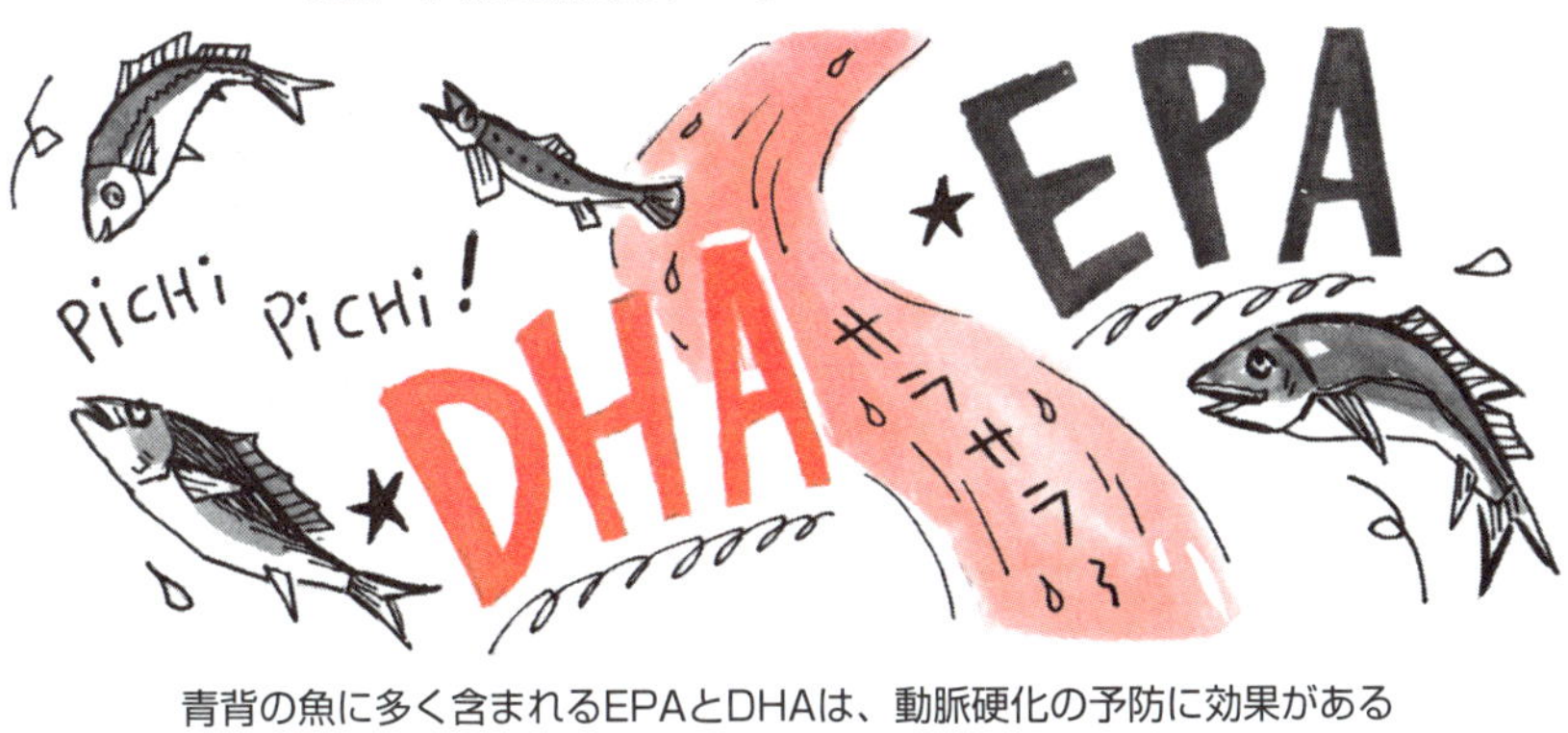

青背の魚に多く含まれるEPAとDHAは、動脈硬化の予防に効果がある

オレイン酸は悪玉コレステロールを減らす

不飽和脂肪酸を多く含む植物油は、動物性脂肪に比べて動脈硬化を起こしにくいことが知られています。とくに、オリーブ油は悪玉コレステロールを減らすといわれていますが、その秘密はオレイン酸にあります。

地中海地方の食生活から見直されたオリーブ油

オリーブ油は、地中海沿岸地方の伝統的な食生活に欠かせない油です。この油がにわかに注目されたのは、今から20年ほど前のことです。

アメリカのキーズ博士によって「オリーブ油を主たるエネルギー源とする地中海地方では、動脈硬化が少なく心筋梗塞《しんきんこうそく》や脳血管障害の発生率がきわめて低い」という結果が発表されたのがきっかけでした。

オリーブ油の特徴は、不飽和脂肪酸の中では一価不飽和脂肪酸が多くて酸化されにくいことと、脂肪酸の中でもオレイン酸を75％と大量に含んでいることです。

脂肪酸の中では、これまで必須脂肪酸のリノール酸やリノレン酸が血中コレステロールを正常に保つ作用があるとされてきましたが、オレイン酸もコレステロールの代謝《たいしゃ》にかかわる脂肪酸として注目されています。

イタリアのミラノ大学のシルトーリ博士らが、高コレステロール血症の患者を対象に行った食事療法（コーン油とオリーブ油の比較）によると、ＨＤＬ（善玉）コレステロールの濃度は、オリーブ油を含む食事をしたほうが早

用語の解説

★「地中海式の食生活」とは？

イタリア、スペイン、ギリシア、トルコなどの地中海沿岸地方では、オリーブ油とともににんにくを使った料理が多く、他の欧米諸国に比べて肉よりも魚介を多く食べています。

また、料理に使う野菜の種類も多く、ほとんど塩を使わずに調理するのが特徴です。

魚介や野菜を多くとり、オリーブ油を豊富に使う食事スタイルを「地中海式食生活」と呼び、欧米各国の医学界や栄養学界で注目されています。

く上昇することがわかりました。

また、オリーブ油はコーン油に比べて、過酸化脂質生成の抑制度が高いことが確認されたのです。

純度の高いバージンオリーブ油を

オレイン酸含有率が高い油ほど酸化されにくいのですが、ひと口にオリーブ油といっても種類はさまざまです。

もっとも良質とされているのは、最初に圧搾《あっさく》して絞る一番絞りのバージンオリーブ油ですが、これは3ランクに分けられます。

オレイン酸の含有量がもっとも多いのは「エクストラ・バージン」、次いで「ファイン・バージン」、3番目が「セミ・バージン」です。動脈硬化の予防には、より純度の高いものを選ぶことをおすすめします。

オレイン酸を多く含む油脂類（可食部100g中）

オリーブ油	70.5g
なたね油（キャノーラ油）	55.2g
調合サラダ油	45.8g
牛　脂	40.9g
豚　脂	40.5g
落花生油	40.4g
米ぬか油	38.2g
パーム油	37.2g
ごま油	36.6g
とうもろこし油	32.5g
マーガリン（ハード）	32.4g
ひまわり油	17.9g
綿実油	17.3g
サフラワー油	12.7g

パルチミン酸（飽和脂肪酸）を多く含む油脂類（可食部100g中）

パーム油	41.8g
豚　脂	25.3g
牛　脂	24.3g
バター	22.1g
綿実油	18.8g
マーガリン（ハード）	15.2g
米ぬか油	14.9g
落花生油	11.1g
とうもろこし油	10.5g
大豆油	9.7g
オリーブ油	9.3g
ごま油	8.4g
やし油	8.4g

＊豚脂や牛脂には、オレイン酸が多いが、コレステロールを増加させるパルチミン酸も多く含まれている

資料：「四訂食品成分表2000」

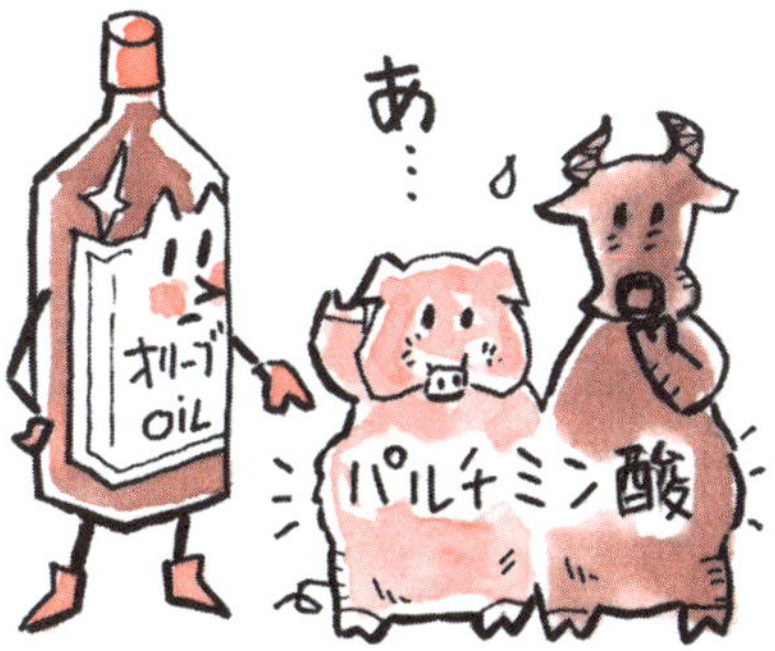

ごまのセサミノールは動脈硬化を強力に予防する

ごまの健康への効果は昔から知られていますが、最近、注目されているのは、その成分のセサミノールです。体の老化の進行を食い止めるセサミノールの抗酸化作用を知って、ごまを食事に取り入れましょう。

セサミノールは、ごまのセモリンから生まれる抗酸化物質

セサミノールは、ごまに含まれるセモリンという成分から生成される物質ですが、高い抗酸化作用を持っていることがわかってきました。細胞の老化やがん化を促進する過酸化脂質が作られるのを抑制し、老化のスピードを遅らせてくれるのです。

また、セサミノールには悪玉のLDLコレステロールを減少させて動脈硬化を防ぐ働きもあります。ごまには、リノール酸、オレイン酸といった不飽和脂肪酸も多く含まれるので、相乗的に動脈硬化を防ぐ働きが期待できます。

ごまよりも、ごま油からとるほうが有効

ごまの成分であるセモリンがセサミノールに変わる反応は、ごま油に製造される過程で活発になります。そのため、ごま油にはたっぷり含まれているセサミノールが、ごま自体にはごく少量しか含まれていないのです。

セサミノールは、油を脱色する過程でたくさん生じるといわれています。セサミノールを有効にとるには、ごまよりもごま油で、また色の濃いごま油より無色に近いものがよいのです。

参考知識

★種子には天然の酸化防止機能が

ごまの種子は、発芽するまでの間、自分自身を守るために硬い殻に包まれ、化学的な呼吸で酸素を取り込みます。酸化を防ぐために、種子は天然の酸化防止機能を備えているのです。

酸化防止効果を持つ成分には、セザモール、セザモリン、セザミンなどがあります。

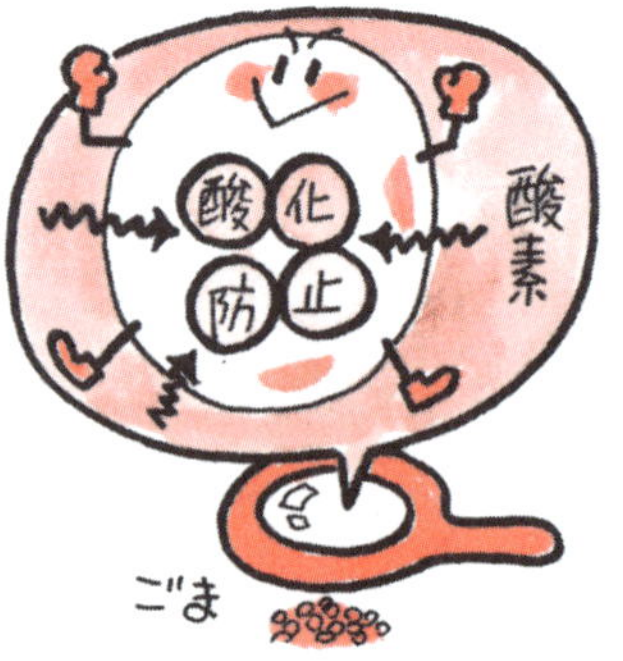

ごま油は酸化されにくい性質があるので、ほかの油に混ぜて使うと日持ちがよくなります。

肝機能の低下にもごまのパワーは効く

ごま油ほどセサミノール効果は高くなくても、ごまは良質のたんぱく質やエネルギー代謝《たいしゃ》をスムーズにするビタミンB_1・B_2、カルシウム、鉄、カリウムが多く、動脈硬化以外にも多くの健康効果が期待できる食品です。

また、肝機能を活発化させて肝臓の負担を軽減し、肝機能の低下や肝臓病を予防する作用もありますので、料理に幅広く使うようにしましょう。

ごまの種子は硬くて消化がよくないので、使う場合は、すりごまにしましょう。栄養成分は、黒ごまも白ごまも変わりません。

★ごま油のシトステロールも重要な成分

ごま油には、植物性ステロールの一つであるシトステロールが多く含まれています。シトステロールも、コレステロールの吸収を阻害する働きがある、とされています。

セサミノールにはこんな働きがある

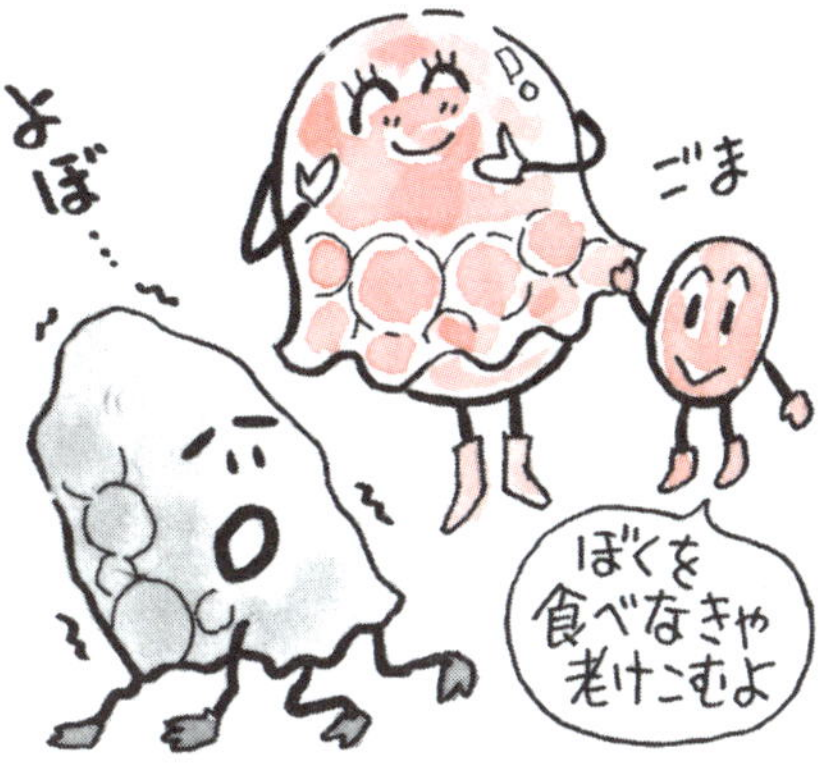

細胞の老化やがん化を防ぐ

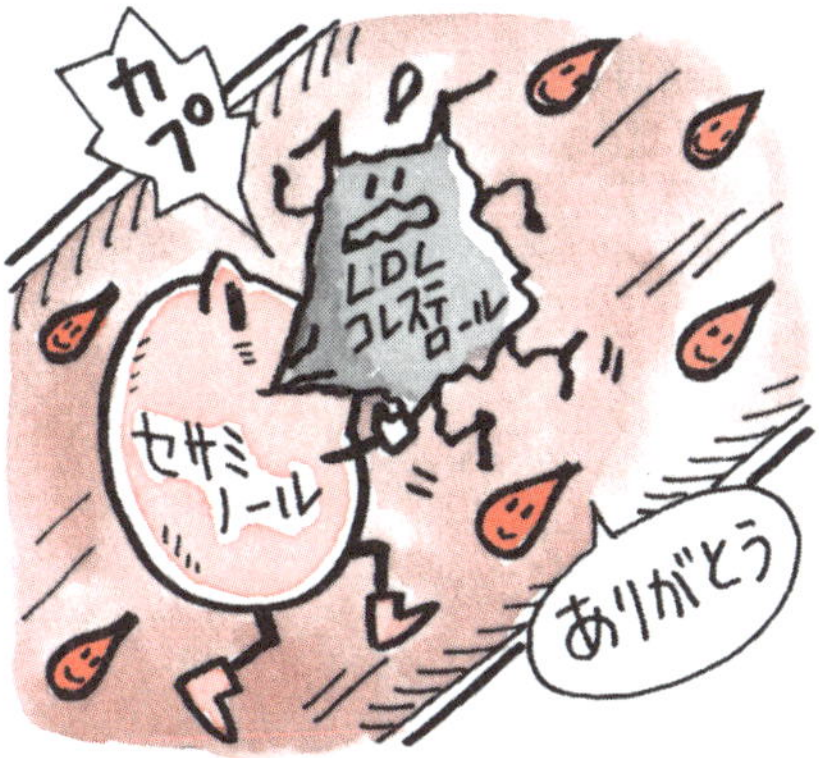

ＬＤＬコレステロールを減少させて、動脈硬化を防ぐ

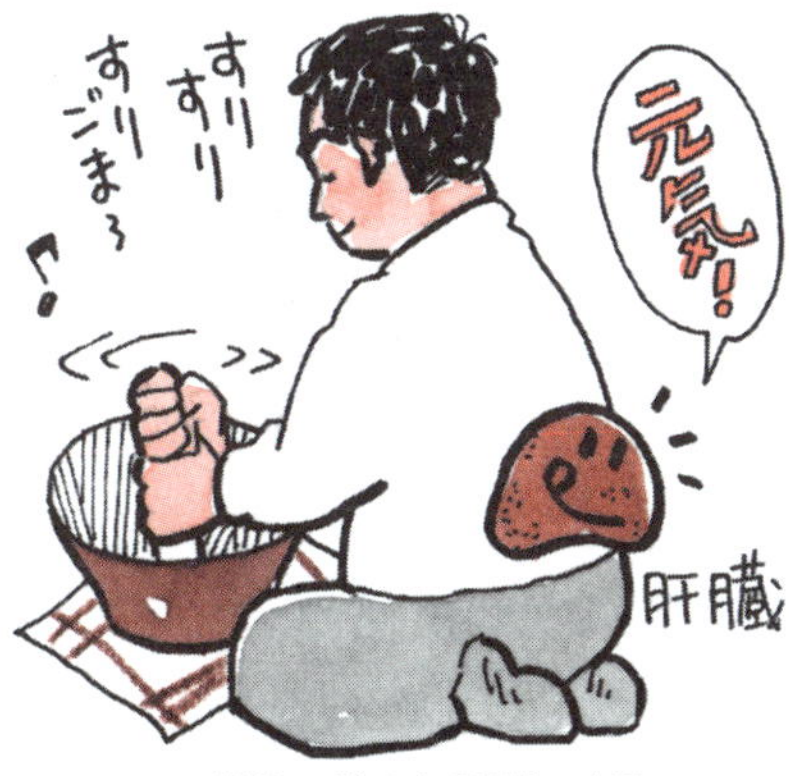

肝機能の働きを活発にする

ポリフェノールは活性酸素の害を防ぐ抗酸化成分

赤ワインやカカオに含まれているポリフェノールという成分が、注目を集めています。しかし、毎日ワインを多量に飲んだり、カカオたっぷりのチョコレートを食べるわけにもいきません。有効にとるポイントをつかみましょう。

活性酸素の害を防ぐポリフェノール

ポリフェノールは、植物が光合成《こうごうせい》を行うときにできる糖質の一部が変化した物質で、植物に含まれる色素のフラボノイドやタンニンなどです。

ポリフェノールが脚光を浴びたのは、活性酸素の害を防ぐ抗酸化成分としての働きがあるからです。

活性酸素は、体内の脂肪酸を標的にして、ＬＤＬコレステロールの過酸化を促進する「動脈硬化の元凶」です。活性酸素による脂質の酸化を抑制する抗酸化成分の一つがポリフェノールです。

お茶に含まれるカテキンもポリフェノールの仲間

ポリフェノールには、多くの種類があります。代表的なのは、赤ワインやブルーベリーに含まれるアントシアニンや、カカオ豆に含まれるカカオポリフェノールなどですが、お茶に含まれるカテキンやタンニンなどもポリフェノールの一種です。

茶葉を原料としたお茶には、カテキンをはじめとするポリフェノールが含まれています。手軽にとれるお茶からポリフェノールをとるのもおすすめです。

用語の意味

★「活性酸素」とは？

がんや体の老化、動脈硬化などには、体内での酸化作用が深くかかわっています。

その元凶が活性酸素です。活性酸素は、非常に不安定な分子構造をしているため、強い酸化力があります。

活性酸素は、呼吸によって取り込まれた酸素が燃焼する過程で生じるため、呼吸をしているかぎり活性酸素の発生は避けられません。

また、害がある一方で、体は活性酸素の有毒性を武器にして、ウイルスや細菌などの侵入を防いでいる一面もあります。

また、緑黄色野菜の春菊やほうれんそう、ブロッコリー、みつ葉や、玉ねぎ、れんこんなどの野菜にもポリフェノールが含まれています。

植物の持つ渋みと苦みを利用する

ポリフェノールは植物の色素であり、香りでもあります。色の濃いものほど渋みが強く、ポリフェノールの含有量も多くなります。たとえば、緑茶や紅茶、赤ワインは濃い色のものほど渋みが強いのですが、それだけポリフェノールが多く含まれ、抗酸化作用も強くなります。

また、野菜類も同様で、ブロッコリーやトマト、赤しそ、青しそなど色の濃いものや、れんこんの節や大根の苦みなどもポリフェノールが多い証拠です。苦みを消すためには、酢を利用するとよいでしょう。

ポリフェノールの種類と多く含む食品

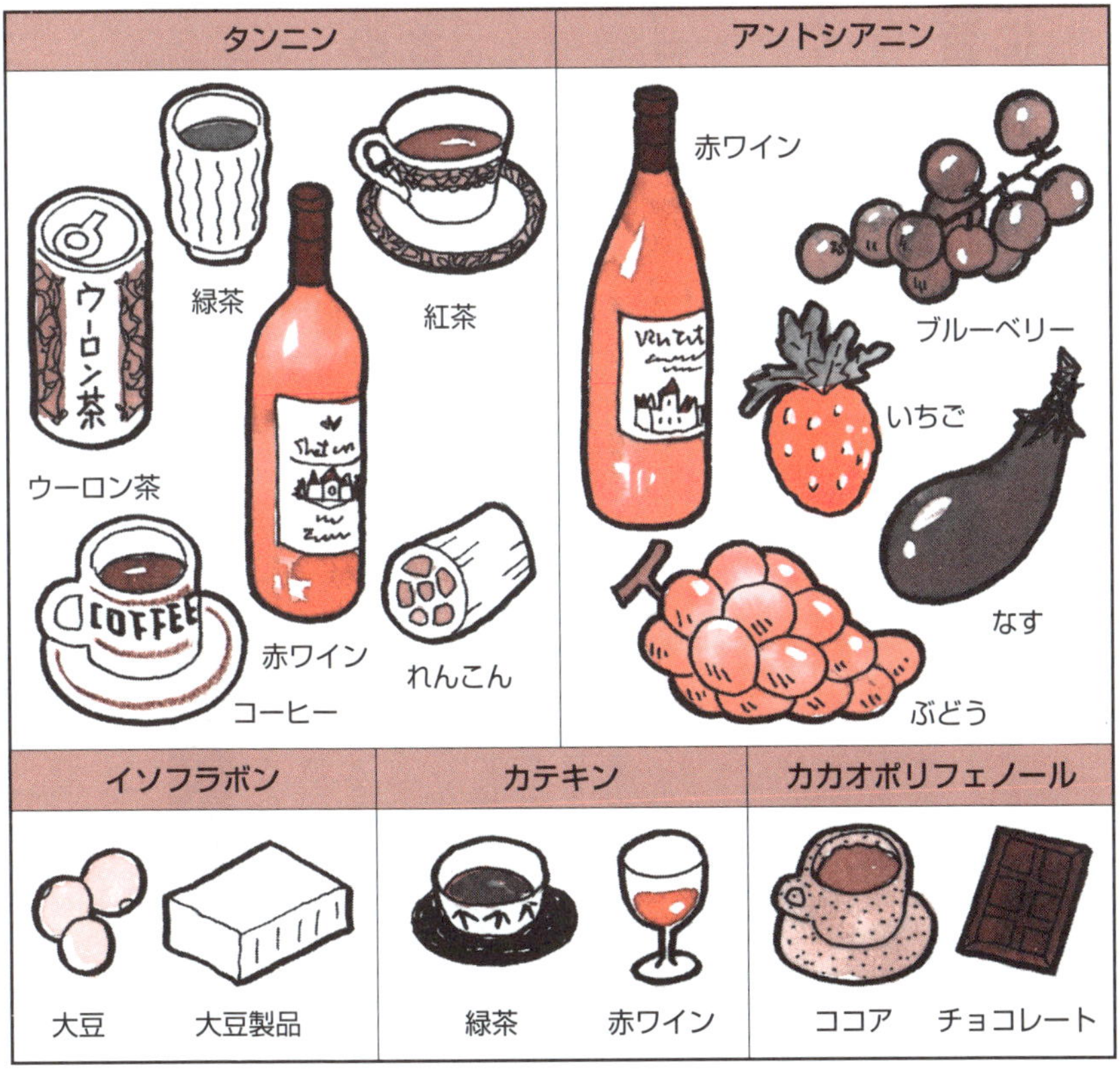

にんにくのにおい成分は代謝を高め、脂肪の蓄積を防ぐ

にんにくは、動脈硬化を予防すると同時に、代謝を高めて内臓脂肪を減らす作用もあります。古代エジプトでピラミッドを作った労働者のスタミナを支えたのは、にんにくでした。

特有成分のアリシンが代謝を活発にする

にんにく特有の香りは「アリシン」という成分ですが、アリシンは糖質の代謝《たいしゃ》を促進するビタミンB_1と結合して吸収され、B_1の代謝作用を高めます。しかも、アリシンと結合したB_1は体内に貯蔵され、B_1単独のときよりも糖質の代謝を促進します。

にんにくを食べると体が温まりますが、これは代謝が高進し、血行がよくなるためです。糖質のとりすぎによる中性脂肪の増加を防ぎ、体脂肪のコントロールにひと役買っています。

全身のコレステロールを減少させる

にんにくのアリシンがすごいのは、それだけではありません。アリシンには、血中のコレステロールだけでなく、全身のコレステロールを低下させる作用もあります。

また、にんにくを加熱したときに生成されるアホエンには、血栓を溶かしたり作りにくくする作用もあります。

生活習慣病の予防にもにんにくパワーが効く

にんにくに含まれるスコルジニンとい

ひと口アドバイス

★とりすぎると胃が荒れる

体調の悪いときや空腹時ににんにくをとると、アリシンの刺激が強すぎることがあります。とくに生にんにくは刺激が強く、胃を荒らす場合もあります。

食べ慣れている人は大丈夫ですが、1日2片くらいを目安にして、胃腸の悪い人は加熱して食べましょう。

★アリシンには殺菌作用もある

アリシンには高い殺菌作用があります。O-157やサルモネラ菌も死滅させるほどで、胃がんや胃潰瘍《かいよう》の原因になるヘリコバクター・ピロリ菌やウイルスにも有効です。

う成分には、「血圧恒常性作用」があります。これは血圧が高ければ下げ、低ければ上げる働きです。

また、にんにくのアリシンは、インスリンの分泌を促して血糖値を正常に近づけます。

さらに、肝細胞の「小胞体」と呼ばれるたんぱく質を合成する器官の働きも高まります。

にんにくの効果は2日間継続する

にんにくの微量成分による効果は、食べてから6～12時間で現れ、約2日間は継続します。

特有成分のアリシンは、にんにくのアリインという物質が空気と触れ、酵《こう》素《そ》アリナーゼと反応して生じます。切ったにんにくを放置しておくと、反応が終わり効用も消えてしまいますので、切ったらすぐに使いましょう。

にんにくの成分にはこんな効用がある

〈糖質の代謝を促進する〉

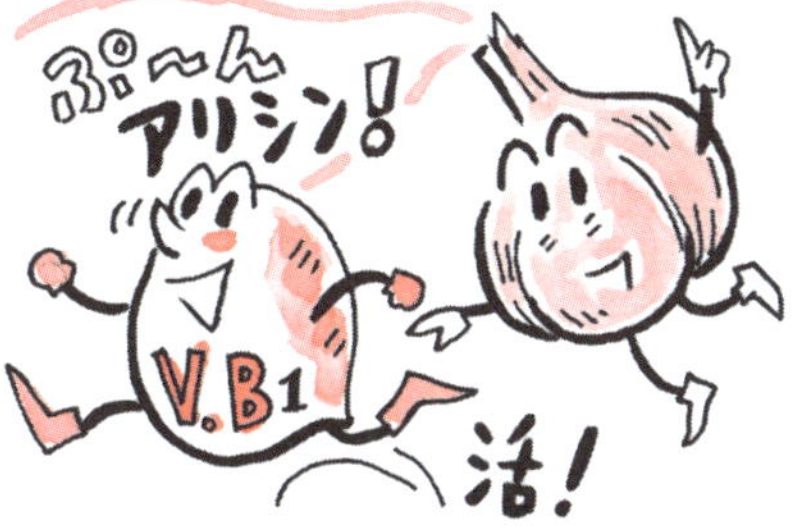

ビタミンB1の働きを高める

〈動脈硬化・血栓を予防する〉

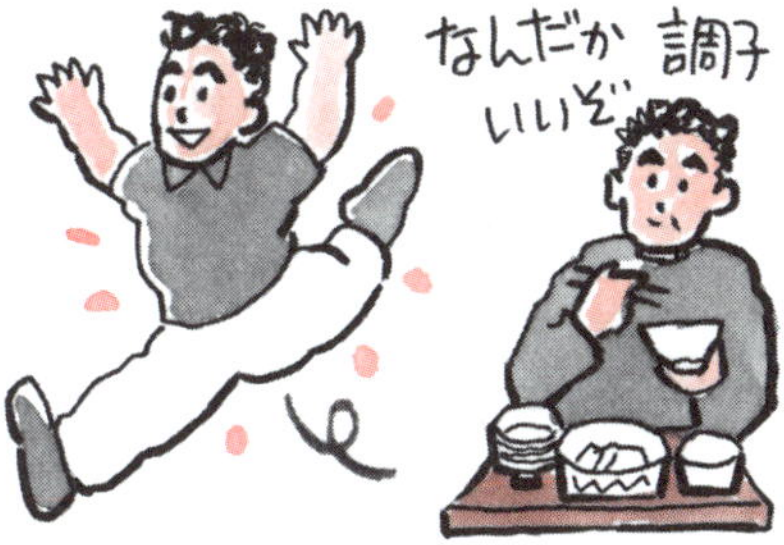

血中だけではなく、全身のコレステロールを低下させる

〈血糖値を改善する〉

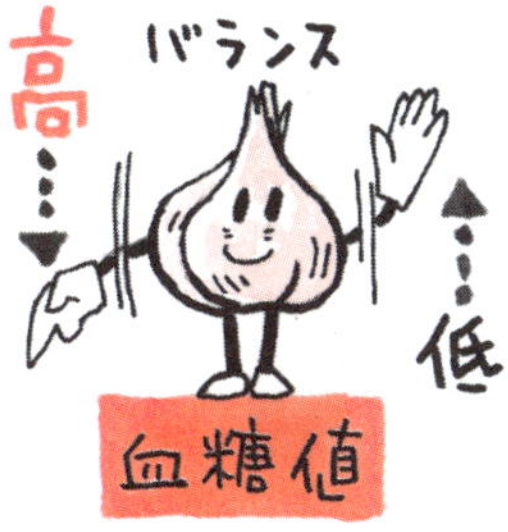

インスリンの分泌を促す

〈血圧を正常に保つ〉

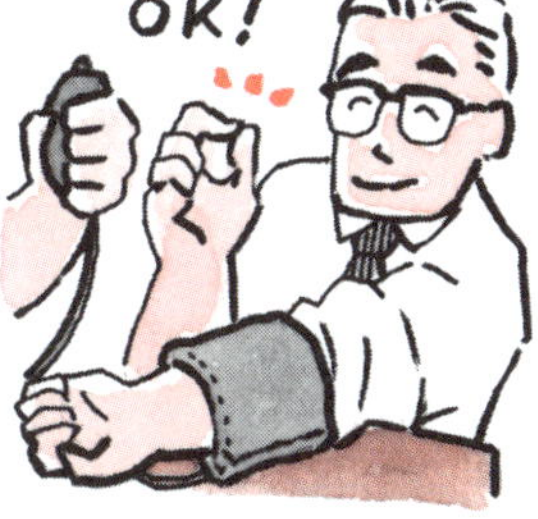

スコルジニンが血圧を正常にコントロールする

〈老化を予防する〉

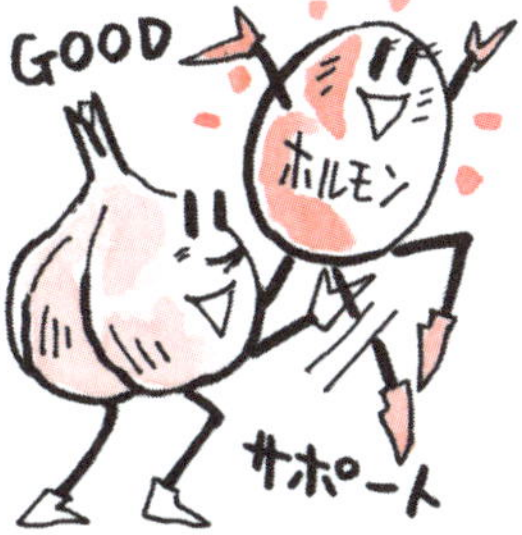

アリシンには、ホルモンに直接働きかけて分泌を高める作用がある

大豆に含まれる成分が脂肪の合成・吸収を抑える

「畑の肉」と呼ばれる大豆は、低脂肪・高たんぱく質の健康食品です。また、大豆に含まれる微量成分には、脂肪の合成や吸収を抑制して肥満を予防する効果もあります。日本の伝統的食品の効用を生かしましょう。

大豆たんぱくは血中脂質を低下させる

大豆たんぱくは、血液中のコレステロールを排除して血中脂質を低下させる作用がある、といわれています。

1990年代から、欧米では「トーフ」が健康食品として一大ブームになりましたが、これは飽和脂肪酸を連れてこないたんぱく質源としての大豆製品が高い評価を受けたからです。

肥満予防の効果が期待される大豆サポニン

大豆に含まれる微量成分にサポニンがあります。サポニンは、植物の根や葉、茎などに含まれる配糖体の一種で、一般的にはアク成分に多く含まれています。大豆をゆでたときに出る泡に多く含まれているといわれており、サポニンには脂肪の合成・吸収を抑えて、脂肪の分解を促進する作用があることが広く認められています。

大豆や大豆製品のサポニンがどれだけ有効に働くかは未知の分野ですが、大豆サポニンの肥満改善効果や内臓脂肪減少作用には、大きな期待がもたれています。また、大豆サポニンには不飽和脂肪酸の体内での酸化を抑制する作用もある、といわれています。

ひと口アドバイス

★大豆はアジアの健康源?

欧米諸国に比べてアジアでは、大腸がんや乳がん、前立腺がんの発生率が低いことが知られています。その理由の一つに挙げられるのが、大豆と大豆製品をよく食べる食習慣です。

大豆には、サポニンのほかイソフラボンと呼ばれる女性ホルモンと似た働きをする成分が含まれています。

この成分は、女性ホルモンの減少が起こる更年期の女性の更年期障害や骨粗しょう症の予防に役立ち、いろいろながんの予防に有効に作用しているのではないかと考えられています。

大豆レシチンは脂肪肝の改善にも有効

レシチンは細胞膜などの生体膜を構成するリン脂質の一種で、栄養素の吸収をはじめ、老廃物の排泄《はいせつ》など、体の代謝《たいしゃ》に大きく関与しています。

レシチンの語源はギリシア語の卵黄（Lecithos）であり、マヨネーズを作るときに油と酢（水溶性物質）を混ぜ合わせる乳化作用が古くから知られています。その後、肝臓に脂肪を蓄積させない作用もわかりました。

レシチンの含有量がもっとも高いのは卵黄ですが、コレステロール値を改善する効果は卵黄には少なく、コレステロールを乳化できるのは植物性のレシチンだけです。

大豆と大豆製品のレシチンは、コレステロール改善と肥満予防の両方の効果が期待できます。

大豆と大豆製品には、こんな有効成分が含まれている

〈低脂肪のたんぱく質〉

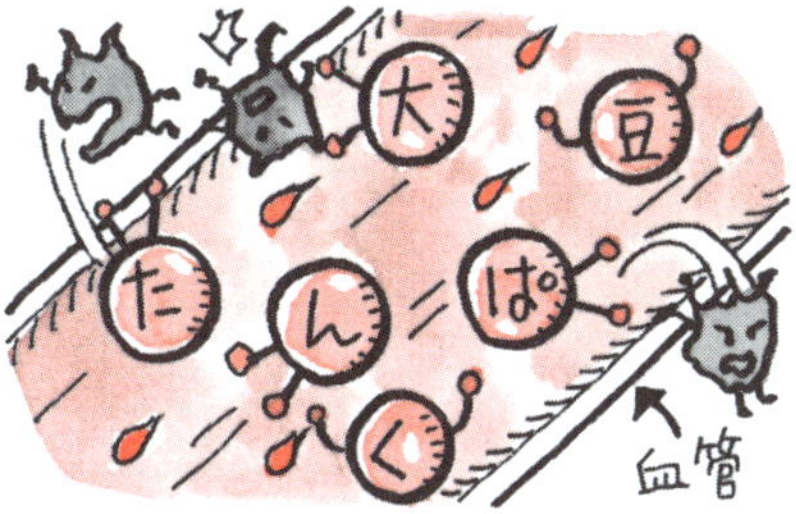

血管を強化して動脈硬化を予防し、血中脂質を低下させる

〈大豆サポニン〉

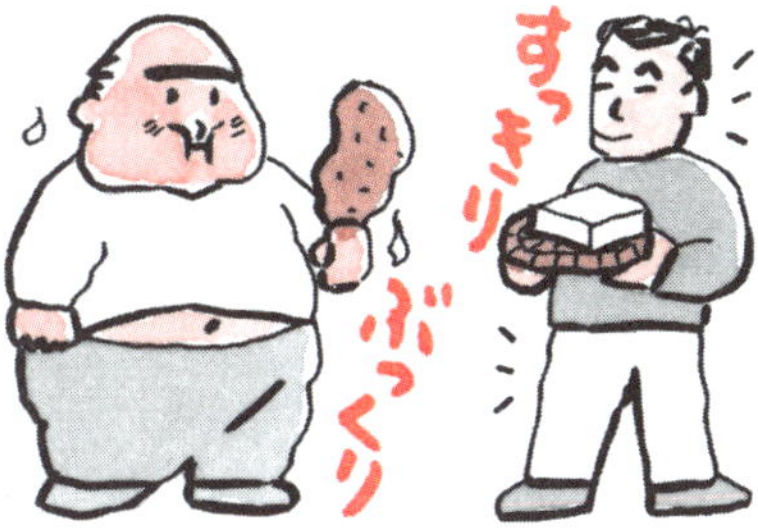

脂肪の合成や吸収を抑制し、内臓脂肪の蓄積を防ぐ

〈イソフラボン〉

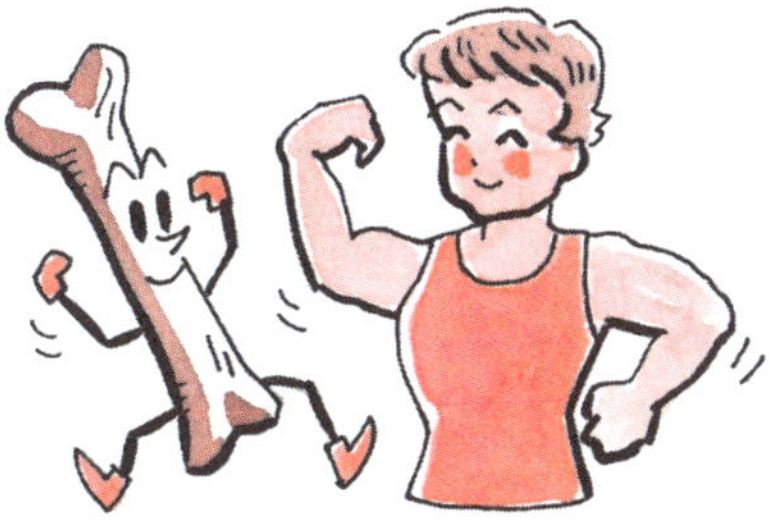

更年期からの女性の骨量低下を阻止し、大腸がんや乳がん、前立腺がんの予防にも有効に作用する

〈大豆レシチン〉

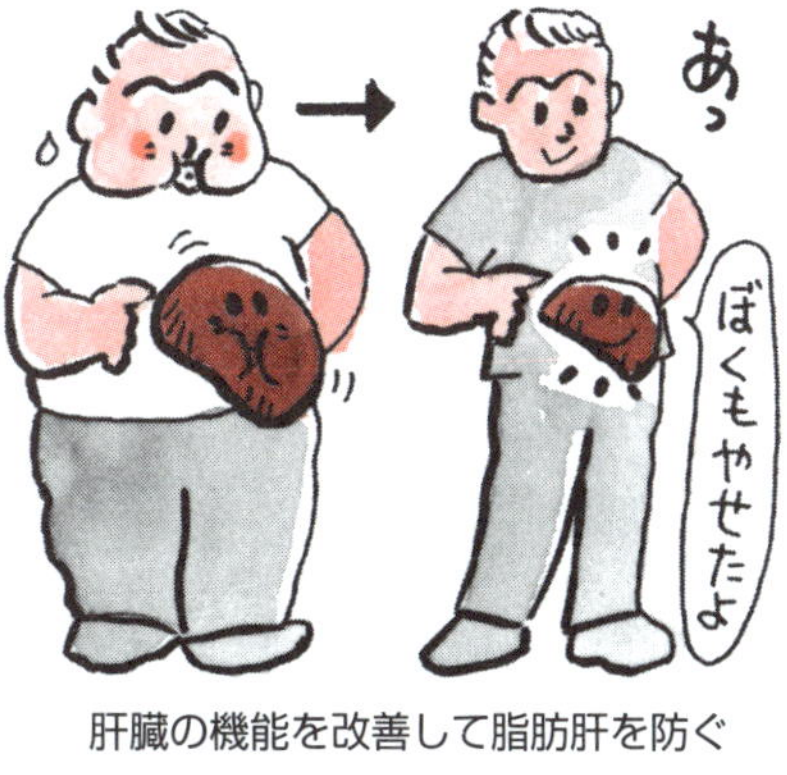

肝臓の機能を改善して脂肪肝を防ぐ

とうがらしのカプサイシンは体脂肪を燃やす

食べたとたんに体がほてり、汗がどっと出るとうがらし。その辛み成分が、体脂肪を燃やしてダイエットに効果があることから、脚光を浴びています。どのような成分が、どんな働きをするのでしょうか。

とうがらしの辛み成分が脂肪の燃焼を促進する

とうがらし特有のピリッとした辛みは、カプサイシンと呼ばれる特殊成分です。これまで、このような成分には栄養的な効用はなく、風味を増して食欲を増進する嗜好品《しこうひん》と考えられてきましたが、食物の持つ香味や刺激成分にも健康を増進する作用があることがわかってきました。その一つが、カプサイシンです。

カプサイシンには、体内に蓄積した脂肪を燃焼してエネルギーの消耗を促す働きがあります。

生のとうがらしも、香辛料として加工されたものも、含まれている辛み成分はカプサイシンで、その働きは変わりません。辛みの強いとうがらしほど、カプサイシンが多く含まれています。

カプサイシンは血液の粘度を下げる

カプサイシンのもう一つの働きは、血液をサラサラにして血栓を予防することです。にんにくのアリシンほど強力ではありませんが、脂肪燃焼作用に加えて、動脈硬化を予防する作用も期待できます。

よく「辛いものを食べると血圧が上

参考知識

★しょうがの辛みにも注目の成分が

しょうがの辛み成分は、ジンゲロールやショウガオールという特殊成分です。

すしに必ず添えられるように、昔からしょうがは強い殺菌力が知られていますが、近年、ジンゲロールには発がんのプロセスの初期に抑制効果を発揮することがわかり、注目されています。

京都府立医大の西野輔翼《ほよく》教授によるマウスを使った実験で、ジンゲロールで大腸がんの発生率が30％以上も低下することが確かめられています。

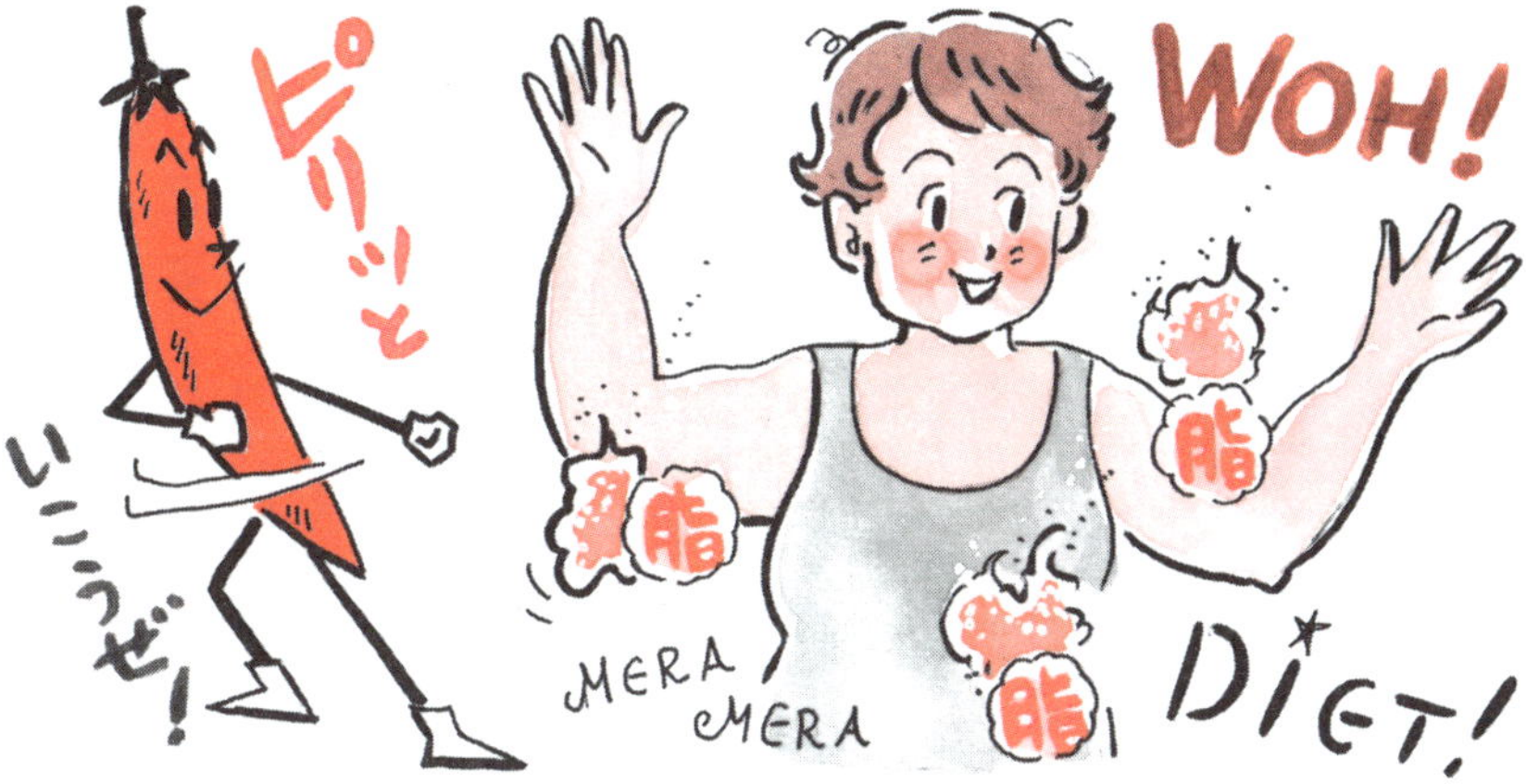

とうがらしのカプサイシンが体内の脂肪をどんどん燃やす

がる」といいますが、それは辛み成分による発汗現象を血圧の上昇と結びつけた俗説で、医学的根拠はありません。

食べすぎると胃を荒らすおそれがある

カプサイシンが肥満を防止し、血液をサラサラにするとはいっても、特効薬にはなりません。

高脂肪の食事を好きなだけ食べて運動をしなければ、どんなにとうがらしを食べても肥満はまぬがれませんし、血液中の脂質も増えます。カプサイシンは肥満防止の主役ではなく、基本はエネルギーコントロールとバランスのとれた食生活です。

カプサイシンの作用を上手に生かすには、香辛料として少量を使うようにすることです。少量なら食欲増進や健胃効果がありますが、食べすぎると胃を荒らす原因になります。

ひと口アドバイス

★ピリ辛料理の効用

とうがらしやしょうがなどの辛みは、成分の効用だけでなく、食生活にもよい作用をもたらします。

ピリ辛料理は、消化液の分泌を促して食欲を増進します。苦手な食品をおいしく食べるきっかけにもなります。

また、カレー粉の黄色い色の原料となるターメリック（うこん）というスパイスには、肝機能をよくする働きがあります。

複数のスパイスを上手に使いこなして、体脂肪を効率よく燃焼させ、生活習慣病の予防に役立てましょう。

多種類の食品をとって活性酸素に対する守備を

食べ物に含まれる栄養素には、多くの種類があります。また、食品中の微量成分や特殊成分にはさまざまな保健機能があることがわかってきました。元気で長生きするための最重要ポイントは、栄養のバランスです。

栄養的にオールマイティの食品はない

コアラはユーカリの葉があれば生きていけますが、雑食動物である人間は、さまざまな食品から栄養を補給していかなければなりません。

しかし、食品の中にはとりすぎると害になるものもあります。また、いかにすぐれた栄養素を含む食品も、その栄養素だけでは健康を維持できません。

卵や牛乳は「完全栄養食品」といわれますが、栄養的にオールマイティに近くても、食物繊維やビタミンCは含まれていないのです。

抗酸化物質も働きは多様。組み合わせてとりたい

多種類の食品をとることは、栄養素の不足をカバーするだけでなく、その食品が持つマイナス面を相殺します。

健康寿命をおびやかす活性酸素の害は、抗酸化物質を積極的にとることでかなり防ぐことができますが、食品の持つ抗酸化作用は、それぞれ守備範囲が異なります。たとえば、ポリフェノールやビタミンCなど水溶性の抗酸化物質は、活性酸素がやってくると自らがLDLの内部に潜んでLDLの酸化を防ぐ働きをします。

ひと口アドバイス

★「半健康人」にならないために

最近、病気ではないのに体の不調を訴える「半健康人」が増えています。

その原因の多くは、いいかげんで無頓着な食生活です。朝食を抜き、昼はファーストフードで、夜は飲み屋かコンビニ弁当といった食生活では、健康な長寿は望めません。

また、家庭で食事を作らない主婦も増えています。食べることは健康の基本です。もっと真剣に考えましょう。

一方、ビタミンEやβ-カロチンなどの脂溶性の抗酸化物質は、もともとLDLの内部にあって、LDLの酸化を抑制します。

抗酸化作用のある一つの食品だけをとっていれば動脈硬化が防げるような印象を受けがちですが、抗酸化物質はそれぞれ異なった役割を担い、互いに協力し合って働いています。多くの食品から多種類の抗酸化物質をとって、活性酸素に対する守備を固めましょう。

食材が多いほど体脂肪も減らせる

多くの食材を使った栄養バランスのとれた食事は、代謝《たいしゃ》を活発にして体脂肪をつきにくくします。

ダイエットのために主食を極端に減らしたり、油抜きにすると、一時的に体重は減っても、リバウンドを起こしやすくなります。

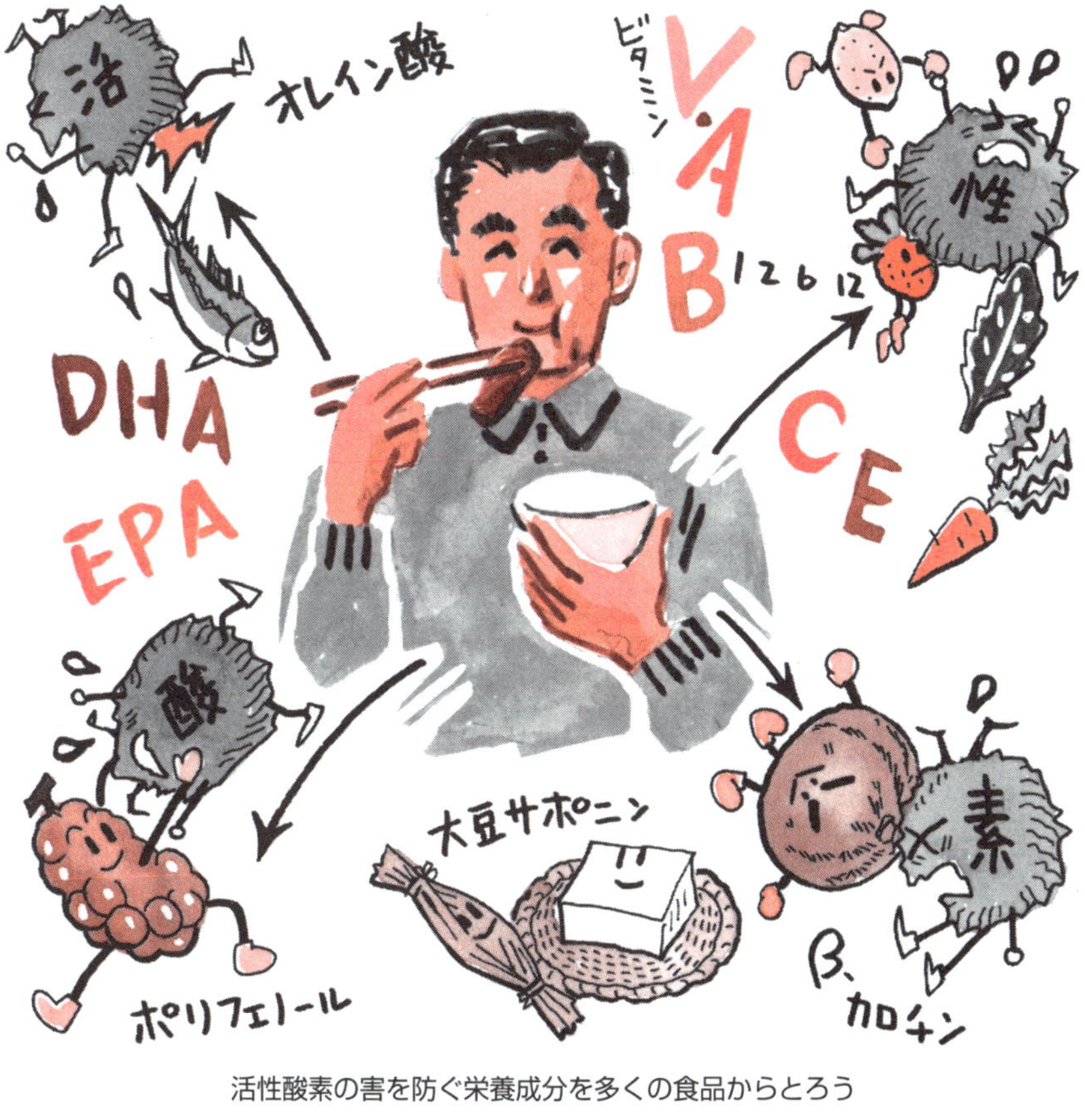

活性酸素の害を防ぐ栄養成分を多くの食品からとろう

太りやすい人は自分の代謝のタイプを知る

生活習慣病の温床となる肥満を解消するために食生活を改善しても、その効果は人によって違いがあります。それは、エネルギー代謝のタイプが違うからです。あなたは、どんな代謝のタイプでしょうか。

代謝のパターンは人によって異なる

同じ食べ物を同じように食べても、太る人と太らない人がいます。これは、もともとの体質が原因でエネルギー代《たい》謝《しゃ》が違うからです。

エネルギー代謝のよい人は比較的太りにくく、仮に太ったとしても、ダイエット効果が出やすい傾向があります。

代謝の悪い人は、見かけはやせていても内臓脂肪がたまりやすく、いったん太ると食事制限や運動療法をしてもなかなかやせません。

ダイエットが必要な太りすぎの人は、自分の代謝のタイプを知って、それに応じた食事や運動を心がけることが効率のよい減量につながります。

日本人の3人に1人は「倹約遺伝子」の持ち主

遺伝子の違いも、代謝に影響します。もっとも太りにくいのは「TT型」で、日本人の約3分の2はこのタイプです。残りは太りやすい「AT型」や、もっとも太りやすい「AA型」のエネルギー倹約型です。このタイプは、1日220キロカロリーほど「TT」型より消費エネルギーが少ないので飢饉《きが》には強いのですが、飽食の時代は裏目に出ます。

用語の意味

★「倹約遺伝子」とは?

肥満に関係する遺伝子は数多くありますが、日本人のβ3アドレナリン受容体の遺伝子のタイプを解析した東大医学部糖尿病・代謝内科講師の門脇孝先生らが、興味深い研究結果を示しています。

それによると、日本人の3割は太りやすい遺伝子を受け継いでおり、この数字は肥満が多いことで知られるピマ・インディアンに次いで世界で2番目に高い値だということです。

さらに、日本人は遺伝子のタイプからみて脂肪を倹約し、ため込みやすい民族であることも指摘しています。

代謝のよい人

やせの大食い型（オードリー・ヘップバーンタイプ）

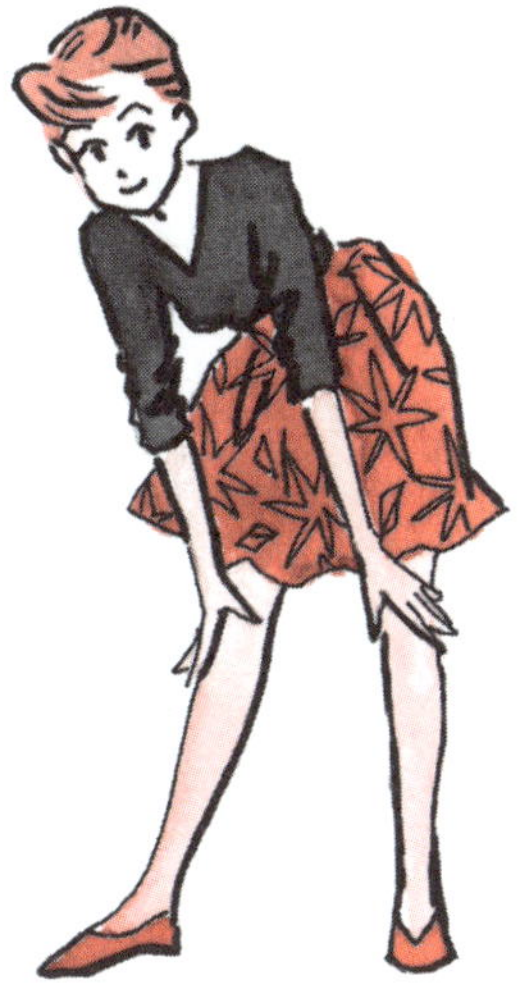

いくら食べても太らない人で、代謝が高く、多くのエネルギーを燃やすタイプ。ただし、若いときはよくても、基礎代謝が下がる中年期からは、従来どおり食べていると、肥満になるおそれがある

熱血マッチョマン型（ブルース・ウィリスタイプ）

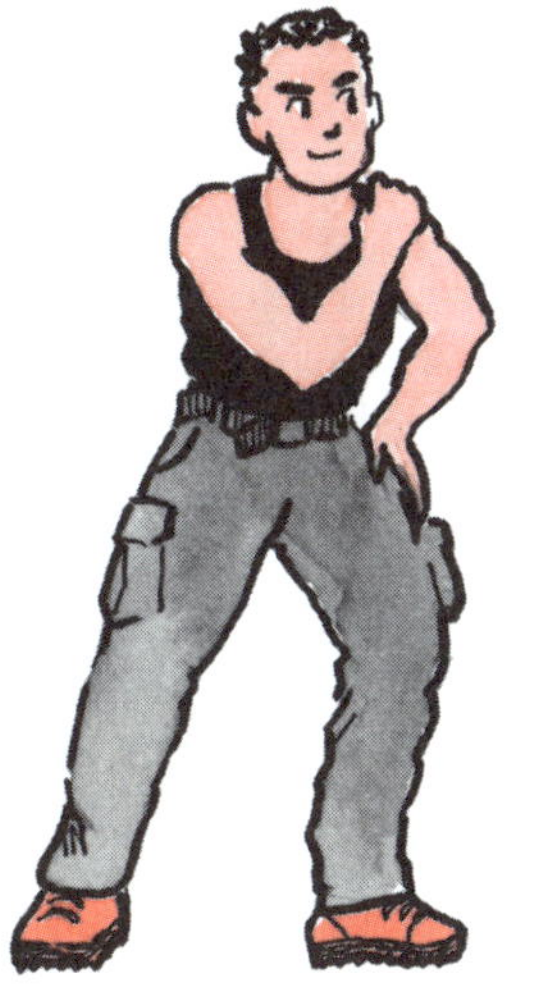

「食べなくてはやっていられない」というよく食べてよく動く人で、筋肉質のスポーツマンによく見られる。運動を続けている間はとったエネルギーがパワフルに回転するが、運動をやめて筋肉が落ちると肥満になりやすい

代謝の悪い人

慢性パワー不足型（コギャルタイプ）

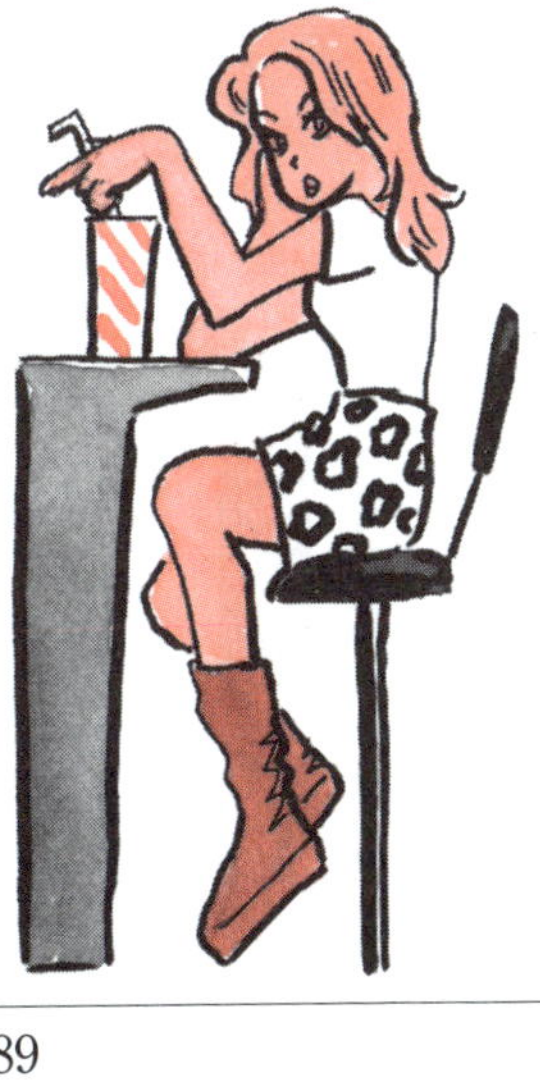

少食で運動も苦手なタイプ、体もきゃしゃで慢性パワー不足。一見やせているように見えるが、もともとの代謝が低いのに加えて摂取エネルギーが少ないから、太っていないだけである。案外、おなかが出ていたりする

ぽっちゃり脂肪貯蓄型（あんこ型力士タイプ）

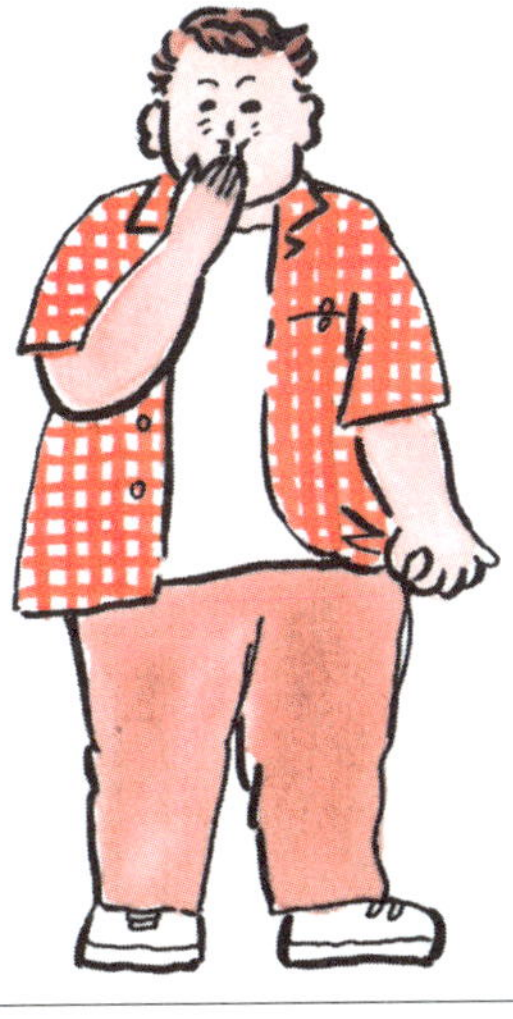

代謝が低いのに食べることが大好きなタイプ。余分に食べた分が確実に脂肪になり、しかもいったんためた脂肪はなかなか落ちない。ダイエットとリバウンドを繰り返す人の多くはこのタイプ

目的別にサプリメントを活用して体脂肪を燃やす

「サプリメント」は英語で「補う」という意味で、栄養補助剤や栄養補助食品を指します。サプリメントには、効果的に体脂肪を燃やすものもあります。肥満のタイプに合わせて選べば、ダイエット効果が高まります。

カロリー過多タイプには吸収を抑制する成分を

いつも大食いをしている人は、食事をコントロールすることができません。このタイプの肥満の場合は、食事では低エネルギーの炭水化物を多くして食物繊維を増やすことが大切です。つまり、消化されにくいものをとることで余分な栄養の吸収を抑制するのです。

補助的に使うサプリメントには、消化・吸収阻害サプリメントがあります。脂肪の吸収を抑制するものと炭水化物の吸収を抑えるものがあるので、食事の傾向に合わせて選びます。

ただし、サプリメントで吸収を抑制しても食べすぎれば効果はありません。また、まれに飲むと下痢をすることがあるので、その場合は中止します。

代謝不足タイプには代謝アップの成分を

代謝《たいしゃ》の低い人は、食べれば食べただけ太りますし、食べなくても脂肪がたまりやすいのが難点です。食事制限だけでは効果が現れにくいので、まず基礎代謝を上げることが先決です。代謝を高めるサプリメントや、脂肪の蓄積を抑えて燃焼を促す体脂肪異化促進タイプのサプリメントが効果的です。

最近の研究では

★筋肉を減らさずに脂肪だけ燃やす「トナリン」

「トナリン（異性化リノール酸）」は、脂肪の燃焼を促して蓄積を予防する体脂肪異化促進サプリメントです。筋肉を落とさずに脂肪だけを燃やすことから、大きな注目を浴びています。

トナリンにはそのほかにも、抗酸化作用や免疫を強化してがんを防ぐ作用があることがわかっています。

食事をコントロールし、代謝を低下させないための運動を実践する「ダイエットの基本」を守り、そのうえでトナリンを用いれば、十分な効果があります。

ストレス太りの人は精神安定作用のあるものを

ストレスによるやけ食いタイプには、食欲を抑制し、精神安定作用のあるハーブを成分としたサプリメントが有効です。

遺伝と栄養の偏りで肥満になっている人も

遺伝的体質に栄養の偏りが加わって肥満になっている人もいます。

すでに糖尿病や肥満に伴う高血圧がある人は、治療を優先させますが、病気ではなく、遺伝的体質で太りぎみだという人は、血糖値や血圧を正常にするサプリメントも有効です。

しかし、サプリメントはあくまでも補助剤であって薬ではありません。そのことを十分に心得て、上手に利用しましょう。

サプリメントの主な働き

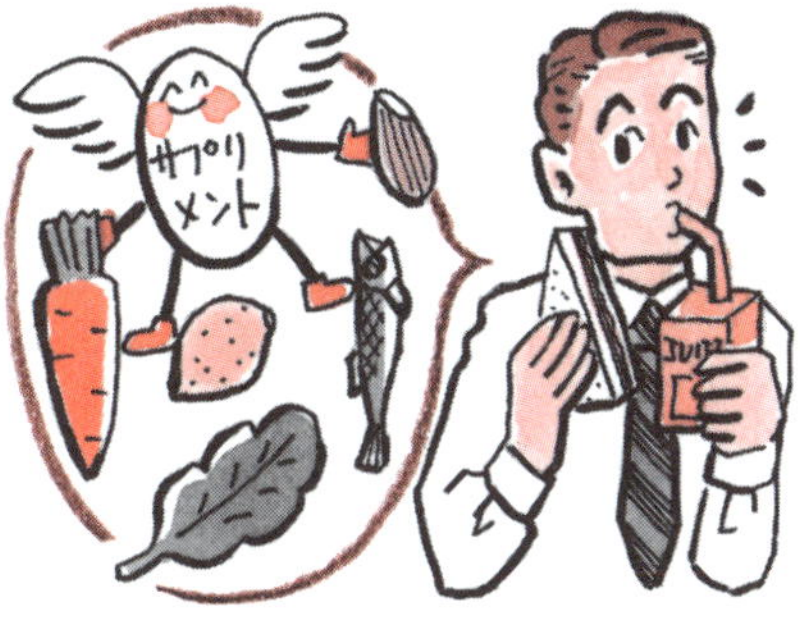

不足しがちな栄養を補助する（ビタミン、ミネラルなど）

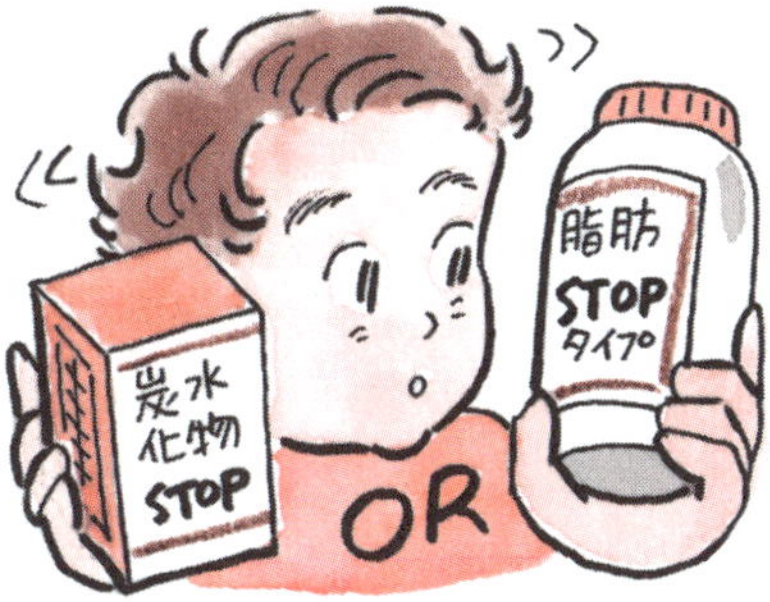

消化を調節したり吸収を阻害して、肥満を抑制する（食物繊維、キトサンなど）

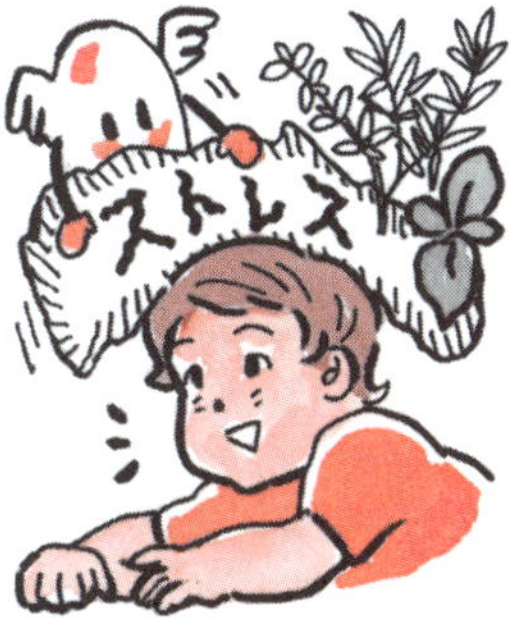

ストレスを緩和して食欲を調整する（ハーブなど）

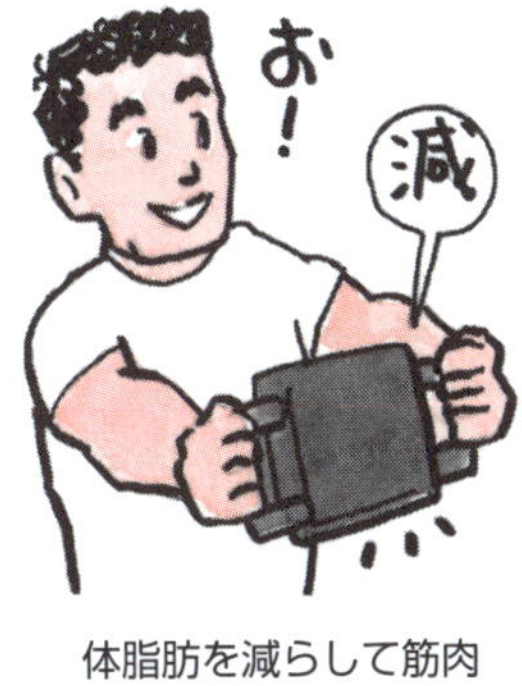

体脂肪を減らして筋肉を増強するトナリンなど

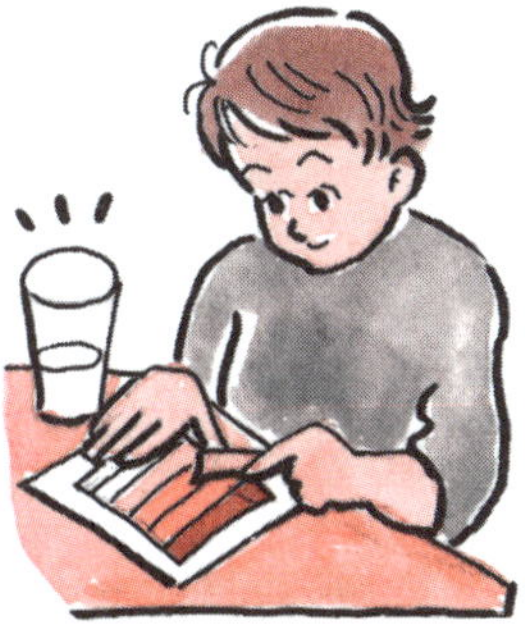
血糖値や血圧をコントロールする

章末コラム

健康寿命をサポートする その他の栄養素と微量成分

栄養素・微量成分	主な働き	主に含まれる食品
亜鉛	ミネラルの一種で酵素の必須元素。たんぱく質や炭水化物の代謝に関与したり、脳の機能を活発にする	かきなどの魚介類。肉類、ナッツ類、大豆加工品や根菜、いもなど
エルゴステリン	体内でビタミンDに変わる前駆物質（プロビタミンD）。カルシウムの吸収を助ける	しいたけなどのきのこ類、酵母など 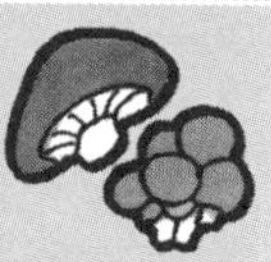
キチン・キトサン	甲殻類の殻などに含まれる難消化性多糖類の一種。コレステロールの吸収を阻害する	かに、えび、しゃこなど甲殻類の殻 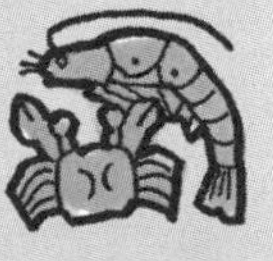
コラーゲン	動物の結合組織に多く含まれるたんぱく質の一種。皮膚、頭髪、目、骨などの老化を防ぐ	鶏手羽、鶏がら、豚足、牛すじ、魚の煮こごりなど 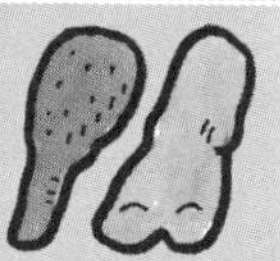
セレン	ミネラルの中の必須微量元素。抗酸化作用があり心筋梗塞や脳卒中を予防し、発がんを抑制する	魚介、肉類、小麦胚芽、玄米など 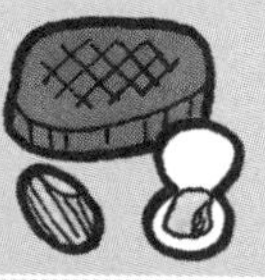
タウリン	アミノ酸の一種で、血圧を正常にコントロールしたり、血中総コレステロールを下げる	たこ、いかなどの軟体動物、貝、魚の血合いなど 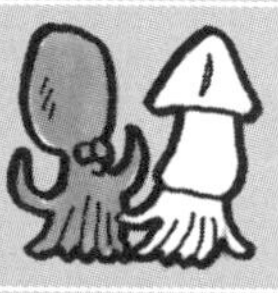
ナットウキナーゼ	納豆のネバネバに含まれる酵素で、血栓を溶かす作用がある	納豆 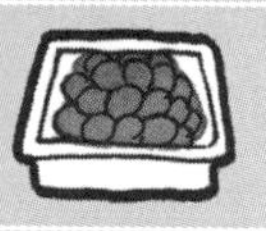
リコピン	カロチンの一種で、トマトの鮮やかな赤色に含まれる色素。活性酸素を除去する抗酸化物質	トマト 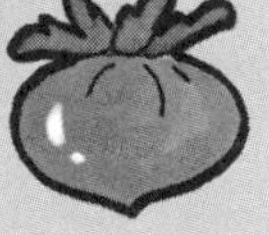

第4章

体によい食材の賢い選び方と調理のポイント

健康寿命をのばす食材選び　5つの基本

生活習慣病にならないためには、毎日の食事が肝心です。肥満や動脈硬化を防いで健康を維持するには、どんな食材選びを心がければよいのでしょうか。守りたい5つの基本を紹介します。

食材を選ぶときは、5つの基本を守る

❶ 主菜のたんぱく質は年齢に合わせて選ぶ

食材選びの基本は、栄養バランスがとれていることです。主食を中心に、たんぱく質がメインの主菜、野菜の副菜、汁ものという献立に、不足する食品の小鉢を加えた「一汁三菜」を心がけると、自然に栄養バランスがとれます。

さらに、主菜の食材は年齢や体調に応じて変えましょう。脂肪のとりすぎは、主に主菜の中身が原因です。子どもがロース肉なら大人はヒレ肉、若い人がトロなら中高年は赤身など、なるべく低脂肪のたんぱく質源を選びましょう。

❷「ばかり食」は控え、食材を使いこなす

夕食のメインはいつも肉、朝食は卵一辺倒など、似通った食材ばかりをとっていると栄養バランスが偏ります。また、食材が変わっても、揚げものや炒めものばかりだと脂肪をとりすぎる原因になります。

❸ 旬の食材を選ぶ

旬の食材は、新鮮で栄養価も高く、その季節に体が要求する成分を豊富に含んでいます。とくに野菜は、旬と旬

ひと口アドバイス

★見えない油に注意しよう

肉さえ控えればエネルギーをセーブできると思っていませんか。しかし、肉がメインではなくても、エネルギーをとりすぎている場合があります。

たとえば、チャーハンやカレー、スパゲティなど、糖質と油を使った料理は、かなり高エネルギーですし、味つけも濃くなりがちです。しかも、食べすぎを招きやすく、体脂肪を増やす原因になります。

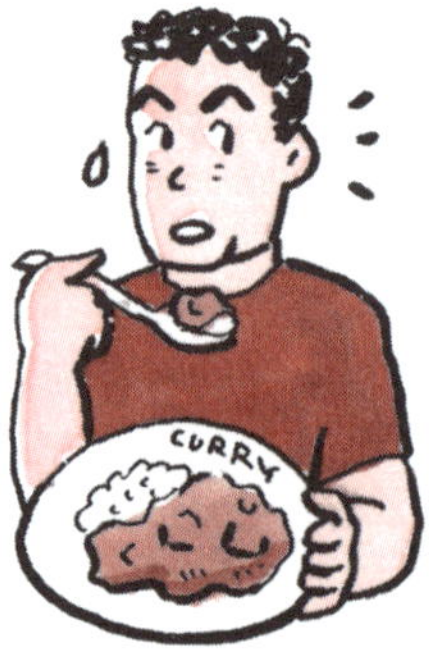

肉と魚の鮮度の見分け方

肉				魚	
牛　肉	豚　肉	鶏　肉	パッケージに入った肉	一尾魚	切り身
つやがある、鮮やかな紅色をしている ＊切りたての肉は切り口がやや黒ずんでいるが、空気に触れると鮮紅色に	淡いやや灰色がかった色でつやがあり、ももなど筋肉の部位は比較的きめが粗く、肉色は赤みの強い濃いピンク色	ピンク系の肉色でつやがある ＊鮮度が落ちるにつれ、色が鈍くなり黄色みを帯びる	ドリップといって汁が流れ出ているものは、鮮度が落ちている 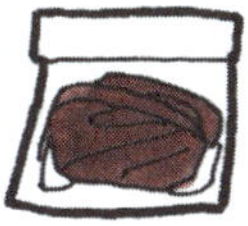	目が澄んでいる、ウロコが落ちていない、えらが鮮やかな赤色 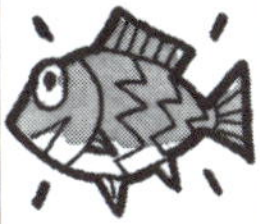	身に弾力性とつやがある、魚特有の色をしている 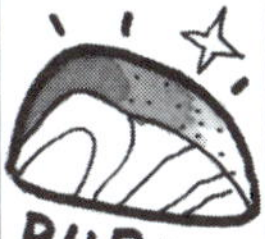

以外のものとではビタミンの含有量に大きな差があります。

❹鮮度で選び、正しく保存する

新鮮な食材を選ぶには、回転が早く、売れ残りのない店で購入するのがいちばんです。

また、保存法が悪いとたちまち栄養価が落ちてしまいます。食材は、できるだけ必要な量をそのつど購入し、冷蔵保存してなるべく早く使いきりましょう。冷凍保存したものも、できるだけ早く使いきります。

❺不足しがちな野菜・海藻類は常備して使いこなす

野菜や海藻類は、不足しがちなビタミン、ミネラル、食物繊維の供給源です。つねに数種類を冷蔵保存して、組み合わせや調理法を変えながら毎食たっぷりとるようにしましょう。緑黄色野菜と淡色野菜合わせて、両手に山盛り1杯（350グラム）が1日の目安です。

ハウス栽培によるビタミンCの比較

トマト	きゅうり	レタス	キャベツ	ピーマン
	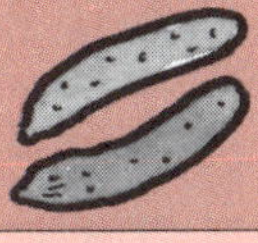	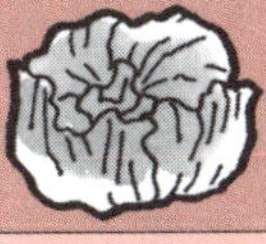	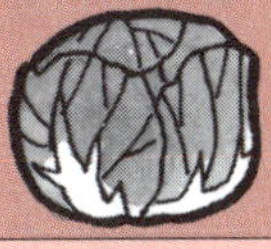	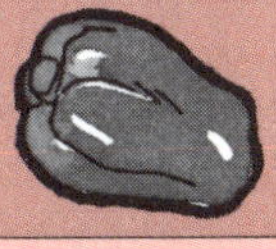
露地（7月） 100%	露地（7月） 100%	露地（8月） 100%	露地（8月） 100%	露地（7月） 100%
ハウス（1月） 70%	ハウス（1月） 40%	ハウス（2月） 50%	ハウス（2月） 128%	ハウス（1月） 122%

肉類の部位別エネルギーの違いを知る

肉は良質のたんぱく質源ですから、必要以上に敬遠するのは好ましくありません。ただ、部位によっては脂肪が多く含まれています。部位別のエネルギーの違いを知っておきましょう。

豚肉や牛肉は、赤身やヒレが低エネルギー

ロース肉やバラ肉、牛のサーロインなどは、軟らかくて調理しやすいのですが、脂肪が多く高エネルギーです。

一方、脂のないもも肉など赤身肉やヒレ肉は、低エネルギーです。ただし、揚げものにすれば余分な油をプラスすることになり、低エネルギーの部位を選んだ意味がありません。

もっとも低エネルギーなのは、鶏のささ身

鶏のささ身は、脂肪分が0・5（若鶏）〜0・7（成鶏）％で、肉類の中でも群を抜く低エネルギー食品です。しかも、たんぱく質の含有量は肉類で最高です。酒蒸しなど油脂を使わない調理法で食べれば、良質のたんぱく質を低エネルギーでとることができます。

鶏のもも肉や胸肉は、皮と黄色い脂肪を取り除くことで、かなり脂肪を落とせます。おっくうがらずに脂肪を取り除いて、エネルギーオーバーを防ぎましょう。

霜降り肉のエネルギーはヒレ肉の1・5倍

和牛のサーロイン（脂身つき）は100

参考知識

★脳卒中が減った背景には肉の摂取が増えたことも

戦後、日本人の死因の第1位を占めてきた脳血管疾患《しっかん》は、昭和40年をピークに急激に低下しました。

その背景として、塩分の摂取を控える食生活指導が功を奏したという見解がありますが、一方で、昭和40年以降、肉の摂取量が著しく伸びていることはあまり知られていません。1日1人当たりの肉の摂取量は、昭和25年の8・4グラムから、40年には29・5グラム、45年には42・5グラム、50年には64・2グラムと増えています。

肉の持つ良質のたんぱく質が血管の強化を促したことも、明らかな事実なのです。

グラムで364キロカロリー、同じくバラ肉は317キロカロリーと、ヒレ肉（232キロカロリー）の1・5倍も高エネルギーです。

どうしても霜降り肉を食べないと満足できない人は、月に1回程度にして、量を控えめにしましょう。

レバーはプリン体やコレステロールが多い

レバー100グラム中のエネルギーは、牛レバー132キロカロリー、豚レバー128キロカロリー、鶏レバー207キロカロリーで、極端に高くはありません。

しかし、問題はコレステロールの含有量が他の食肉の約5倍と高く、高尿酸血症（痛風《つうふう》）の原因となるプリン体を多く含んでいることです。高脂血症や高尿酸血症を指摘されている人は、控えるようにしましょう。

なお、レバー以外の内臓の部位では、タン（舌）も高エネルギーです。

肉の部位別エネルギーの比較

部位	エネルギー (kcal/100g)	脂質 (g)
鶏肉（若鶏）		
手羽	221	15.8
胸皮なし	120	2.4
もも皮なし	146	7.4
ささ身	105	0.5
牛肉（和牛）		
肩脂身つき	233	16.4
肩ロース脂身つき	328	27.5
サーロイン脂身つき	364	31.0
ばら脂身つき	317	26.4
もも脂身なし	143	22.3
ヒレ	232	15.7
豚肉（大型種）		
肩脂身つき	217	15.1
肩ロース脂身つき	283	22.6
ロース脂身つき	314	25.7
ばら脂身つき	417	38.3
もも脂身なし	126	3.5
ヒレ	137	4.5

資料：「四訂食品成分表2000」

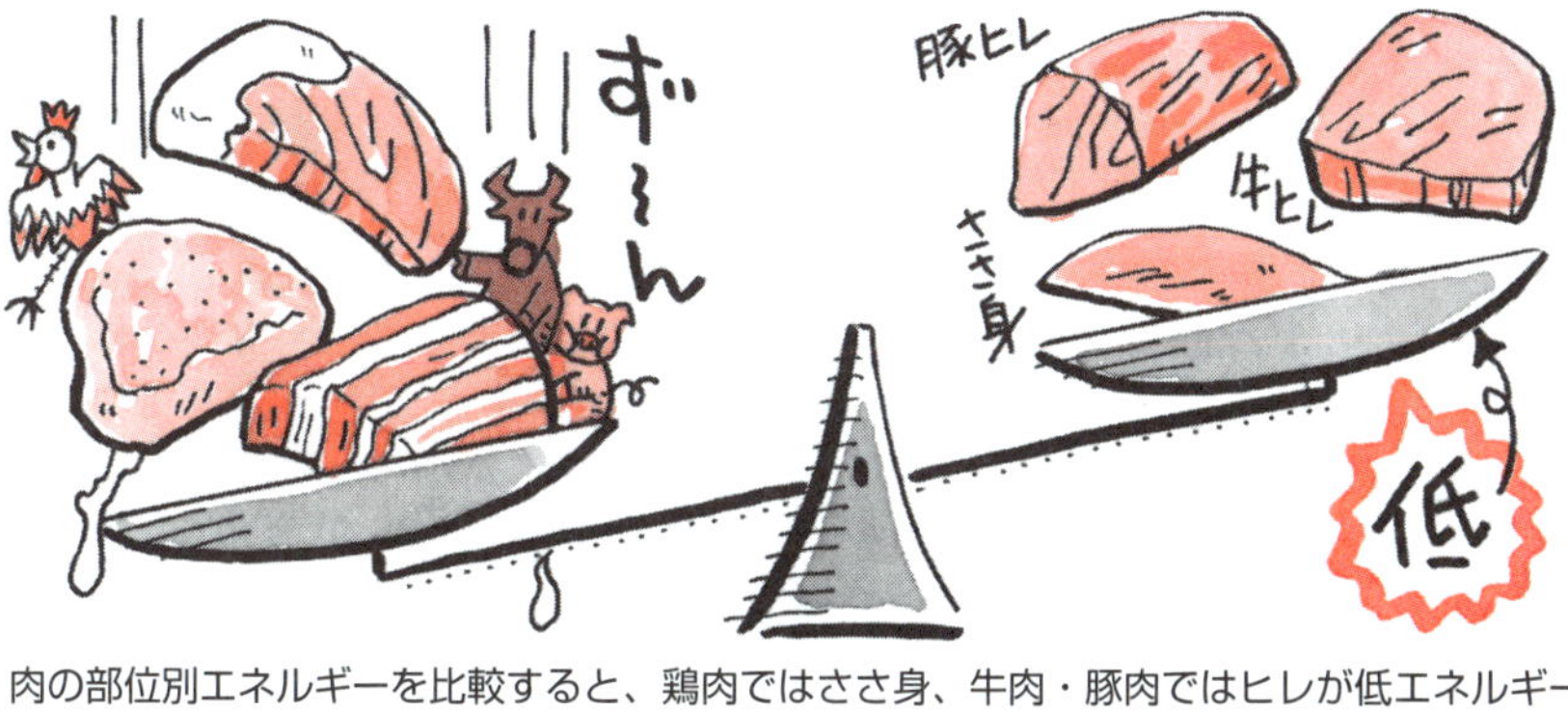

肉の部位別エネルギーを比較すると、鶏肉ではささ身、牛肉・豚肉ではヒレが低エネルギー

脂肪をとりすぎないための肉料理のポイント

肉はアミノ酸バランスのとれた良質のたんぱく質源ですが、脂質が多く高エネルギーです。余分な脂肪をとらないようにする食べ方で、たんぱく質を効率よくとることが望まれます。もちろん、食べすぎは禁物です。

肉を揚げものにすると確実にエネルギーオーバーに

もともと脂肪の多い肉を、カツやフライ、てんぷらなどの揚げものにすると、さらに脂肪を追加することになります。とくに、衣を厚くするほどエネルギーは高くなります。

揚げものは多くても週1回程度にして、素揚げやから揚げなど、吸油率の低い調理法を心がけましょう。

また、脂身の多い部位は避け、あらかじめ脂身を取り除いて調理することも大切です。脂のうま味は落ちますが、動物性脂肪のとりすぎによる動脈硬化のリスクは確実に減らせます。

蒸し調理、ゆで調理で余分な脂を抜く

蒸し調理やゆで調理は、余分な脂を出す効果的な調理法です。

鶏肉や豚肉などは、いったんゆでてそのまま冷ますと、上に脂が固まってきます。それを取り除いてたんぱく質の豊富な部分だけをとれば、エネルギー摂取量をかなり抑えられます。

網焼きで脂を落とす方法も効果的

余分な脂を落とすには、網焼きも効

参考知識

★長寿県沖縄に学ぶ豚肉料理

沖縄では、豚を余すところなく食べ尽くします。「泣き声のほかはすべて食べる」といわれるほどで、顔、豚足、豚耳、腸なども、特有の調理法で食します。

しかし、豚脂をそのままとるわけではありません。長時間かけてゆでて脂を抜き、余分な脂肪分をカットしています。

沖縄に健康長寿の人が多い理由は、その他の食生活や風土気候などいろいろな要素が考えられますが、動物性たんぱく質や脂質を減らす伝統的な食習慣も、大きく寄与しているといってよいでしょう。

果的です。加熱によって溶けた脂肪は、網の下に落ちますし、焼きたてを食べれば脂肪が少なくてもおいしく食べられます。

家庭では網焼きをしにくいときは、樹脂加工のフライパンなどで油をひかずに調理すれば、脂肪の過剰摂取はかなり抑えられます。

ワインやビネガーで肉のうま味を補う

煮込み料理に使う肉も、いったんゆでこぼして余分な脂を抜くとよいのですが、うま味が落ちてしまうのは否めません。

そこで、料理酒の味わいをプラスしましょう。洋風煮込みならワインを、和風料理には日本酒をプラスすると、脂を抜いた肉でも軟らかく、おいしく食べられます。ビネガー（酢）に漬けても、新しいうま味が生まれます。

調理法によって、エネルギー量はこんなに変わる

〈余分な脂肪や皮をカットすると〉

豚ロース（110g）

カット前	カット後	減少率
344kcal	192kcal	44％

輸入牛サーロイン（170g）

カット前	カット後	減少率
445kcal	213kcal	52％

鶏もも肉（250g）

カット前	カット後	減少率
528kcal	284kcal	46％

〈ブロック肉のゆで調理後のエネルギー変化〉

豚　肉

もも	26％減少
ロース	28％減少
肩ロース	10％減少
バラ	11％減少

牛　肉

もも	6％減少
肩	25％減少
肩ロース	24％減少
サーロイン	13％減少
バラ	4％減少

〈網焼きとフライパン焼きのエネルギー変化の比較〉

肉の種類	網焼き	フライパン焼き
豚ロース肉厚切り	25％減少	7％減少
豚ばら肉薄切り	34％減少	12％減少
牛肩ロース厚切り	7％減少	変化なし
牛肩ロース薄切り	11％減少	10％減少

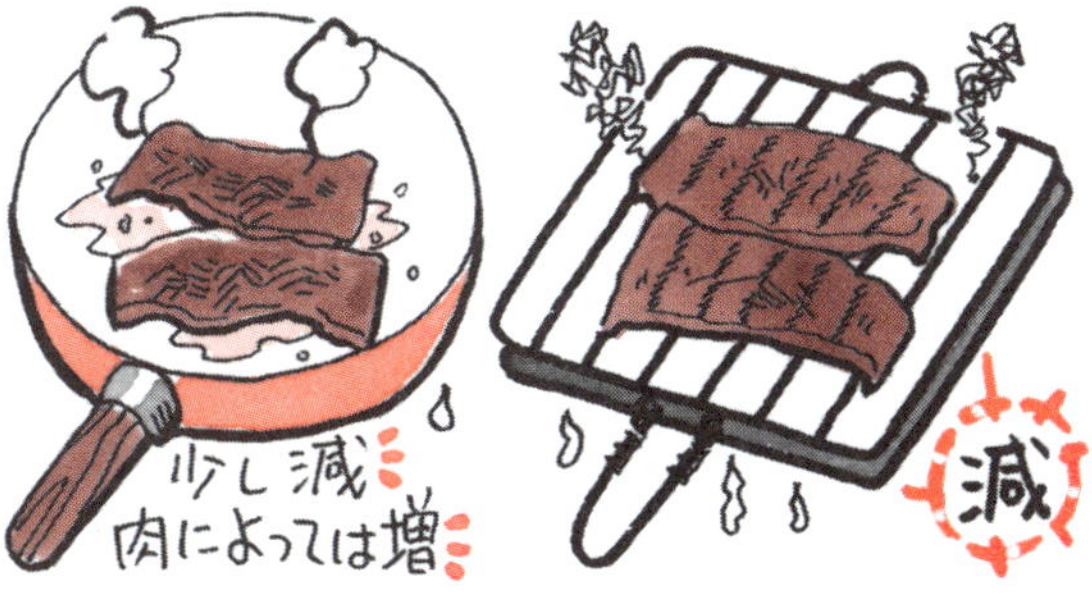

魚はEPAやDHAを多く含み、低脂肪で高たんぱく

魚は肉と並ぶたんぱく質源です。しかも、魚の脂には肉の脂と異なる老化予防の成分が含まれています。魚ごとの栄養成分の特徴を知り、成分を生かす食べ方をしましょう。

注目のEPAやDHAは煮汁ごとむだなくとる

魚の脂には、ＥＰＡ（エイコサペンタエン酸）やＤＨＡ（ドコサヘキサエン酸）という血液をサラサラにする抗酸化物質が含まれています。

これらの成分は、網焼きにすると一部は脂といっしょに落ちてしまい、煮魚にすると煮汁に成分が溶け出します。薄味の煮つけにして煮汁ごと食べたり、片栗粉で煮汁にとろみをつけ、からめて食べるとよいでしょう。

まぐろのトロや目の後ろの脂肪にもＥＰＡやＤＨＡが豊富に含まれていますが、高エネルギーなので常食するのはおすすめできません。

さんまのワタなどの内臓は、〝魚通〟にはこたえられませんが、プリン体も多く含まれています。動脈硬化や高尿酸血症が心配な人は控えましょう。

さけのサーモンピンクにも抗酸化物質が含まれている

さけにはＥＰＡもたっぷり含まれていますが、それ以外にさけの身特有の淡いサーモンピンクの色素にも注目の抗酸化物質が含まれています。

さけの身の赤い色素は、たんぱく質に含まれるアスタキサンチンというカ

ひと口アドバイス

★切り身魚は、腹身より背身を

ぶりやはまちの切り身は、腹身と背身に分けて売られていることがあります。

腹身は脂肪が多く、ＥＰＡやＤＨＡも豊富ですが、高エネルギーです。中高年期の人は、背身を選びましょう。

背身には鉄分の豊富な血合いもついているので、鉄欠乏性貧血の予防にも効果的です。

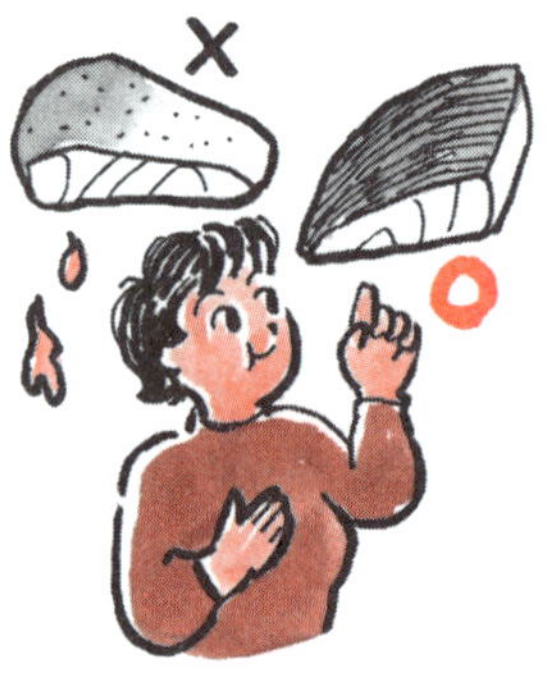

ロチノイドの一種です。アスタキサンチンにはリン脂質の合成を抑制する作用があることから、活性酸素の害を防ぐ効果が期待できます。

低脂肪で高たんぱくの白身魚も活用する

かれいやひらめ、たい、たらなどの白身魚は、青背の魚ほどEPAやDHAは多くありませんが、良質のたんぱく質源です。しかも、エネルギー量が低く、たとえば、たら100グラム当たりのエネルギー量（70キロカロリー）は、同量のさんま（240キロカロリー）の3分の1程度です。

エネルギーオーバーが心配な人は、青背の魚だけでなく、白身魚も意識してとりましょう。白身魚は味にくせがなく、魚を好まない人でも食べやすいうえ消化もよいので、胃腸に負担をかけません。

ＥＰＡ・ＤＨＡを余さずにとる調理のコツ

〈刺し身でとる〉

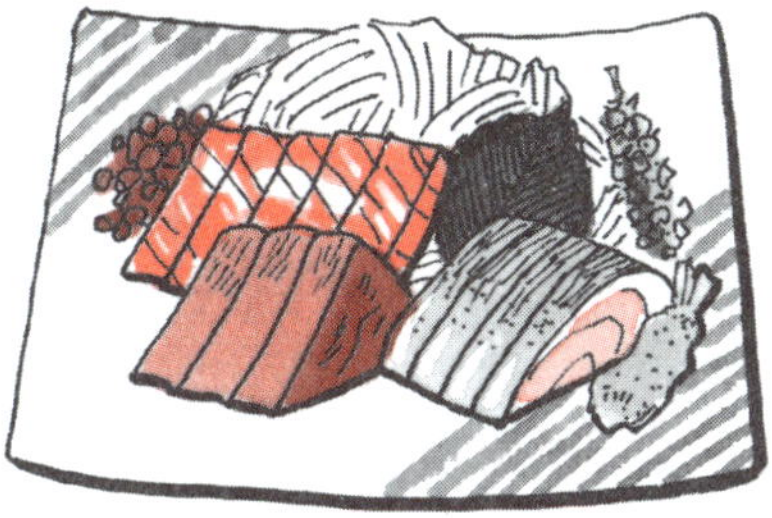

少量でも成分が有効にとれる。新鮮な青背の魚は酢じめにしてもよい

〈網焼きよりフライパン焼きで〉

樹脂加工のフライパンを使い、焦げつかせないように注意しながら焼く。網焼きに比べて成分の損失が少ない

〈煮魚は煮汁にとろみをつける〉

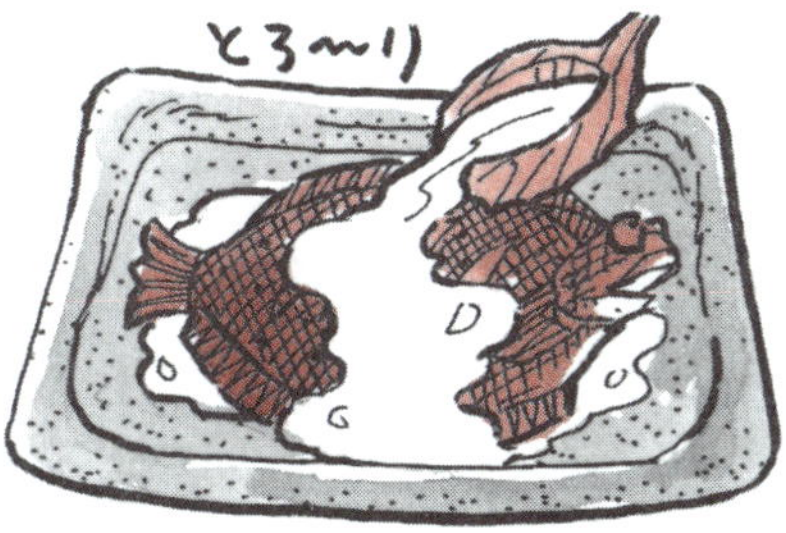

煮汁にとろみをつけて「あんかけ風」にすれば、魚の成分を残さずにとれる

〈野菜を敷いて蒸し焼きに〉

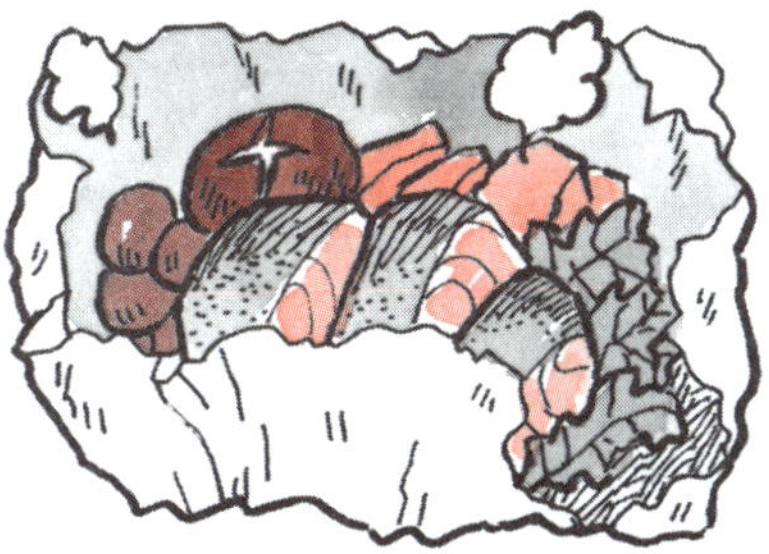

流れ出た成分を野菜が吸収するので、効率よくＥＰＡやＤＨＡがとれる

大豆製品に含まれる成分は、動脈硬化の予防に効果的

豆腐は良質のたんぱく質源であり、動脈硬化を予防する成分を複合的に含んでいます。また、納豆に含まれるナットウキナーゼには、血栓を溶かす作用があります。上手な食べ方をして効果を生かしましょう。

油揚げや厚揚げは油抜きをしてから利用する

豆腐は、肉類と違って余分な油を含んでいません。しかし、豆腐の加工品である油揚げや厚揚げ、がんもどきなどは、揚げ調理してある分だけエネルギーも高く、また市販品はどんな油を使っているかもわかりません。

料理に使う場合は、熱湯で油抜きをしてから使いましょう。

納豆は朝食べるよりも夜食べたほうがよい

関東では、納豆は朝食のおかずの定番ですが、血液をサラサラにして血栓を防ぐナットウキナーゼの効果を生かすには、夕食で食べることをおすすめします。

脳梗塞《こうそく》や脳卒中は、明け方に起こることが多く、これは夜間の水分不足が血液の粘性を高めることにも原因があるとされています。納豆を夜に食べれば、夜の間に血液をサラサラにしてくれるのです。

豆乳はカルシウムが少なく牛乳の代わりにはならない

豆乳は大豆を煮つぶした後にできますが、その豆乳をにがり（凝固剤）で

ひとロアドバイス

★納豆に含まれるビタミンKには、こんな働きがある

ビタミンKは、脳卒中を予防するビタミンとして注目されていますが、納豆から効果的にとれることがわかっています。

最近は、においのない納豆など、納豆を食べる食習慣のない地方の人たちにも食べやすい商品が出回っているので、できるだけ食べるようにしましょう。

ただし、「塩辛納豆」の別名がある「寺納豆」には塩分が多いものもあるので、とりすぎには注意が必要です。

固めたのが豆腐です。

豆腐には、意外にもカルシウムが多く含まれます。木綿豆腐100グラムには120mgのカルシウムが含まれていますが、これは同量の牛乳（100グラム中のカルシウム含有量は100mg）を上回るカルシウム量です。ただし、乳製品に含まれるカルシウムに比べて、吸収効率は半分以下です。

さらに、豆乳に含まれるカルシウムは100グラム中15〜31mg（調整豆乳）と、牛乳にははるかに及びません。

牛乳をとると乳脂肪もとりすぎてしまうのではないかと考えて、豆乳を飲む人も多いようですが、カルシウム源としての豆乳効果は、さほど期待できません。

豆乳と牛乳は「別もの」だということも知っておきましょう。

むしろ、凍り豆腐などは、少量でも有効なカルシウム源になります。

大豆製品はこのようにとろう

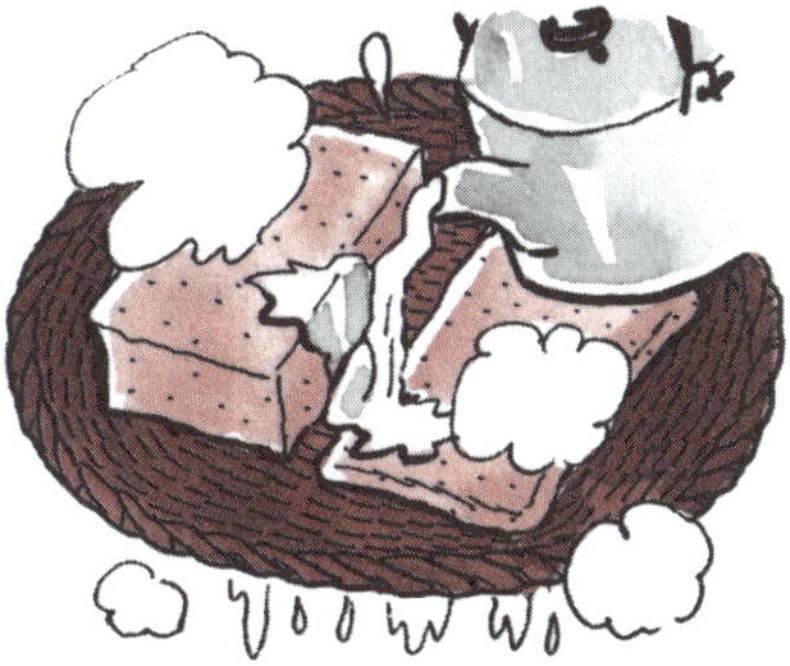
油揚げや厚揚げは油抜きをする

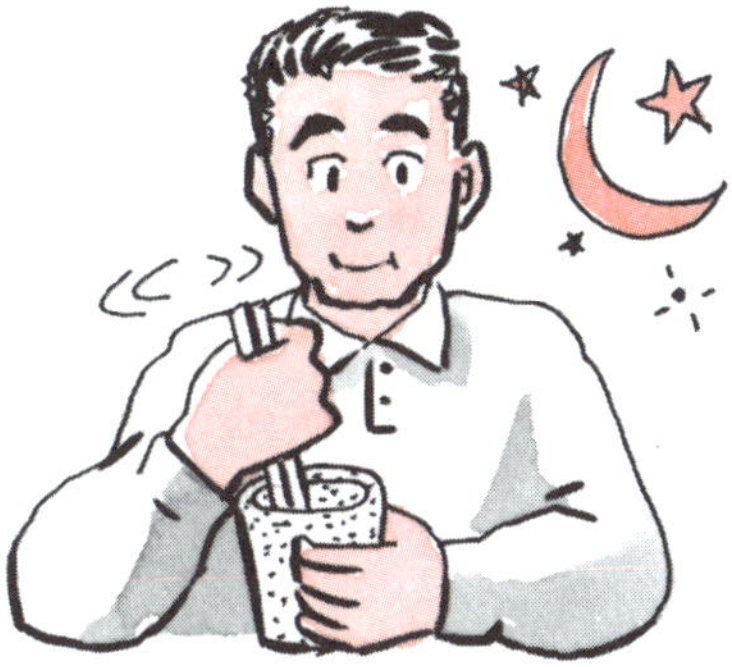
納豆は朝食より夕食で

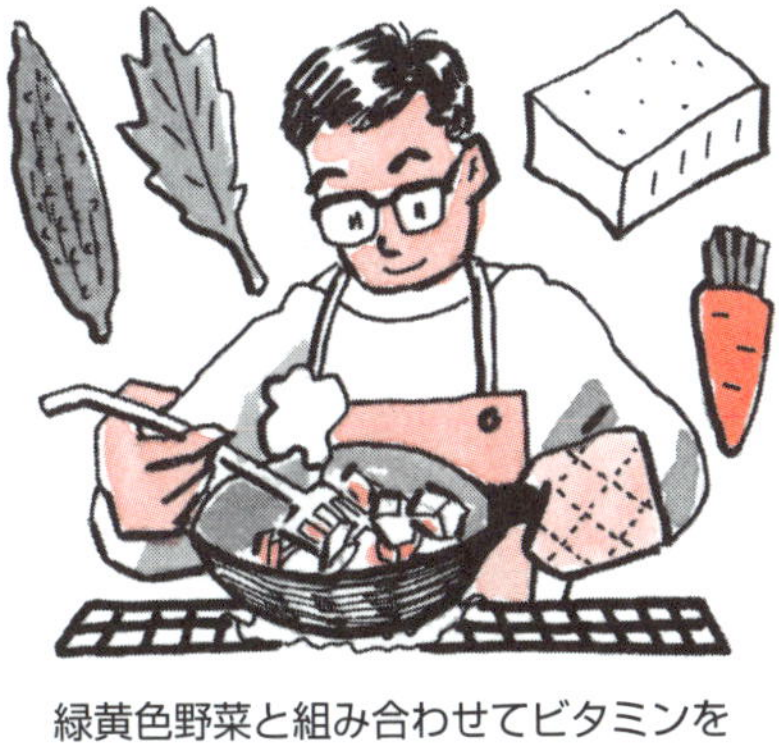
緑黄色野菜と組み合わせてビタミンを補う

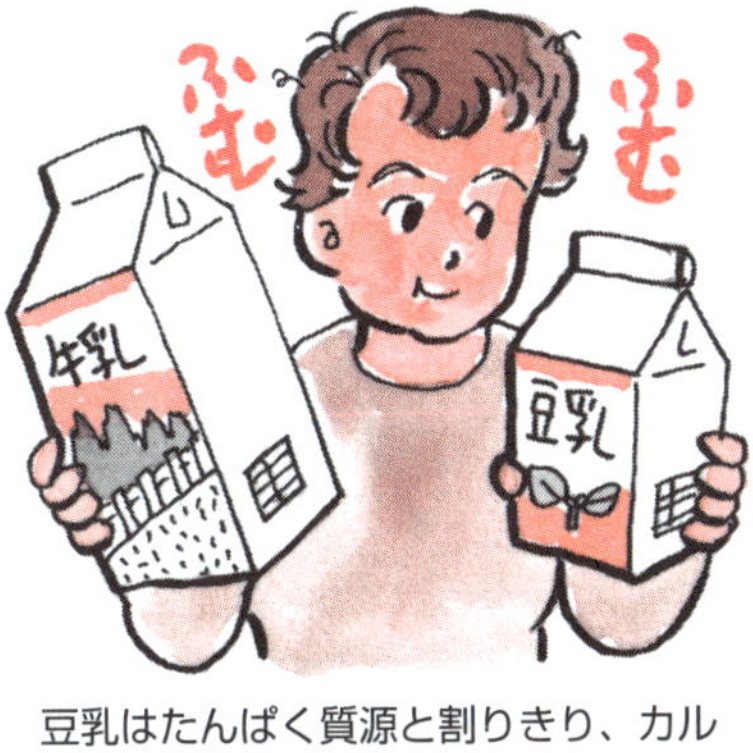

豆乳はたんぱく質源と割りきり、カルシウムは乳製品でとる

野菜は最低1日350グラム、緑黄色野菜は120グラム以上を

野菜には、動脈硬化を予防するビタミンやミネラル、食物繊維などが多く含まれています。とくに、緑黄色野菜には抗酸化物質が多く、たっぷりとりたいものです。手軽にとるコツをマスターして、毎食食卓にのせましょう。

野菜ジュースではカバーできない

緑黄色野菜は、可食部100グラム当たり、β‐カロチンを600μg（マイクログラム）以上含む野菜と、それ以下でもカロチンや他のビタミン・ミネラルを多く含む野菜をいいます。

β‐カロチンは体内でビタミンAに変わる物質で、緑黄色野菜は最低でも1日に120グラム以上とることが大切です。それは、緑黄色野菜の持つβ‐カロチンや食物繊維などが生活習慣病の予防に欠かせないからです。

食物繊維の供給源として野菜ジュースを利用する人もいますが、食物繊維は4割程度減っているものと考えてください。水溶性食物繊維は野菜ジュースでもとれますが、不溶性食物繊維は減少しますので、効果は期待できません。

したがって、野菜ジュースは外食の野菜不足の補助として、また〝野菜嫌い〟を克服する手段として活用する程度にし、野菜からとるのが理想的です。

手軽なみそ汁や鍋もので複数の野菜をとる

忙しい朝やひとり暮らしでも、野菜を手軽にとる方法があります。それは

参考知識

★「ビタミンA効力」の高い野菜

「ビタミンA効力」とは、体内でビタミンAとして働く力を指し、IU（Internatinal Unit＝国際単位）で評価されます。

主な緑黄色野菜のIUベストテン（生、可食部100グラム中のビタミンA効力）は次のとおりです。

1 モロヘイヤ……5600
2 青しそ……4800
3 パセリ……4200
4 にんじん……4100
5 葉とうがらし・ほうれんそう……2900
6 ようさい……2400
7 あしたば……2100
8 つるむらさき……2000
9 春菊……1900
10 小松菜・つるな・

みそ汁やスープの具としてどっさり入れたり、寄せ鍋風に煮込むことです。

小松菜やみつ葉、さやえんどうなどは下ゆでする必要がなく、鍋に直接入れて煮ることができますし、鍋料理なら下ごしらえの手間だけですみます。

電子レンジや冷凍で簡単調理のコツを覚える

電子レンジやオーブンも上手に使いこなしましょう。かぼちゃやブロッコリーは少量の水をふりかけて電子レンジで加熱すれば、簡単に軟らかくなります。また、アルミはくに野菜と肉や魚を包み、オーブンでホイル焼きにすると、風呂に入っている間に調理できます。

水分の少ない緑黄色野菜は、ゆでて冷凍保存しておくことも可能です。簡単調理で野菜不足を解消しましょう。

にら……………1800

★緑黄色野菜120グラムの量は?
●にんじん輪切り2㎝…約20g
●かぼちゃ1㎝厚さのくし形切り……約20g
●トマト小1/2個……約40g
●さやいんげん2～3本…約5g
●ほうれんそう1株…約15g
●ピーマン1/2個……約20g

緑黄色野菜がたっぷりとれる調理法

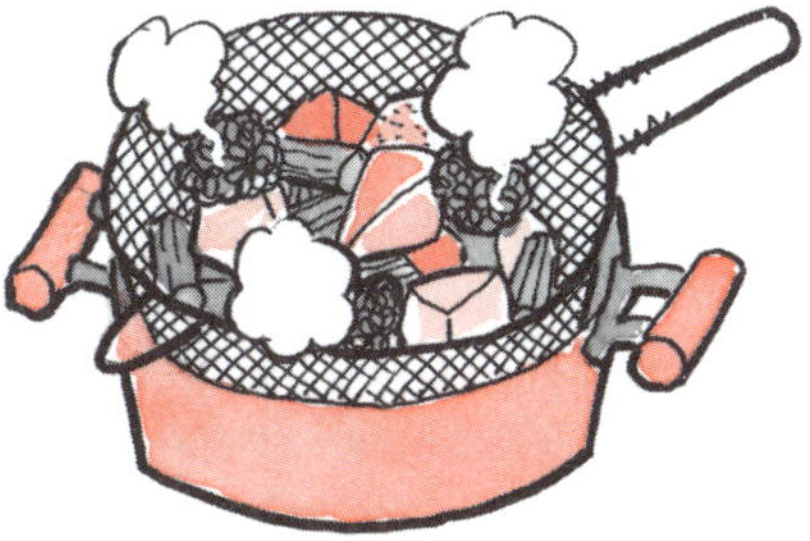
ゆでてカサを減らしてたくさんとる

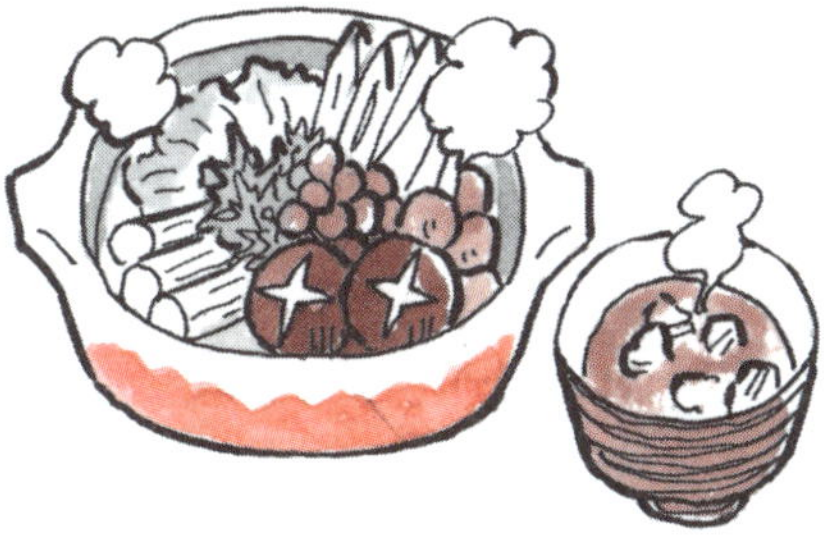
汁ものや鍋ものに複数の野菜を入れる

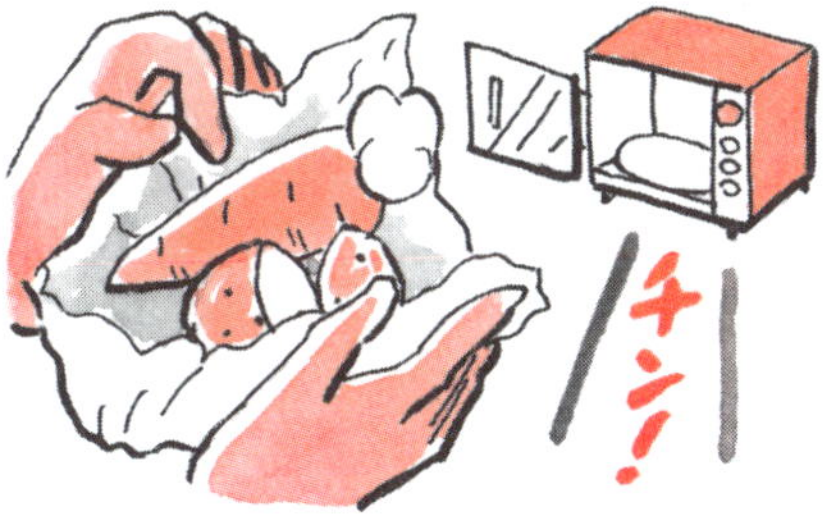

電子レンジ加熱で手間を省く

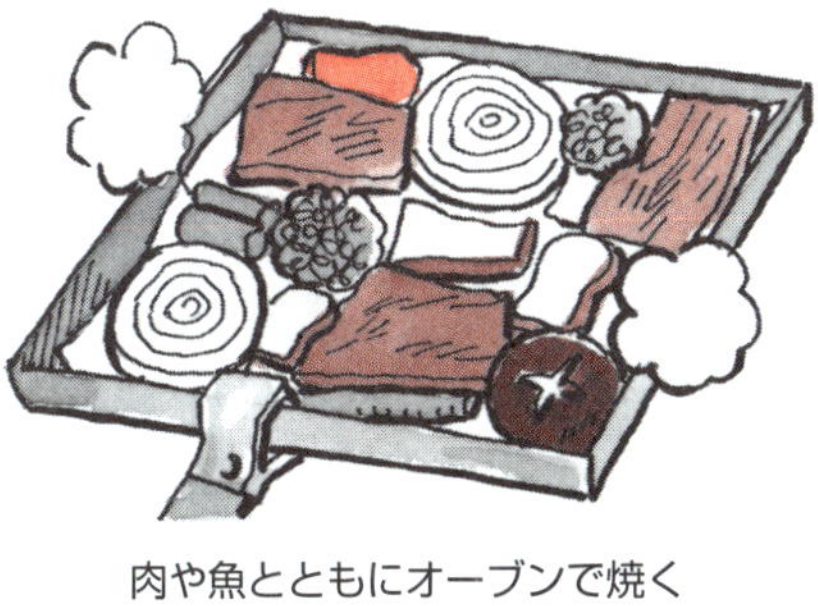
肉や魚とともにオーブンで焼く

淡色野菜は1日230グラムを目安にしてとる

淡色野菜は、主にビタミンCの供給源になります。果物と違って糖質が少ないので、低エネルギーでビタミンCがとれます。生で食べるとビタミンCの損失は少ないのですが、食物繊維源としての食べ方も尊重しましょう。

生野菜はかみごたえがあり、満腹感が得られる

淡色野菜は、キャベツや玉ねぎ、きゅうりやレタスなど、色の淡い野菜の総称です。生で食べられるサラダ向きの野菜も多く、肥満ぎみの人には食事のカサを増やして満腹感を与えてくれます。

コース料理風に、先にサラダを食べると一時的に空腹感が満たされ、その後の主菜や主食のとりすぎが防げます。また、ビタミンCは加熱調理をすると損失しやすいのですが、サラダでとると効率よく摂取できます。

ドレッシングの油をなるべく少なくする

生野菜は低エネルギーですが、注意しなくてはならないのは、サラダのドレッシングに含まれる油脂です。

ドレッシングをかけても、下に流れ落ちるので油脂のとりすぎにはならないと思っている人もいるようですが、油脂は野菜の表面にまつわりついて口に入ります。余分なエネルギーをとらないためには、油の量を減らした手作りドレッシングであえるか、ノンオイルドレッシングを利用しましょう。

ただし、市販のノンオイルドレッシ

参考知識

★淡色野菜の重量の目安

どんな組み合わせ方をすれば1日230グラムが無理なくとれるのか、野菜別のおおよその重量を知っておきましょう。

- 白菜の外葉1枚……約100g
- キャベツの外葉1枚…約50g
- きゅうり大1本……約150g
- なす中サイズ1個……約80g
- ねぎ10cm……約25g
- 大根10cm……約300g
- 玉ねぎ1個……約200g

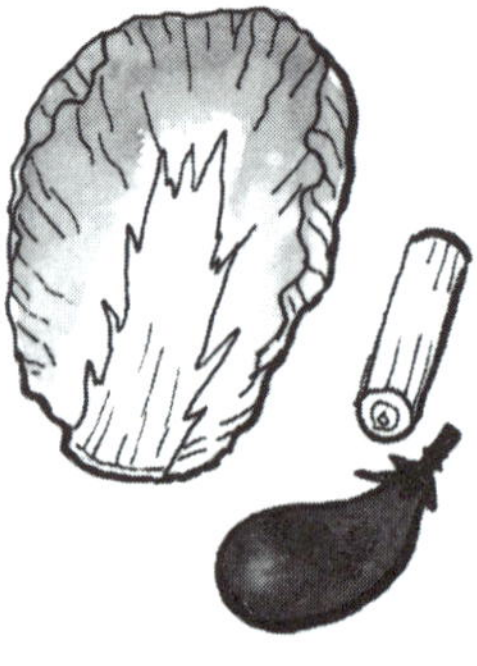

ングはかなり糖分が多いので、量は控えめにします。

青じそや刻みパセリなどを加えると、風味がきいて少量のノンオイルドレッシングでもおいしく食べられます。

水さらしや加熱時間を短くする

淡色野菜に含まれるビタミンC、ビタミンB群、カリウムなどは、すべて水溶性です。サラダ野菜をパリッとさせるために水にさらすと、切り口からこれらの成分が失われてしまいます。水さらしはしないか、さらしてもごく短時間にしましょう。

また、加熱するとビタミンCはこわれてしまいます。加熱時間を短くして、野菜の歯ごたえを残して調理します。淡色野菜の1日摂取量の目安は230グラム以上です。旬の野菜を組み合わせてとりましょう。

淡色野菜のビタミンCを低エネルギーのままとるには

〈ノンオイルドレッシングで〉

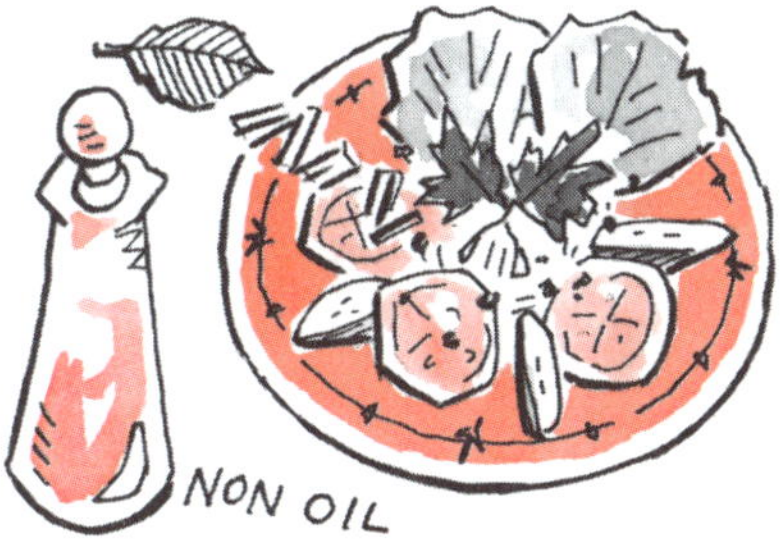

サラダはノンオイルドレッシングで食べると低エネルギー

〈酢のものにする〉

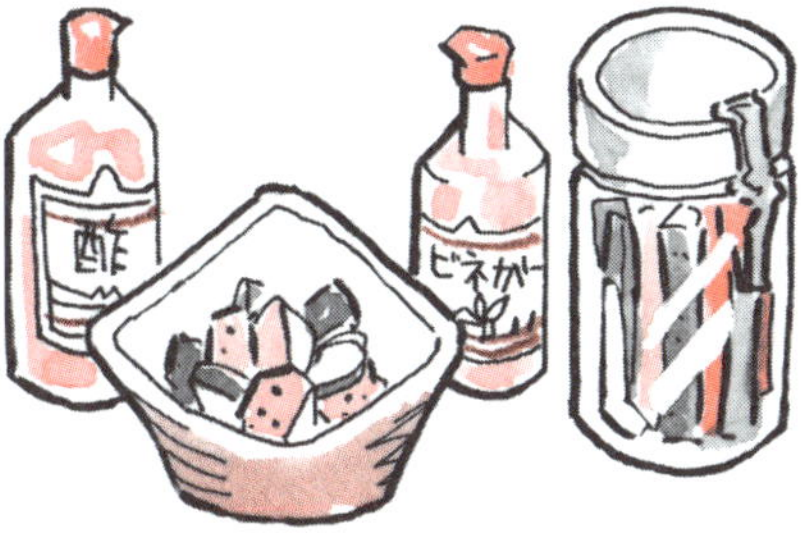

油を含むドレッシングを使ったサラダより低エネルギー

〈水さらしを控える〉

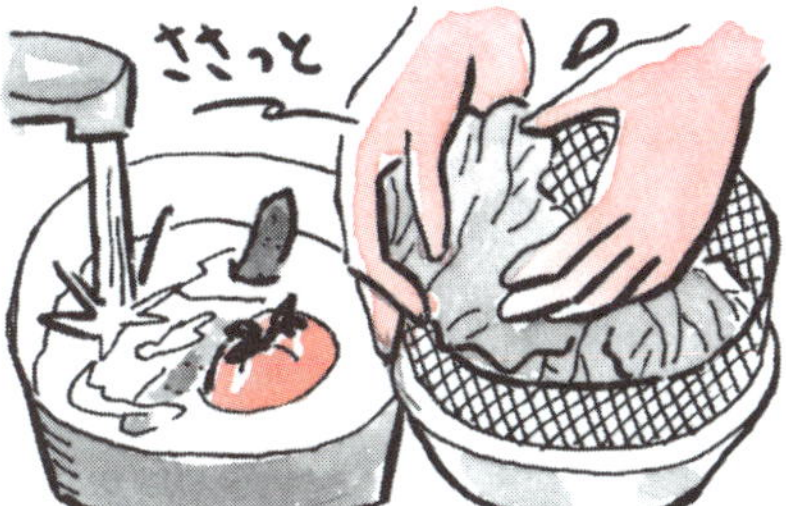

サラダ野菜はよく洗うだけにして、水にさらさずにビタミンCを温存する

〈ゆでるときは短時間ですばやく〉

ビタミンCは水溶性なので、ゆでると損失が多くなる。ゆで時間や水にさらす時間を短くする

動脈硬化を防ぐβ-カロテン、ビタミンEの上手なとり方

動脈硬化を予防する抗酸化ビタミンのうち、β-カロテンやビタミンEは、「脂溶性ビタミン」といって油に溶けて吸収されるのが特徴です。しかし、油をとりすぎるとエネルギーオーバーになります。

緑黄色野菜を毎食欠かさずとる

緑黄色野菜の中でも、ほうれんそうや小松菜など葉ものの野菜は、β-カロテンが豊富です。また、にんじんもβ-カロテンを多量に含み、約2分の1本（60グラム）に含まれるビタミンA効力は2560IUで、これだけで1日の必要量を軽く満たします。

毎日にんじんをとっていれば安心というわけではありませんが、毎食なんらかの形で緑黄色野菜をとりましょう。さっと加熱して冷凍保存しても、ビタミンAの効力は消失しません。

肉や魚、種実といっしょに調理する

「β-カロテンは油に溶けて吸収される」ということは、最近広く認識されるようになりました。

その弊害といっては語弊がありますが、野菜をひたすら炒めものにしたり、わざわざてんぷらにしたり、場合によっては野菜のおひたしにまで油をまぶす人もいます。

しかし、油を使って調理しなくても、油を含む食品といっしょにとれば、消化される過程でβ-カロテンは油と出会い、うまく吸収されます。

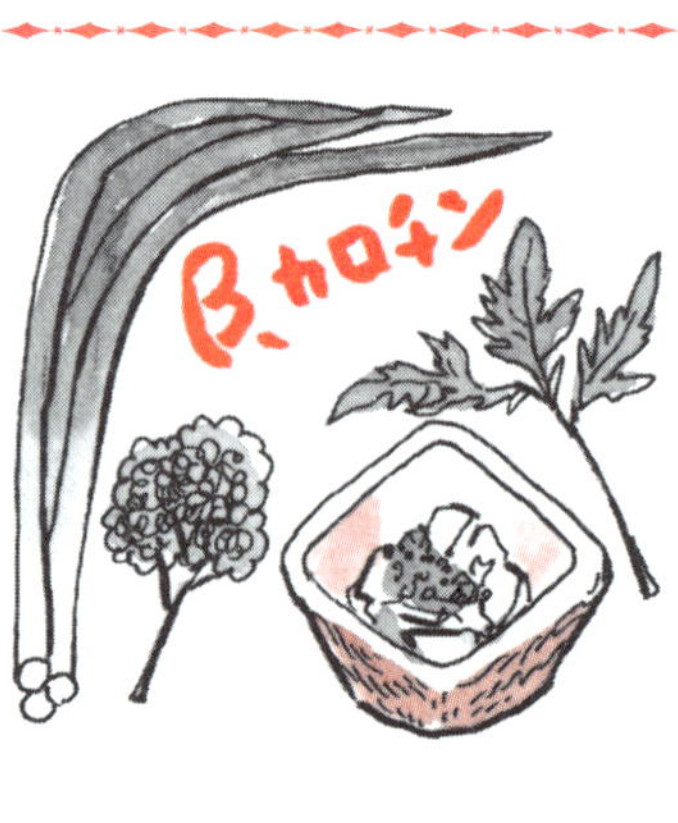

参考知識

★薬味野菜にはこんな効用も

みつ葉やパセリ、葉ねぎなど、薬味として使われることの多い野菜にも、β-カロテンの多いものが少なくありません。

使う量はわずかでも、生、あるいは料理の仕上げに使うことで、こまめにビタミンA効力を補うことができます。

炒めて油を余分にとるのではなく、肉や魚といっしょに調理して食べるようにしましょう。

ごまあえ、くるみあえでビタミンEが補給できる

ごまなどの種実、くるみやカシューナッツなどのナッツ類は、ビタミンEが手軽にとれる食品です。とりすぎるとエネルギーオーバーになるので、すりつぶして野菜のあえ衣に利用するとよいでしょう。

種実やナッツはそれ自体にこくがあるので、あえものに使うとしょうゆなどの塩分を控えてもおいしく食べられます。

ごまにはセサミノールという特有の抗酸化物質も含まれているので、β-カロテンと合わせて動脈硬化を予防する作用が期待できます。

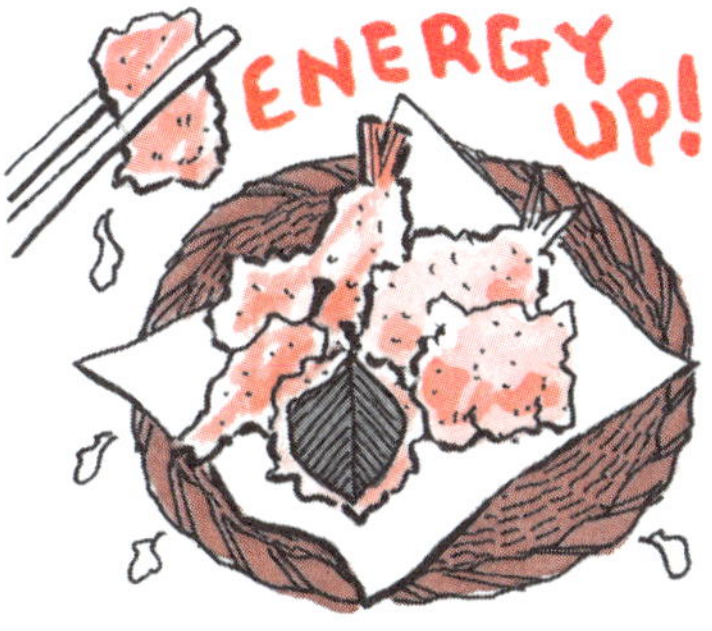

揚げものにするとエネルギーが高くなるので要注意！

揚げものにしたときのエネルギー量

〈かぼちゃ１切れ・20ｇ〉

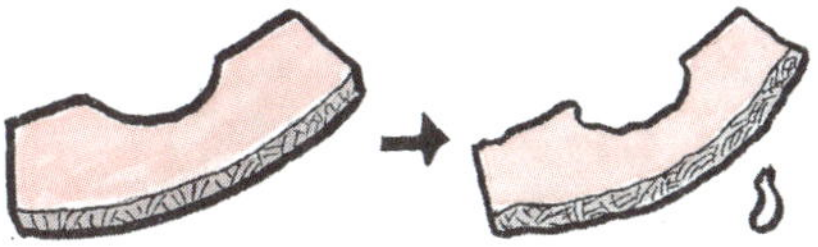

素揚げにすると＋13kcalで28kcalに

〈ししとうがらし１本〉

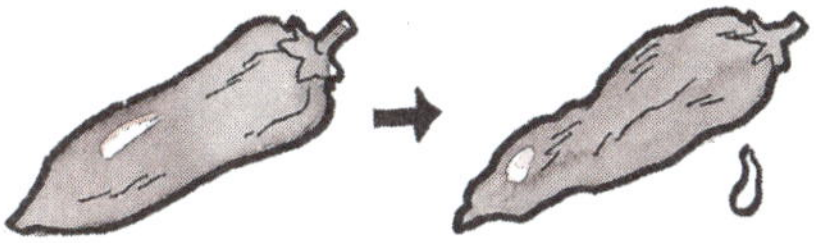

素揚げにすると＋４kcalで５kcalに

〈パセリ１束・70ｇ〉

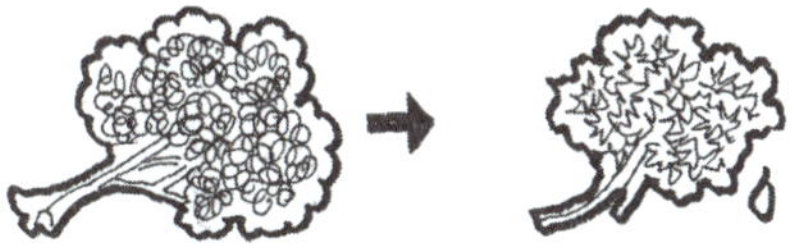

素揚げにすると＋391kcalで417kcalに

〈なす１個・75ｇ〉

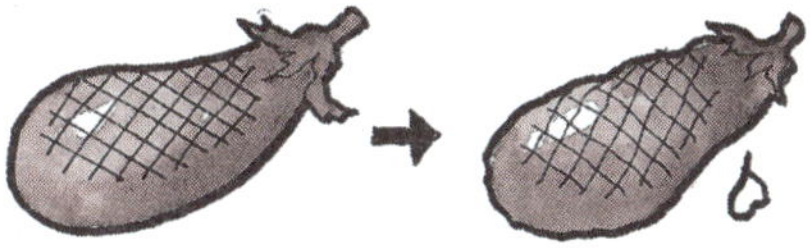

素揚げにすると＋95kcalで106kcalに

〈生しいたけ１枚・７ｇ〉

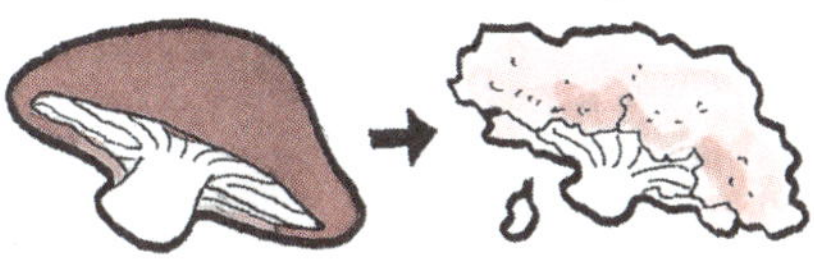

てんぷらにすると＋15kcalで24kcalに

〈れんこん10g〉

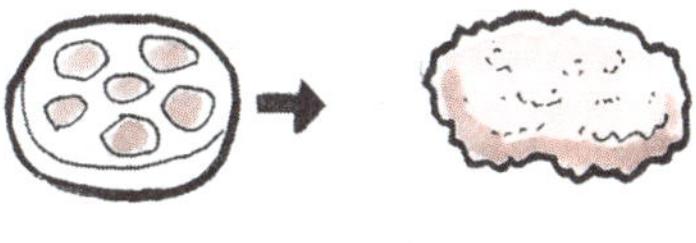

てんぷらにすると＋17kcalで31kcalに

ビタミンCが効率よくとれる食品と食べ方

β-カロチンやビタミンEとともに活性酸素の害を防ぐのがビタミンCです。たばこを吸う人やストレスが多い人は、ビタミンCの不足が心配されます。野菜や果物からの上手なとり方を覚えましょう。

果物はビタミンCだけでなく糖質も多い

ビタミンCといえば果物と思いがちですが、果物は糖質も多いことを忘れてはいけません。とりすぎるとエネルギーオーバーになります。

手軽であっても、ビタミンC源を果物だけに頼るのはよくありません。

緑黄色野菜のビタミンCをもっと評価しよう

緑黄色野菜には、ビタミンAの前駆《ぜんく》体《たい》であるカロチンとともに、ビタミンCも多く含まれています。

ビタミンCは加熱すると損失することがありますが、さっと加熱する程度なら十分温存できます。

とはいえ、生鮮食品は鮮度が命です。野菜に含まれるビタミンCは保存中に刻々と失われていきます。また、果物のビタミンCも例外ではありません。

鮮度のよいものを選び、なるべく早く食べることが有効にビタミンCをとる秘訣です。

野菜を保存するときは、なるべくその野菜が畑にあったときと同じ状態で保存しましょう。葉もの野菜は立てて保存したほうが自然で、保存中のビタミン類の損失も少なくてすみます。

参考知識

★生にんじんの成分はビタミンCを破壊する

生のにんじんに含まれるアスコルビナーゼという酵素《こうそ》は、ビタミンCを破壊します。ただし、加熱したり酢を加えると、その酵素の作用が抑えられます。

生のにんじんをサラダに使う場合は、軽く加熱するか、酢を含むドレッシングであえます。

大根とにんじんのなますは、上手な食べ方といえます。

大根おろしとにんじんのすりおろしを混ぜた「もみじおろし」は、あえた直後からビタミンCがどんどん失われていきます。

★ほうれんそうのビタミンC残存率は、ゆで時間で変わる

ほうれんそうは、ゆで時間に

柑橘《かんきつ》類の皮にはビタミンCが多い

レモンやオレンジなどは、ビタミンC補給源の代表と思われていますが、ビタミンCが多く含まれるのは果肉よりむしろ果皮です。たとえば、レモンの果汁に含まれるビタミンCは全果の半分です。

和風の柑橘類であるゆずやカボス、すだちなども、果皮に多量のビタミンCを含んでいます。吸いものの吸い口にゆずの皮を使えば、より有効にビタミンCが摂取できます。

柑橘類の果皮でおなじみなのはマーマレードですが、加熱時間が長いのでビタミンCの損失が大きく、また砂糖の量も多くおすすめできません。

よって左の表のようにビタミンCの残存率が変わります。

ゆで方	残存率
生	100%
1分ゆでたあと	74%
2分ゆでたあと	61%
3分ゆでたあと	48%
5分ゆでたあと	40%

ビタミンCの損失を少なくする野菜の保存法

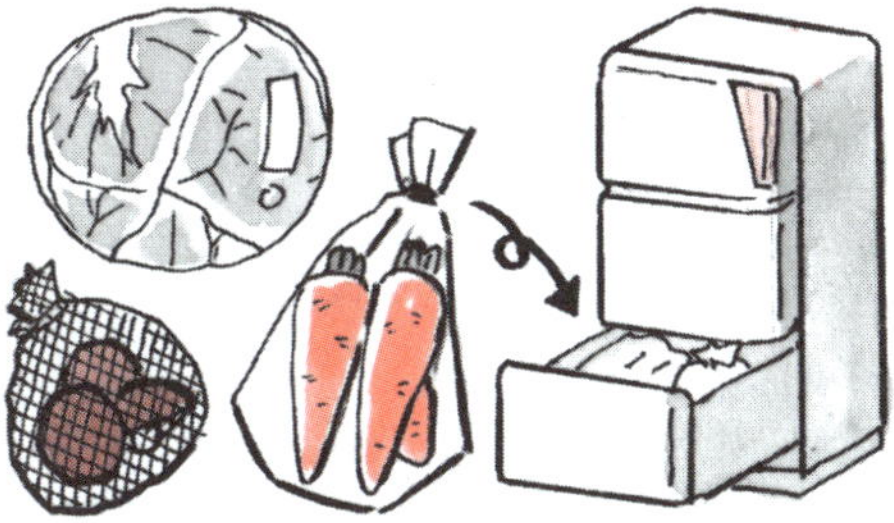

冷蔵庫の野菜室で保存する

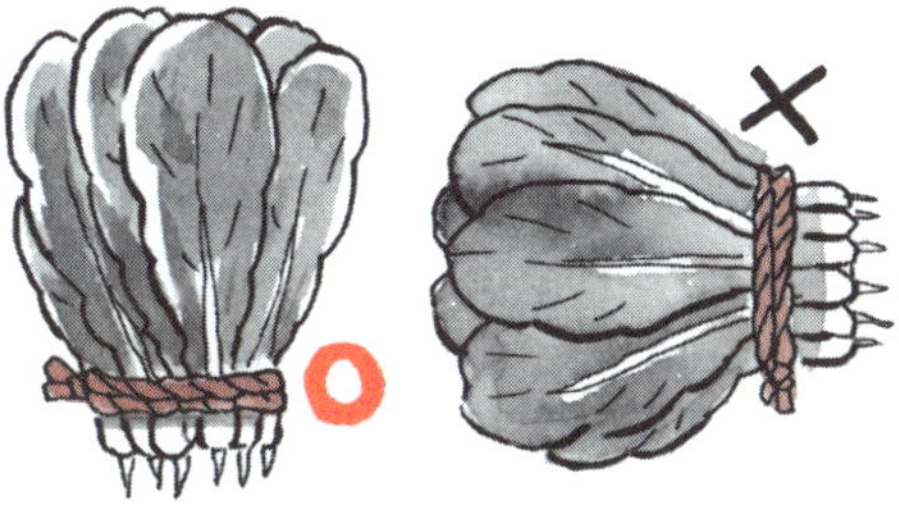

葉もの野菜は立てて保存する

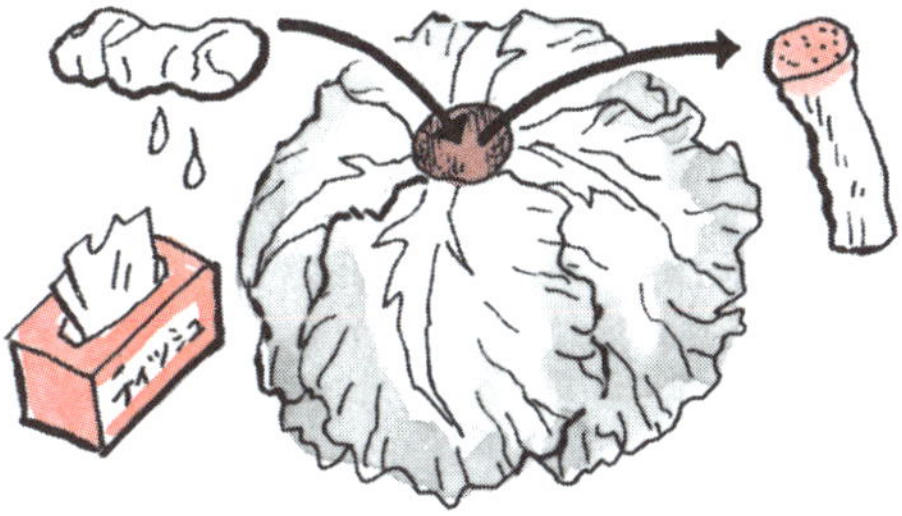

レタスは芯をくり抜き、湿らせたティッシュを詰める

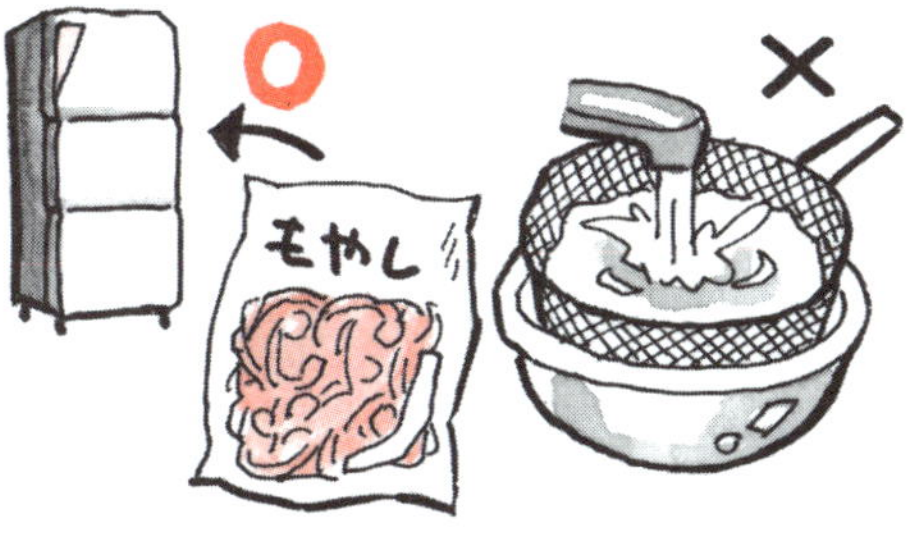

もやしは水さらしせず、袋のまま保存し、早く食べきる

海藻、きのこ、こんにゃくは薄味に調理する

海藻、きのこ、こんにゃくは食物繊維を豊富に含み、しかも低エネルギーなので、肥満の人にもおすすめの食材です。それぞれの効用を生かすには、どのくらいの量をどうやってとるのがよいのでしょうか。

1日小皿1杯を目安に組み合わせてとる

1日にとりたい食物繊維の目安は20〜25グラムですが、海藻やきのこ、こんにゃくは大切な供給源になります。1日に最低、小皿1杯程度はとるようにしましょう。

同じ海藻でも、わかめには水溶性食物繊維が多く、ひじきは不溶性の食物繊維が中心です。きのこ、こんにゃくも不溶性の食物繊維が主体です。

コレステロールを吸着する働きが高いのは水溶性のほうで、不溶性食物繊維には、主に消化機能を正常化する作用があります。水溶性・不溶性を組み合わせてとることで、両方の効用を生かしたいものです。

砂糖・しょうゆは控え、薄味に調理する

海藻やきのこ、こんにゃくは味が淡泊なため、つい濃い味つけをしがちです。みそだれたっぷりのこんにゃくの田楽や、甘辛煮のひじきなどは、塩分や砂糖のとりすぎになりかねません。なるべく薄味で調理して食べることを心がけましょう。

こんにゃくは、おでんなどでじっくりとだしを含ませ、海藻はサラダや酢

ひと口アドバイス

★しょうゆや塩の代わりに酢を利用しよう

高齢で元気な人は、しょうゆや食塩の代わりに酢を利用している、という話をよく耳にします。

酢には、殺菌効果や疲労回復効果、動脈硬化の予防効果など、さまざまな効用があります。

減塩料理で少しさびしいと感じるときに酢を利用すると、おいしく食べられるだけでなく、まさに〝一石二鳥〟の効果があるのです。

のもの、汁ものなどに使います。

きのこ類は香りがよく、どんな調理法にも適していますが、低エネルギーで調理してもカサが減りにくいメリットを生かして、炊き込みごはんやパスタメニューに利用するとよいでしょう。主食のとりすぎによるエネルギーオーバーが防げます。

海藻のミネラルは血圧を下げ、骨を強くする

海藻には、カリウムやマグネシウムなど降圧作用を持つミネラルが豊富です。ひじきは、カルシウムの含有量が海藻中トップで、乾燥ひじき10グラムにはコップ1杯の牛乳に匹敵するカルシウムが含まれています。吸収率は牛乳ほどよくありませんが、乳製品が苦手な人におすすめです。

ひじきには鉄も多く含まれ、鉄欠乏性貧血の予防効果も期待できます。

低エネルギーの食物繊維を生かすために、こんな食べ方を

〈海　藻〉

ノンオイルドレッシングの海藻サラダ

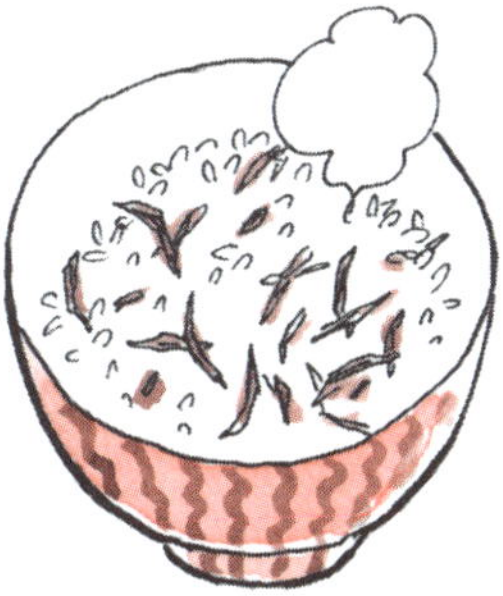

ひじきごはん

〈こんにゃく〉

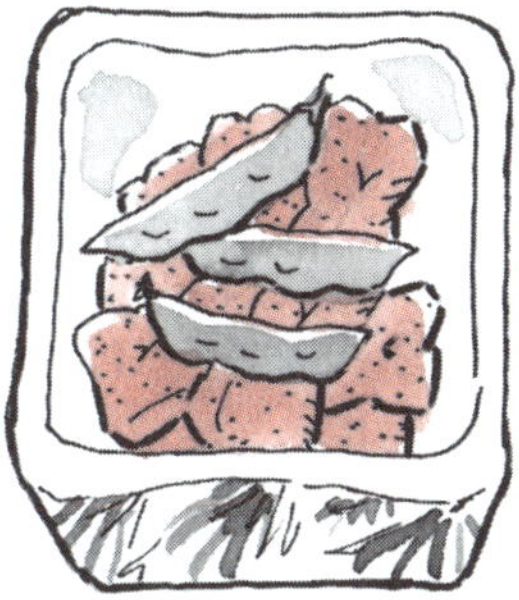

薄味の含め煮

〈き　の　こ〉

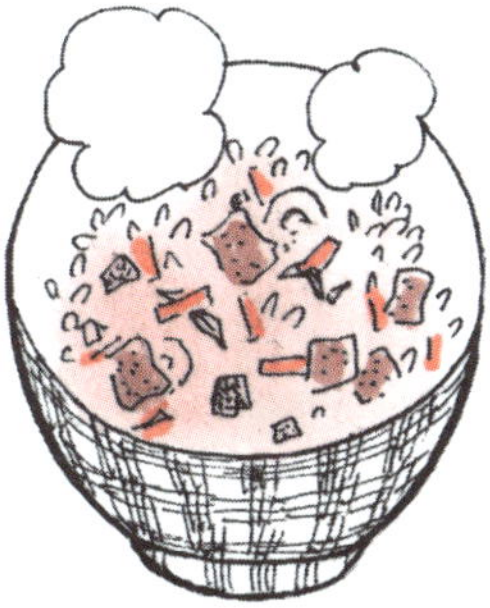

炊き込みごはん

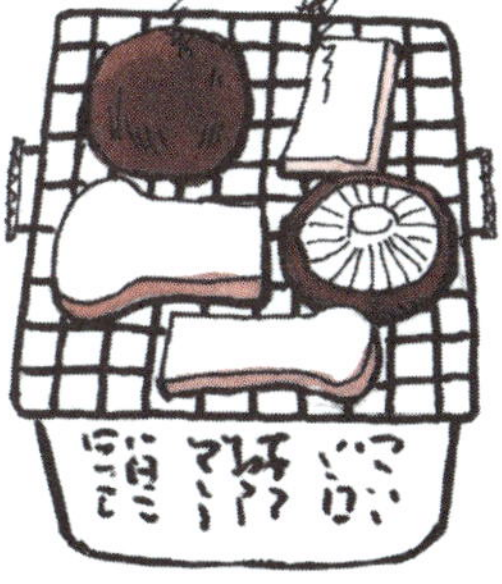

網　焼　き

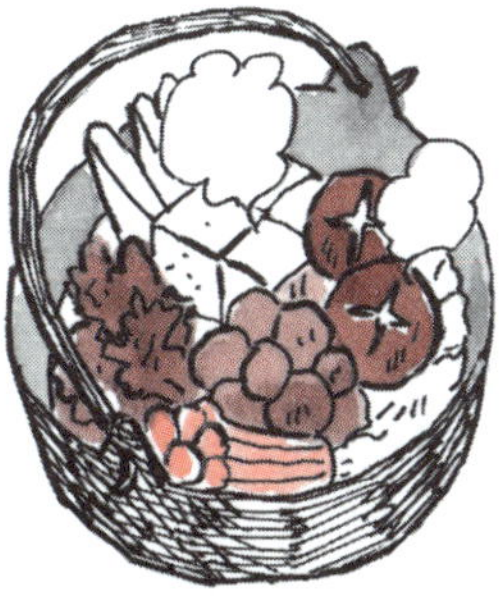

鍋　も　の

いも類はエネルギー量を考えて種類と量を決める

いも類はでんぷん質が多く、栄養群別の分け方では穀類の仲間に入ります。種類によって、同じ量当たりのエネルギー量が違い、健康によい含有成分も微妙に違います。成分の効能を生かす食べ方をしましょう。

食物繊維も多いがエネルギーも高い

いも類にはセルロースに代表される不溶性の食物繊維が多く含まれており、便のカサを増やして便秘を改善したり、腸の働きをよくする作用があります。糖質からのエネルギー源としては、穀物と並ぶ有効な食品です。

しかし、食物繊維源だけでなく、エネルギーが多いことも忘れてはいけません。じゃがいも1個、さつまいも3分の1本（70グラム）は、ごはん半膳分のエネルギーに相当しますので、食べすぎは禁物です。

いものビタミンCは加熱しても損失が少ない

いも類には、意外なことにビタミンCも多く含まれています。しかも、いも類のビタミンCはでんぷん質にガードされているので、加熱に強いのが特徴です。じゃがいも1個（約100グラム）に含まれるビタミンCは23㎎ですが、加熱しても約半分の12㎎が残存します。これは、きゅうり100グラムとほぼ同等です。

また、焼きいも（さつまいも）2分の1本（約100グラム）には、同量のトマトとほぼ同じビタミンCが含まれます。

参考知識

★いも類にはカリウムも豊富

いも類には、高血圧を予防するカリウムも豊富に含まれています。

いもの種類別カリウム含有量（生可食部100グラム当たり）は、次のとおりです。

1 里いも……………610㎎
2 大和いも…………590㎎
3 いちょういも……550㎎
4 じねんじょ………540㎎
5 長いも……………500㎎
6 さつまいも………460㎎
7 じゃがいも………450㎎

いも類に含まれているカリウムは、緑黄色野菜のにんじん（400㎎）やピーマン（200㎎）よりも多く、加熱による損失も比較的少なめです。

里いものエネルギーは さつまいもの約半分

いも類の中でもっとも低エネルギーなのが里いもと長いもで、さつまいもの約半分です。里いもはゆでて冷凍保存することもできますし、長いもはすりおろした状態で冷凍できます。ホームフリージングを活用して、こまめに料理に利用しましょう。

山いものぬめり成分は たんぱく質の代謝を高める

山いも、長いも、里いもに含まれているぬめり成分はムチンといって、胃の粘膜を保護したり、たんぱく質の代謝《たいしゃ》を高める働きがあり、近年注目されています。

また、生で食べられる山いもには、ジアスターゼというでんぷん分解酵素《こうそ》が含まれ、消化を促進します。

栄養成分を生かした賢いいも類の食べ方

〈さつまいもは皮つきのまま食べる〉

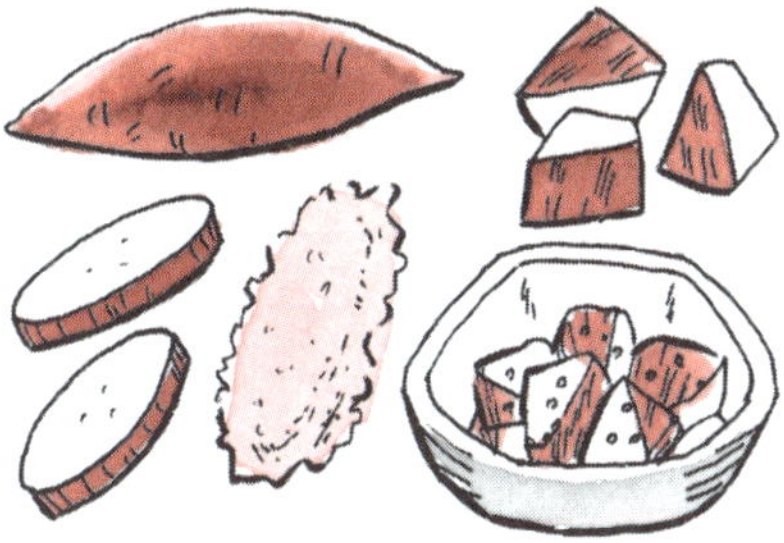

さつまいもは、皮に近い部分ほどビタミンCが多い

〈じゃがいもは加熱してから皮をむく〉

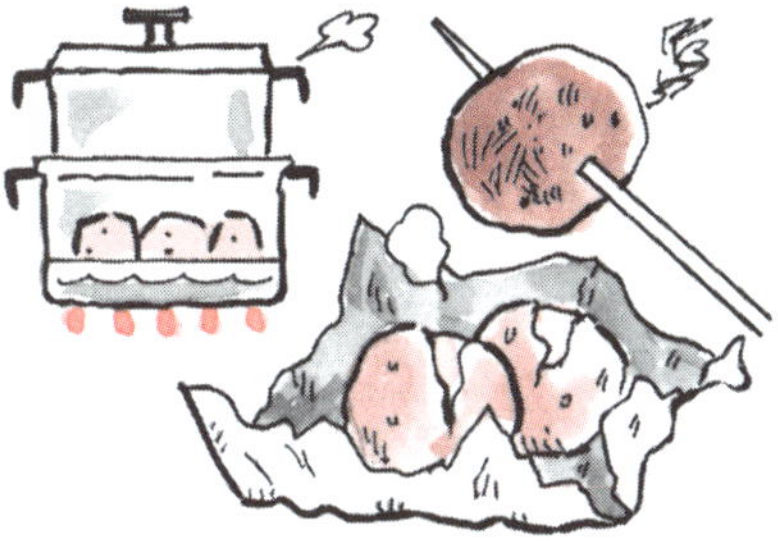

ゆでる、焼く、蒸す場合は、皮つきのまま調理するとビタミンCの損失が少ない

〈里いもは、ぬめりを残す調理法で〉

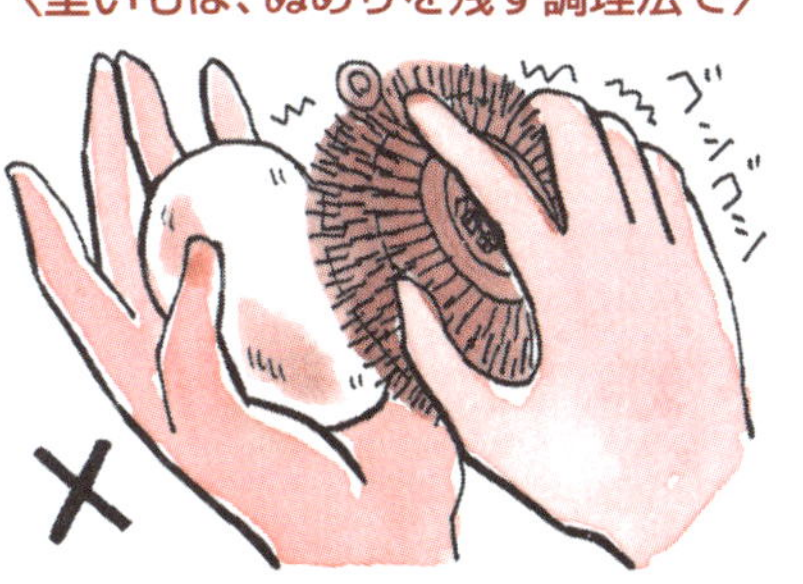

ぬめりを取ってしまうと、ムチンなどの有効成分だけでなくミネラルも減る

〈麦とろのだしは冷ましておく〉

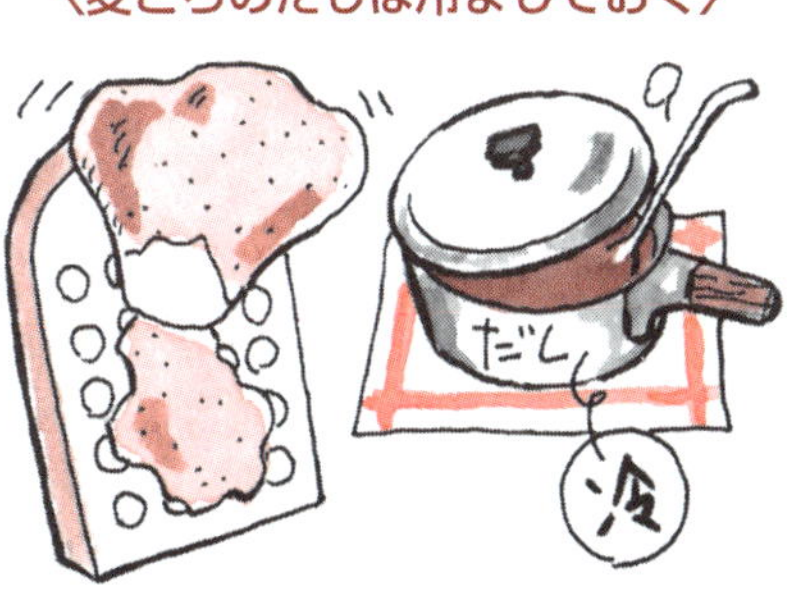

山いもに含まれる消化酵素は加熱に弱いので、だし汁は冷ましてから加える

牛乳やヨーグルトは毎日とってカルシウム不足を補う

骨がスカスカになる骨粗しょう症は、健康長寿をおびやかす要素の一つです。骨量低下は30歳代から始まりますが、骨は日々代謝しています。吸収効率のよい乳製品から、十分にカルシウムをとりましょう。

摂取の目安は1日600mg以上。乳製品は吸収効率が抜群

日本人は乳製品の摂取が少なく、これまで食事からのカルシウム不足が指摘されてきました。

カルシウムの1日の摂取目標は600mgですが、もっとも吸収効率がよいのは牛乳や乳製品です。

小魚などに含まれるカルシウムは、摂取量の2～3割しか吸収されませんが、乳製品のカルシウムはその2倍が吸収されます。牛乳200グラム（約コップ1杯）に含まれるカルシウムは200mgで、その6割程度が体内に吸収される計算になります。

チーズやヨーグルトも手軽なカルシウム源

日本人は、牛乳に含まれる乳糖に敏感で、飲むとすぐに下痢《げり》をしてしまう人もいます（乳糖不耐性下痢という）。牛乳が苦手な人は、チーズやヨーグルトなど、ほかの乳製品を利用することを考えましょう。

乳脂肪が心配なら、低脂肪乳やカッテージチーズで

カルシウム源としては優秀な乳製品ですが、乳脂肪が多いのが難点です。

参考知識

★牛乳は規格によって分類されている

市販されている牛乳のパッケージを見ると、いろいろな表記があることに気づきます。それは、規格によって牛乳が分類されているからです。

「牛乳」と表記できるのは、生乳100％で脂肪分以外の固形分が8％以上、乳脂肪分3％以上のもの。生乳を70％以上使用し、乳脂肪分が8％以上のものは「加工乳」、生乳20～25％のものは「乳飲料」と表記されます。

低脂肪乳は加工乳に分類され、100グラム中のカルシウム量は130mgです。普通乳（牛乳）に比べてやや糖質が多いのですが、ほかの栄養素については遜色ありません。

血中コレステロール値が高い人は、低脂肪乳や乳脂肪を除いたカッテージチーズを選びましょう。

低脂肪乳には、牛乳から脂肪を取り除いた脱脂乳と、脱脂粉乳を水に溶かすなどして加工した低脂肪加工乳があります。脱脂粉乳は、味の点で問題がありますが、低脂肪加工乳は味もまずまずで、多少普通乳とは成分が違いますが、カルシウム量は普通乳より多くなっています。

ヨーグルトの乳酸菌は新陳代謝を活発にする

ヨーグルトは乳酸菌によって乳糖が分解されているので、牛乳を飲むと下痢をしやすい人でも安心です。

乳酸菌の一つであるビフィズス菌が多く含まれており、腸内細菌叢のバランスを整えたり、新陳代謝《たいしゃ》を活発にする効果も期待できます。

乳製品からカルシウムを効率的にとるには

〈牛乳を献立に応用する〉

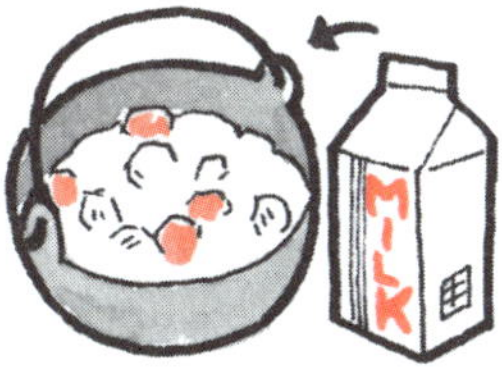

みそ汁に牛乳を少量加えたり、飛鳥鍋など牛乳を使ったおいしいメニューを工夫する

〈低脂肪のカッテージチーズをあえものに〉

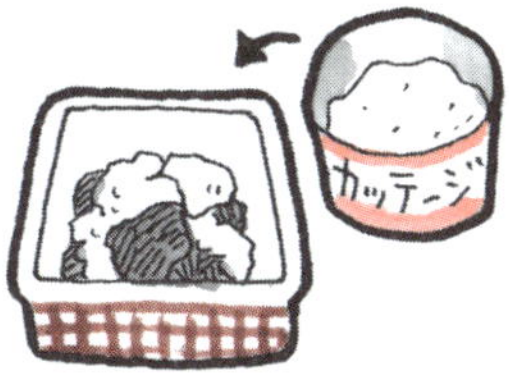

野菜のあえ衣にカッテージチーズを使うのもよい。豆腐の白あえ感覚でおいしく食べられる

〈フルーツのヨーグルトあえは、ビタミンCも補える〉

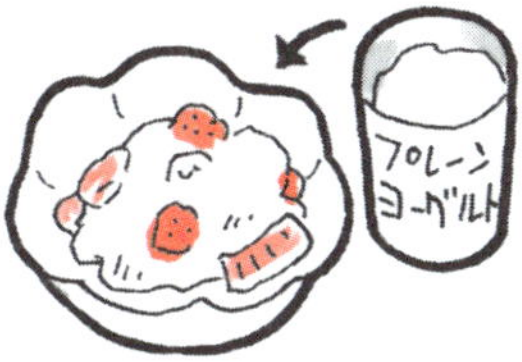

食後のデザートにフルーツのヨーグルトあえを加えると、カルシウムとともにビタミンCもとれる

★ゼラチンが軟骨の老化を防ぐ

骨と同様に、軟骨や骨と筋肉をつなぐ腱《けん》は、たくましくしておく必要があります。軟骨や腱の主成分はたんぱく質の一種のコラーゲンですが、コラーゲンはたんぱく質からとるよりも直接コラーゲンからとったほうが効率よく吸収できます。

コラーゲンは鶏の手羽先やひらめ、かれいなどに多く含まれていますが、手軽な摂取源はゼラチンです。甘みを控えたゼリーなどにして、調理に応用しましょう。

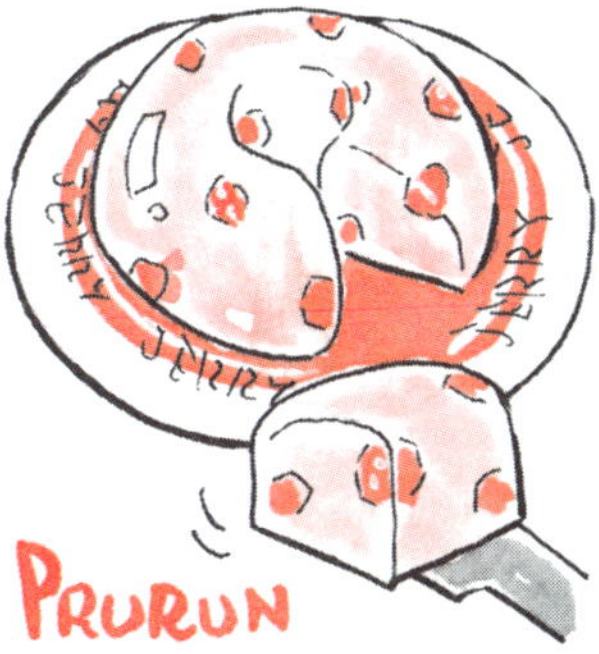

卵は栄養価も高いがコレステロールも多い

卵は良質のたんぱく質源であり、ビタミンやミネラルも豊富で栄養バランスのとれた食品です。成長期の子どもや食欲減退から栄養の不足しがちなお年寄りにはかっこうの栄養食品ですが、とりすぎると問題があります。

卵黄には、動脈硬化を促すコレステロールが多い

戦後の粗食で栄養不足が心配された時代には、卵は牛乳と並んで手軽で有効な栄養源でした。

しかし、さまざまな食品から栄養がとれる現代、とりわけ肉の摂取による高たんぱく・高脂肪食が問題となっている現在では、「卵イコール栄養」という神話は通用しません。

卵黄には、動脈硬化を促すコレステロールが多く含まれています。卵をとりすぎると、動脈硬化を促進する心配があることも知っておきましょう。

加工品中の卵も考慮して1日に1個を目安に

卵黄は、食品100グラム当たりのコレステロール含有量が第1位です。

しかも、卵黄はさまざまな形でほかの食品に含まれています。

マヨネーズをはじめ、卵を使ったカステラやケーキ、パンなども多数ありますし、カツ丼や親子丼などには、1人分で卵が1個以上使われているものがあります。

そうしたことも考えると、高脂血症などでなくても、卵を食べるのは1日1個程度にしたほうが安心です。

参考知識

★卵には、こんな栄養素が含まれている

とりすぎが心配な卵ですが、いろいろな栄養素がコンパクトに詰まった逸品であることも事実です。

卵黄はコレステロールが多いものの、過酸化脂質を抑制するビタミンEやレシチンも含まれており、カロチンも豊富です。毛嫌いするのではなく、バランスよくとって栄養成分を効果的に生かしましょう。

また、卵にはビタミンCと食物繊維が含まれていないので、これらを補う野菜と組み合わせてとれば、より栄養バランスが整います。

高脂血症の人は2～3日に1個を目安に

高脂血症でコレステロールのとりすぎを注意されている人や家系に高脂血症がある人は、卵を控えましょう。2～3日に1個程度を目安にし、卵を多く含む食品も警戒しましょう。

卵をとるときは、食物繊維を含む食品といっしょに

卵は簡単に調理できるので、朝食を卵焼きやゆで卵、スクランブルエッグなどの卵料理とパン、コーヒーですませる人もいますが、そんな食べ方では、卵の脂質がダイレクトに吸収されてしまいます。

サラダを組み合わせるか、卵と野菜のオムレツにするなど、コレステロールを吸着してくれる野菜やわかめを同時にとるように工夫しましょう。

コレステロールオーバーを防ぐ卵のとり方

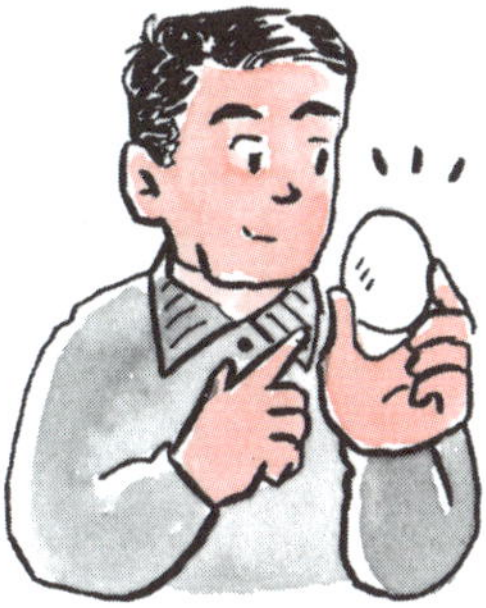

単独でとる場合は1日1個を目安にする

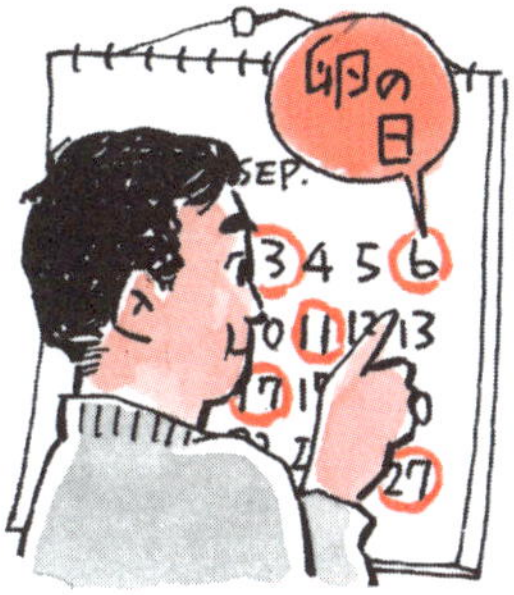

高脂血症の人は2～3日に1個にする

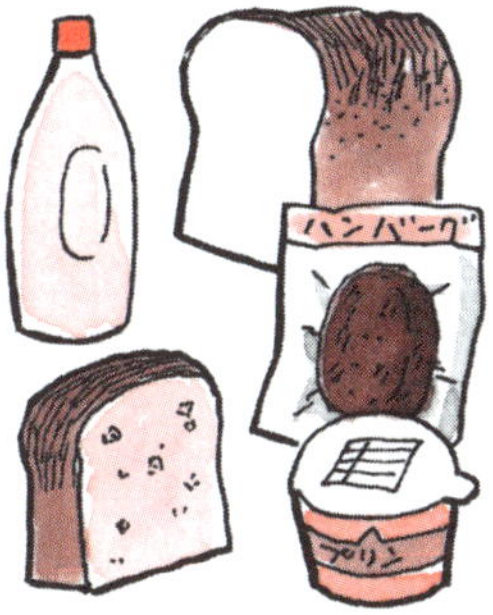

卵を含む食品をチェックし、食べすぎないようにする

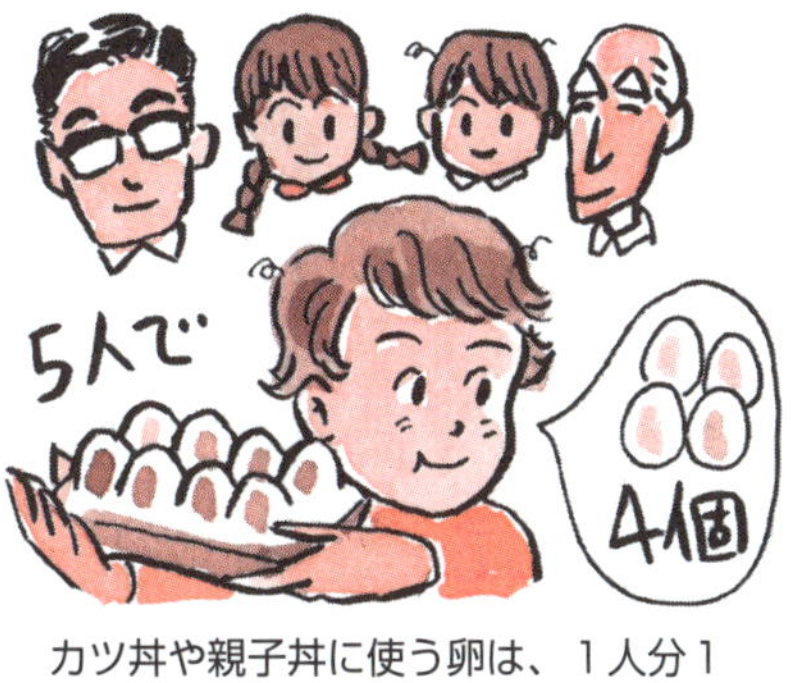

カツ丼や親子丼に使う卵は、1人分1個弱を基本にする

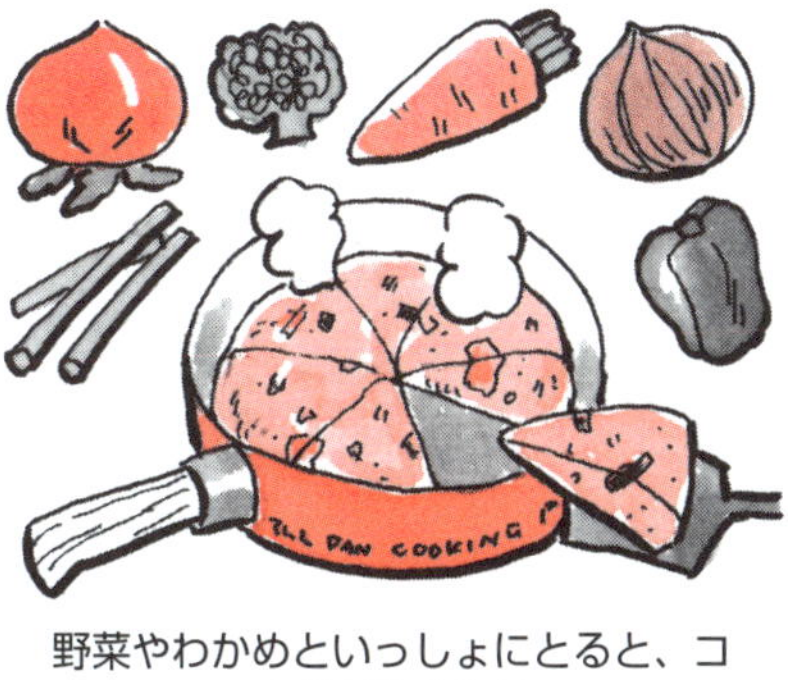

野菜やわかめといっしょにとると、コレステロールが吸着される

健康寿命をのばすには濃い味から薄味の減塩食に

体によい食品を積極的にとっていても、しょうゆや塩、砂糖をたっぷり使った濃い味つけをしていると健康を損ないます。日本人が陥りやすいのが高塩分食です。しょうゆ味、塩味の誘惑に負けないようにしましょう。

塩分のとりすぎは万病のもとになる

塩分に含まれているナトリウムをとりすぎると、血圧は確実に上がります。さらに、日常的に血圧が高い状態が続くと、血管が内圧に耐えきれなくなり、その結果、狭心症《きょうしんしょう》や心筋梗塞《しんきんこうそく》などの心臓疾患《しっかん》や、脳出血などの脳疾患、そして腎臓《じんぞう》の機能障害や腎不全を起こします。

糖尿病や高脂血症、肥満などによる動脈硬化のリスクが加わると、高血圧が引き金となってさらに病状が悪化します。

高血圧の人は、1日の塩分量を8グラム未満にする

正常血圧の目安は、最高血圧130㎜Hg未満／最低血圧85㎜Hg未満です。最高血圧140㎜Hg以上／最低血圧90㎜Hg以上は、高血圧とみなされます。

塩分の摂取量と血圧の関係は明らかで、1日に1グラム塩分を減らせば、最高血圧が1～2㎜Hg下がるといわれています。高血圧の人がとってよい1日の塩分量の理想は8グラムで、計量スプーンで小さじ1・5杯ほどです。

血圧は、年齢が上がるにつれて上昇します。高血圧でなくても、ふだんか

ひと口アドバイス

★「日本型食生活」の弱点は、塩分が多すぎること

低脂肪で栄養バランスのとれた和食が高い評価を受けていますが、唯一の泣き所が塩分の過剰摂取を招きやすい点です。

和食には魚介がつきものですが、魚介には塩分が多く含まれています。漬けものも塩分が多めですし、和食に欠かせないみそやしょうゆも高塩分です。

和食のよさを生かすには、調味料を控え、食品自体の持つ塩分にも注意する必要があります。

ら薄味の調理を心がけ、塩分のとりすぎに注意しましょう。

減塩食は、肥満予防や胃がん予防にもつながる

減塩の目的は、高血圧を予防することだけではありません。おかずが濃い味つけだと、主食のとりすぎを招き、肥満を助長しかねません。さらに、塩分の多い食事は、胃の粘膜を荒らして胃潰瘍《かいよう》を誘発したり、胃がんの誘因になることもあります。

現在、日本人が1日に摂取している塩分は約13グラムで、ここ数年、わずかながら上昇傾向を示しています。その背景には、加工食品など目に見えない塩分の影響が少なからずあることが指摘されています。

加工食品のとりすぎを控え、おいしい減塩食のアイデアを駆使《くし》して、健康な長寿への備えを万全にしましょう。

塩分を減らしておいしく調理するポイント

[ポイント1] 調味料は目分量ではなく、きちんと計量する	計量スプーン小さじ1に含まれる塩分量は、塩=5g、しょうゆ=1g、白みそ=0.7g、淡色辛みそ=1.5g、ウスターソース=0.5g弱、中濃ソース=0.3g
[ポイント2] 焼き魚は振り塩をせず、柑橘類の果汁で	レモンやカボスなどを添えて、塩やしょうゆは控える
[ポイント3] 酒やスパイスを使って調味料を控える	肉料理は、ワイン蒸しやスパイス焼きにして、減塩の物足りなさをカバーする
[ポイント4] だしは濃いめにとる	干ししいたけ、かつおぶしなどで濃いだしをとり、調味料は控えめにする
[ポイント5] 汁ものは香味野菜を添えて減塩する	みつ葉や春菊などで風味を加える
[ポイント6] 加工食品をとりすぎない	市販のホワイトソースやシチューのルーも意外に高塩分

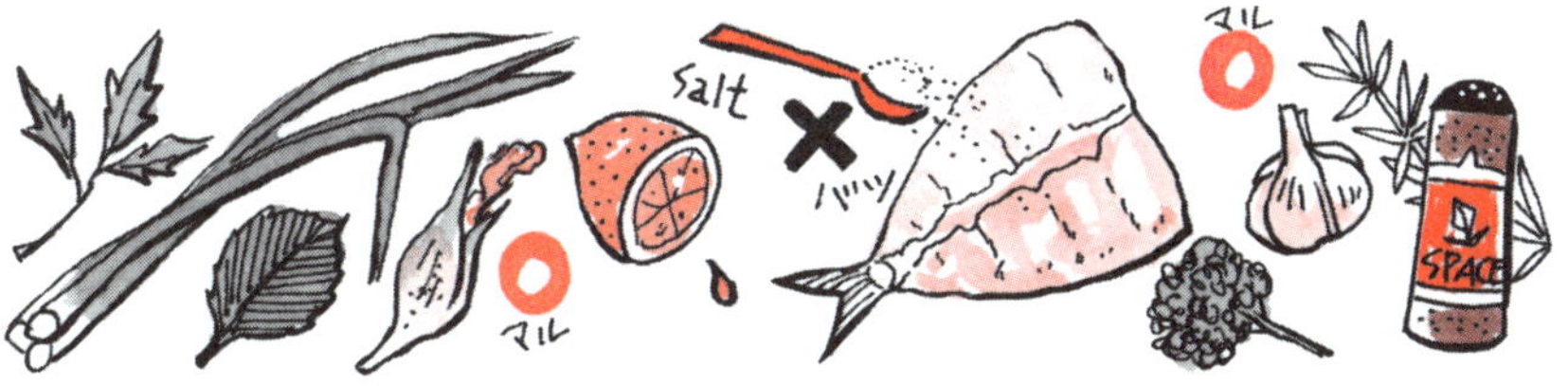

エネルギーオーバーを防ぐ賢い油脂の使い方

油脂は少量でも高エネルギーなので、とりすぎると肥満に直結します。とくに動物性脂肪は、内臓脂肪を増やし、動脈硬化を促進する黒幕です。油脂は上手に選び、賢い使い方をしましょう。

ラードやヘットより植物油を少量使う

中華料理のうま味の立役者はラード（豚脂）ですし、すき焼きもヘット（牛脂）を使うとこくが出ます。

しかし、いずれも飽和脂肪酸が多く、動脈硬化を促進します。

調理用の油には、不飽和脂肪酸の多い植物油を使いましょう。

ただし、動物性油脂も植物油も、1グラム当たりのエネルギーは9キロカロリーです。炒めものなどに使う油脂は、量を控えめにします。

また、植物油は酸化しやすいので、揚げものに使う油はそのつど新しいものと替えましょう。

揚げものは衣を薄くして吸油量を減らす

揚げものは、衣が厚いほど多くの油を吸収します。フライやてんぷらより、から揚げや素揚げにして、できるだけ吸油量を減らしましょう。

市販のクッキングシートなどを使うと、電子レンジで簡単に揚げもの調理ができます。

できばえは揚げものと変わらず、実際には揚げるわけではないので、吸油量を大幅に減らせます。

参考知識

★脂肪にならない油とは？

「体に脂肪がつきにくい油」として注目されているジアシルグリセロールは、脂肪酸が2分子結合されていて、脂肪酸が3分子結合した一般の食用油（トリアシルグリセロール）に比べて脂肪酸が1つ少ないのが特徴です。

そのため、小腸で分解されたあと、油として再構成されにくく、分解された形のまま血中に入り、肝臓や筋肉で消費されてしまいます。それが体脂肪になりにくいゆえんです。

天然の植物油にも、わずかですが含まれています。

●オリーブ油……………5・5％
●コーン油………………2・8％
●紅花油…………………2・1％

体脂肪や酸化物質を抑える油脂の使い方

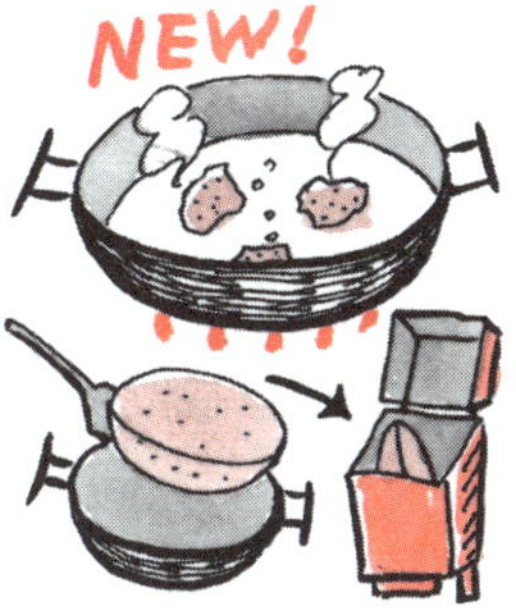

調理には植物油を使い、揚げ油は使うつど新鮮なものにする

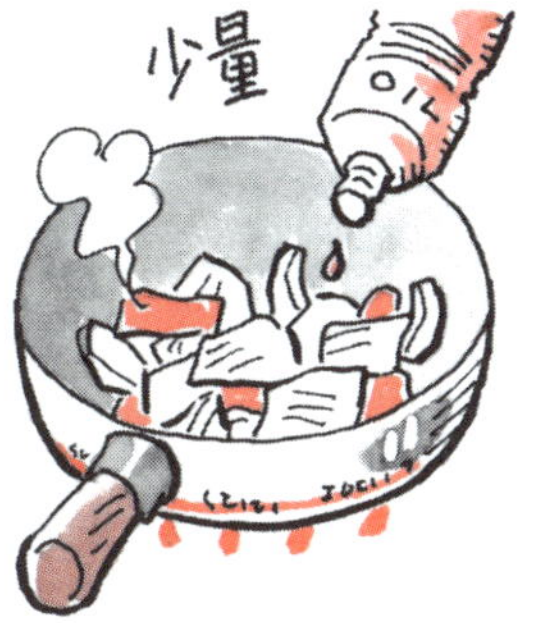

樹脂加工の鍋を使って油の量をコントロールする

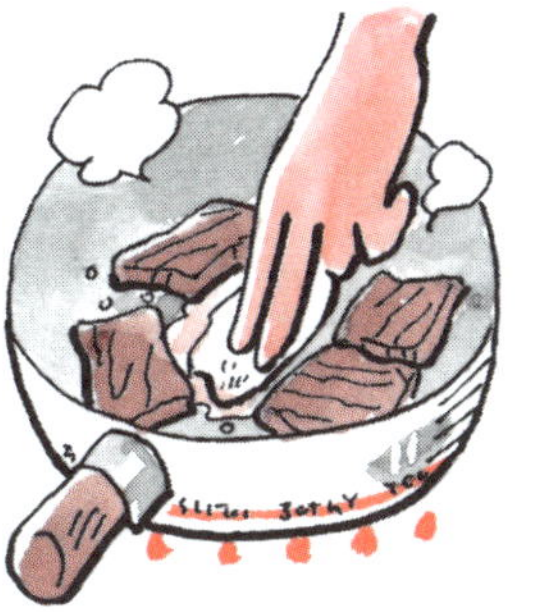

炒めものでは余分な油をクッキングペーパーなどで取り除く

樹脂加工の鍋を使うと炒めものの油が減らせる

樹脂加工の鍋は焦げつきにくいので、少量の油で調理することができ、肉のソテーや炒めものにはおすすめです。

また、調理の途中で、鍋にたまった油を吸い取ってしまうのも、低エネルギークッキングのコツです。

ごま油を少量加えると加熱による酸化が防げる

リノール酸やオレイン酸を多く含む油は、コレステロールを下げる作用がありますが、さらに抗酸化作用のあるごま油を加えると、調理中の油の酸化が抑えられます。

最近、「脂肪にならない油」として注目のジアシルグリセロールを配合した油も市販されています。中性脂肪や肥満が気になる人にはおすすめです。

揚げ衣による吸油率の違い

揚げ方	あじ	いか	たら	えび	鶏肉	豚肉
から揚げ	6%	—	7%	—	5%	5%
てんぷら	13%	17%	—	10%	—	—
フライ	20%	19%	10%	12%	13%	13%

＊吸油率は衣をつける前の素材に対する割合

エネルギーオーバーにならず、体によい酒のつまみを

酒は、ほどほどに飲めば〝百薬の長〟ですが、つまみのとり方によっては肥満を招いたり、動脈硬化や肝機能障害のリスクが増大します。アルコールの害を防ぎ、適正エネルギーを維持できる飲み方をしましょう。

肝臓を守るために低脂肪のたんぱく質食品を

アルコールは肝臓で分解されるので、酒を飲むと肝臓に負担がかかります。

肝機能を低下させないためには、低脂肪で良質のたんぱく質のつまみをとることが大切です。つまみは、白身魚や鶏のささ身、豆腐や大豆製品などがよいでしょう。肉の揚げものやトロは、エネルギーが高いので避けます。

塩辛い加工品より薄味の野菜料理を

塩辛や酒盗《しゅとう》などの珍味や干ものなどは、日本酒につきもののつまみですが、少量でも塩分が多いので、できるだけとらないようにします。塩辛いものは、酒量を増やす原因にもなります。

塩ピーナッツやフライドポテトなどビール向きのおつまみも、高エネルギーで塩分がかなり多めです。

野菜のビタミンCで肝臓をいたわる

生野菜に多く含まれているビタミンCも、肝機能の働きを高めます。

緑黄色野菜にもビタミンCは豊富に含まれていますので、サラダ、おひたし、ごまあえなどでとりましょう。

ひと口アドバイス

★尿酸値が気になる人は、プリン体を含むつまみに注意する

尿酸値が高くなりやすい人は、プリン体のとりすぎに注意すべきです。プリン体は、レバーなど肉の内臓や、干もの、いわし、えびなどの魚介などに多く含まれています。

大豆や大豆製品にもプリン体が多く含まれているので、とりすぎに注意しましょう。

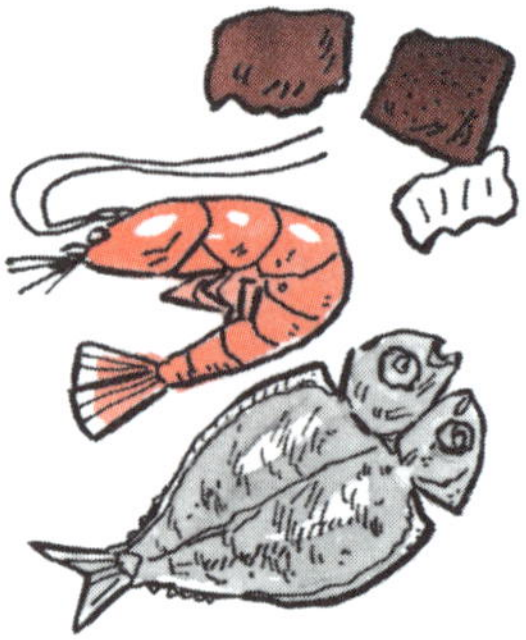

代表的なつまみのエネルギー量と塩分量

つまみ	エネルギー量(kcal)	塩分量(g)
刺し身	166	2.1
冷ややっこ	93	1.3
揚げ出し豆腐	225	1.2
肉豆腐	217	3.8
筑前煮	103	1.5
鶏のから揚げ	347	1.6
焼き鳥(レバー・鶏肉・ねぎ串3本)	160	2.6
ブルーチーズ(20g)	70	0.8
さけの昆布巻き(60g)	81	1
みりん干し(25g)	84	0.8
酒盗(10g)	8	1.5
からすみ(10g)	41	0.4
白菜キムチ(40g)	12	1.4
キャビア(10g)	26	0.4

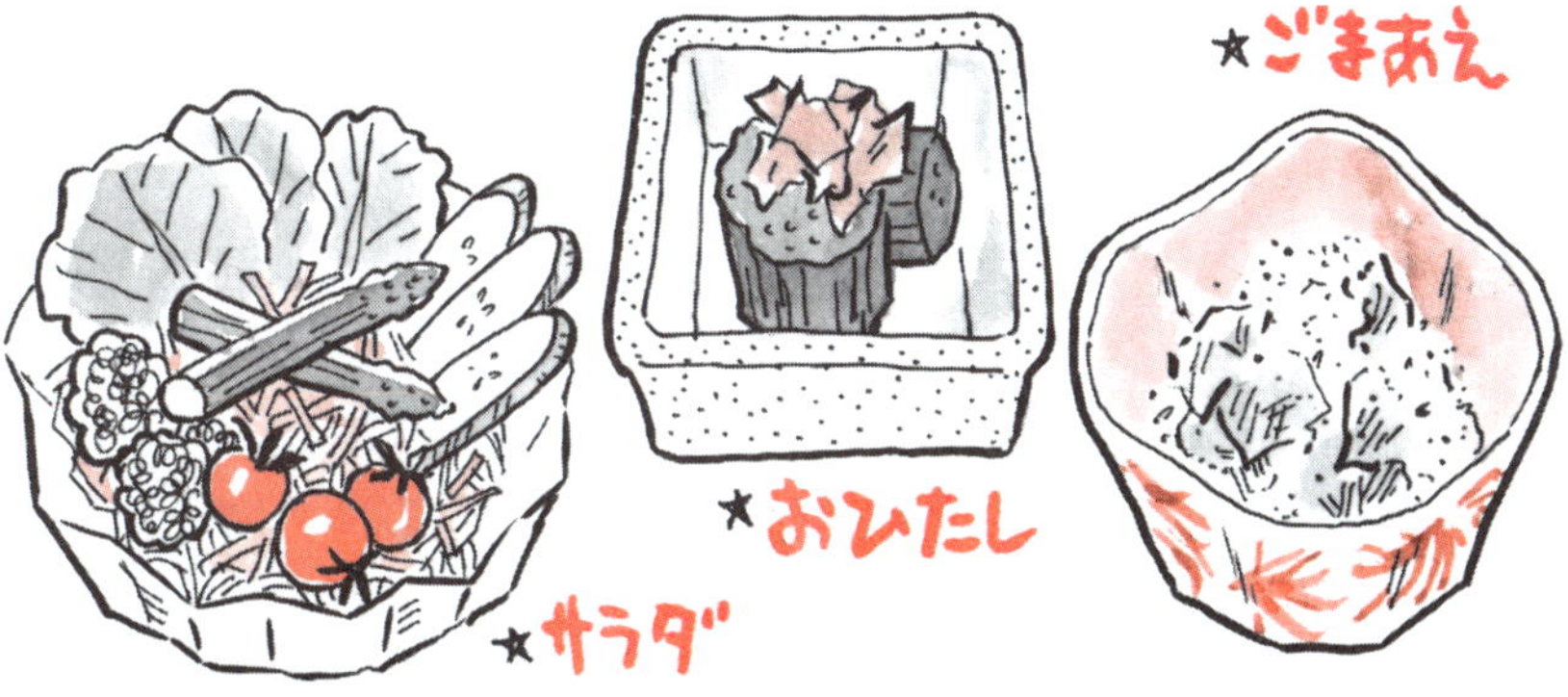

干ものや揚げもの、珍味は塩分が多いので避けたい。野菜がおすすめ

章末コラム

「特定保健用食品」とは?

保健効果が科学的に証明された食品

最近よく目にするようになったのが、「特定保健用食品」と「厚生省認可」のマークです。

特定保健用食品とは、日常の食生活に簡単に取り入れることができ、健康に役立つように工夫された食品で、その効果が科学的に証明され、「保健の用途・効果」を具体的に表示することを厚生省から許可された食品です。

次のような食品が、特定保健用食品として許可されています。

おなかの調子を整える食品	★オリゴ糖を含む食品 ★乳酸菌類を含む食品 ★食物繊維類を含む食品
コレステロールが高めの人の食生活を改善する食品	★大豆たんぱく質を含む食品 ★低分子化アルギン酸ナトリウムを含む食品 ★キトサンを含む食品
血圧が高めの人の食品	★杜中葉配糖体 ★カゼインドデカペプチドを含む食品 ★ラクトトリペプチドを含む食品
ミネラルの吸収を助ける食品	★CCM(クエン酸リンゴ酸カルシウムを含む食品) ★CCP(カゼインホフホペプチド)を含む食品 ★ヘム鉄を含む食品
虫歯の原因になりにくい食品	★虫歯菌の栄養にならない成分 ★虫歯菌の増殖を抑える成分
血糖値が高めの人の食品	★難消化性デキストリンを含む食品
食後の血中中性脂肪値が上昇しにくく、体脂肪がつきにくい食品	★ジアシルグリセロールを主成分とする食用油

＊参考文献：「特定保健用食品〔トクホ〕のごあんない」(財) 日本健康・栄養食品協会

第5章

外食・市販弁当・加工食品を利用するときは、こんな点に注意を

外食のメニュー選びでは「定食もの」を優先する

外食で好きなものだけを食べ続けていると、栄養バランスを欠いて体調不良になったり、知らない間に生活習慣病のリスクを高めてしまいます。外食の欠点を知り、カバーするメニュー選びを心がけましょう。

外食の最大の欠点は野菜不足と濃い味つけ

ひと口に「外食」といってもさまざまですが、共通していることは野菜の摂取量が少なくなりやすいことと、濃い味つけによって塩分の摂取量が増えてしまうことです。

野菜が比較的とれるのは中華風のメニューですが、それでも十分とはいえません。また、和風の献立やめん料理は、塩分過剰の心配があります。

さらに、少量でも満腹感を満たすために、高脂肪のおかずが多いことや動物性脂肪を多く使っていることも気がかりです。とくに、洋風メニューは高脂肪食が多いので注意しましょう。

単品料理よりも、食材の数が多いものを選ぶ

めんのメニューや、カレー、チャーハンなどの単品ものは、使われる食材がほぼ決まってしまいます。

毎日店を変えて、和風・中華・洋風と献立にバリエーションを持たせても、好みの単品料理ばかり注文していたのでは、栄養の偏りを招きます。

できるだけ、食材の数が多い定食ものを選びましょう。定食スタイルのメニューは、いちおう主食とたんぱく質

ひと口アドバイス

★和風のそば党は栄養バランスに注意する

中高年になると、昼食はあっさりしたものを、と考える人が多いようです。

昼どきの日本そば屋が中高年サラリーマンでいっぱいなのも、そのよい例です。そばなら手早く食べられて低エネルギー、という固定観念があるのかもしれません。

しかし、昼食をざるそば、盛りそば、きつねそばといったメニューばかりですませていると、野菜ばかりかたんぱく質も不足します。

低エネルギーだけにこだわらず、もっと栄養バランスに目を向けましょう。

の主菜、野菜のおかずや汁ものなどがそろっているので、極端な栄養の偏りを防げます。

ただし、定食ものの中に苦手なものがあれば残す、というのでは選んだ意味がありません。つけ合わせの野菜や大豆製品などは残さないことです。

調味料は加減して使い、不足する食材をデザートで補う

刺し身やシューマイ、ギョーザなどに使うつけじょうゆは控えめにします。炒めものや煮ものも、濃いめの味つけになっていることが多いので、いきなり調味料をかけるのは禁物です。

また、めん料理の汁も味が濃いので、汁は残すようにしましょう。

さらに、野菜や果物、乳製品などが不足する場合は、サラダなどを追加注文するか、コンビニで調達してデザート代わりにします。

和食・中華・洋食メニューの賢い選び方

種　類	メニュー名	ポ　イ　ン　ト
和食のメニュー	焼き魚定食	干ものは塩分が多いので避け、生魚を選ぶ 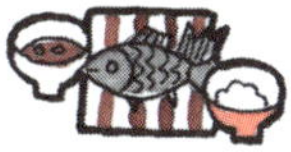
	刺し身定食	低エネルギーだが、つけじょうゆに注意する 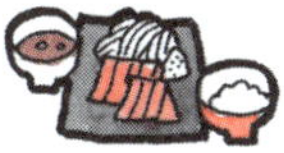
	幕の内弁当風	比較的栄養バランスがとれるが、漬けものなど高塩分のものは残す 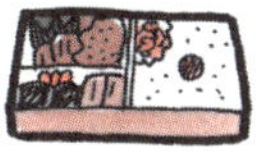
中華のメニュー	めんの単品もの	野菜たっぷりでたんぱく質も含む五目めんや五目焼きそばを選ぶ 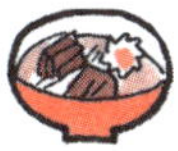
	定食もの	八宝菜や酢豚など、野菜の種類が豊富なものを選ぶ 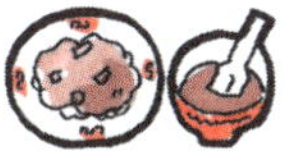
洋　風メニュー	フライ定食	なるべく避けるか、選ぶならヒレカツなど低脂肪の肉を使ったメニューにする 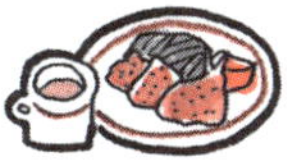
	カレー	サラダか野菜ジュースを追加注文する 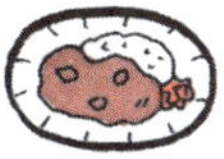
	パスタメニュー	野菜をたっぷり使ったものを選ぶ 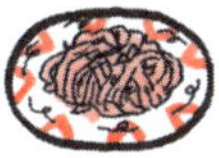

外食でのエネルギーオーバーはこうして防ぐ

外食は、どんな食材がどのくらい使われているかがわからず、油脂量もわかりません。それだけに、エネルギーオーバーになりがちですから注意する必要があります。

カロリー表示のある献立を選ぶ

最近は、メニューにカロリー表示をする店も増えてきました。1日にとりたいエネルギーは個人差がありますが、男性でほぼ1800〜2000キロカロリー、女性では1500〜1600キロカロリーぐらいです。それを3回の食事にバランスよく配分すると、1食でとるエネルギー量は500〜600キロカロリー。朝食とのバランスもありますが、朝が軽めなら昼食でほぼその程度とってよい計算になります。

カロリー表示を参考に、適正エネルギーの範囲内でメニューを選びます。

ライスお代わりサービスや大盛りを注文しない

「ライスお代わり無料サービス」には食指が動くかもしれませんが、主食のとりすぎは即エネルギーオーバーになります。ごはんの大盛りも同じです。ぐっとこらえて、普通盛りに慣れましょう。食べ足りなさは、野菜サラダや冷ややっこなど、低エネルギーのおかずで補うようにします。

日本そばも大盛りをオーダーするより、野菜が多くたんぱく質もとれる献立を選びましょう。

参考知識

★ラーメンのスープには脂肪分が多い

中華のめん料理の汁は、とてもこくがあります。

それは、ベースのスープにチキンだしやトンコツだしなどを使っているからです。仕上げに、ラード（豚脂）を加えている場合もあります。

温かいスープを食べているときは気になりませんが、冷えると脂肪が固まって見えることもあるほど、スープには脂肪分が多く含まれています。

汁を残すのは、塩分の制限と同時に動物性脂肪のとりすぎを防ぐ意味もあるのです。

代表的な外食料理のエネルギー量と塩分

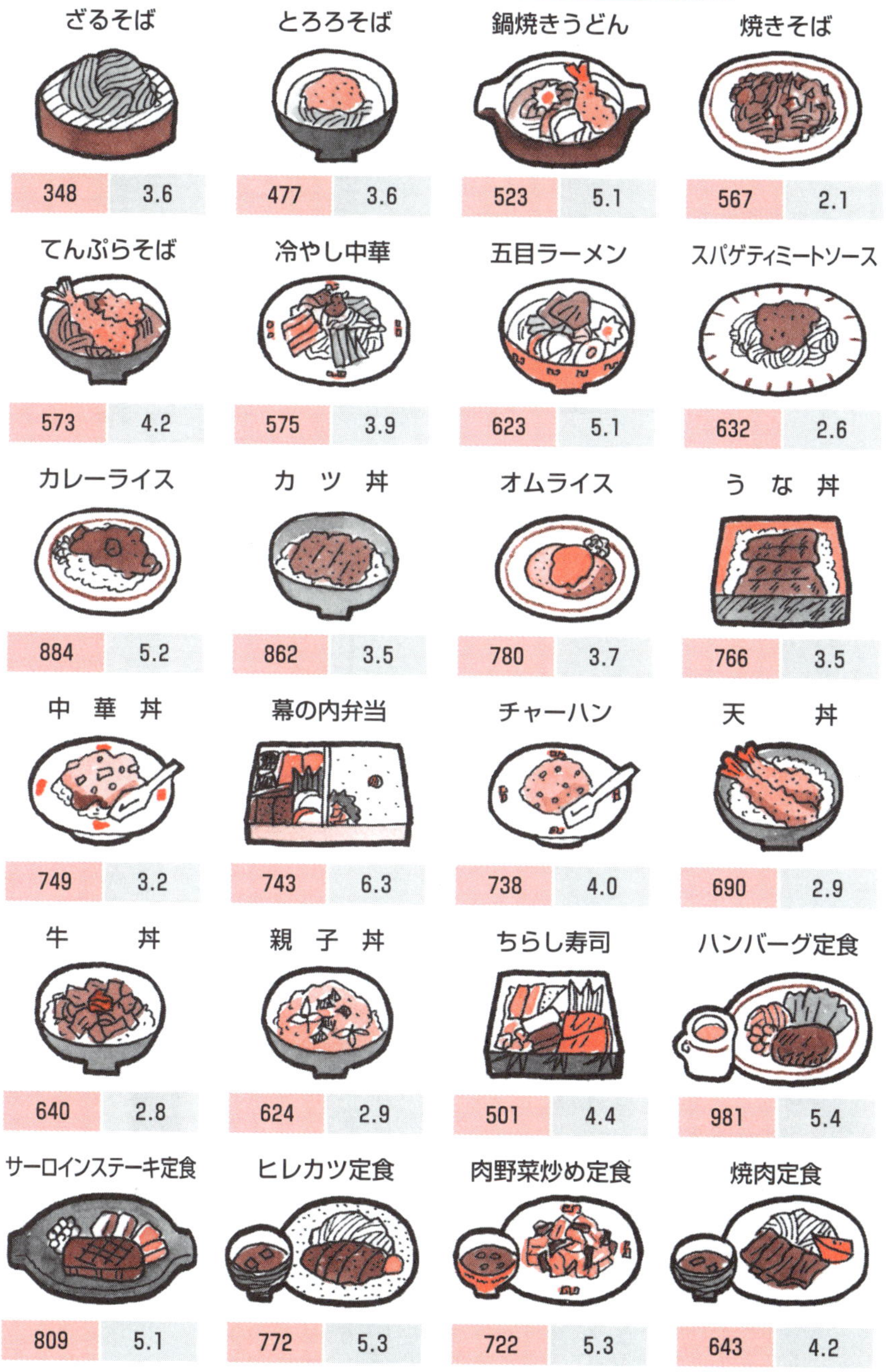

料理	エネルギー量(kcal)	塩分量(g)
ざるそば	348	3.6
とろろそば	477	3.6
鍋焼きうどん	523	5.1
焼きそば	567	2.1
てんぷらそば	573	4.2
冷やし中華	575	3.9
五目ラーメン	623	5.1
スパゲティミートソース	632	2.6
カレーライス	884	5.2
カツ丼	862	3.5
オムライス	780	3.7
うな丼	766	3.5
中華丼	749	3.2
幕の内弁当	743	6.3
チャーハン	738	4.0
天丼	690	2.9
牛丼	640	2.8
親子丼	624	2.9
ちらし寿司	501	4.4
ハンバーグ定食	981	5.4
サーロインステーキ定食	809	5.1
ヒレカツ定食	772	5.3
肉野菜炒め定食	722	5.3
焼肉定食	643	4.2

宴会の席では〝選び上手・残し上手〟になる

「接待先の役職者は、いつも腹の突き出た肥満型の人」ではありませんか。宴会料理は高エネルギーですし、雰囲気にのまれて飲みすぎたり、食べすぎることも多いでしょう。内臓脂肪を増やさないように注意しましょう。

コース料理を食べ尽くして大酒を飲むのはもってのほか！

宴会料理は、珍味や高脂肪の食材で豪華さを競いがちです。すべてを食べ尽くしたら、1食で必要とするエネルギーの1・5倍から2倍近くもとることになります。さらに飲酒が加われば、2食分のエネルギーをとってしまうことも十分考えられます。

コース料理やビュッフェスタイルなど、サービスの内容はさまざまですが、エネルギーオーバーにならないためには、まず暴飲暴食を戒めましょう。ほどほどの食べ方、飲み方が必要です。

マイペースで食べ、残すことに慣れる

宴会料理でエネルギーコントロールするには、とにかく食べすぎないことです。残すことを覚えましょう。

残したいのは、油脂を多く使ったこってりしたメニューです。揚げもの、脂身の多い肉料理、炒めものなどはほどほどにして、野菜の煮ものやサラダなど前菜風のものは積極的にとります。

サラダは、マヨネーズではなくドレッシングを選んで量を少なめにし、洋風コース料理のスープは、ポタージュよりコンソメを選ぶと低エネルギーです。

ひと口アドバイス

★宴会では、食べることよりコミュニケーションを大切に

宴会では珍しい食品に出会うことも多く、このときとばかりに食べすぎてしまいがちです。

しかし、宴会の本来の目的はコミュニケーションを円滑にすることでしょう。

初心に戻って、会食の場を有効に使いましょう。食べすぎ、飲みすぎで肥満のツケを残すより、1人でも多くの人と実りのある会話を交わしたいものです。

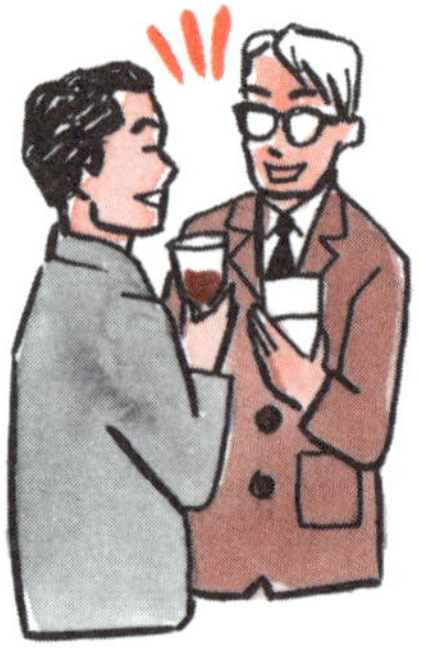

宴会料理のコース別、上手な食べ方

コース	内容	食べ方のポイント
和風コース	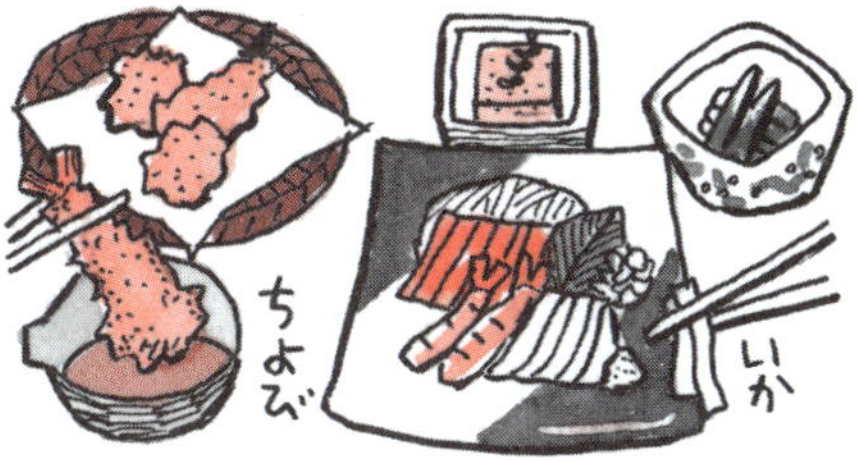 お通し・お造り・焼きもの・炊き合わせ・揚げもの・酢のもの・吸いもの・ごはん	お造りは、トロなど高脂質のものは控え、いかや貝などを。てんぷらは少量にして、てんつゆは控えめに。炊き合わせの野菜はしっかりとって、寿司などの主食メニューは味見程度に
洋風 フルコース	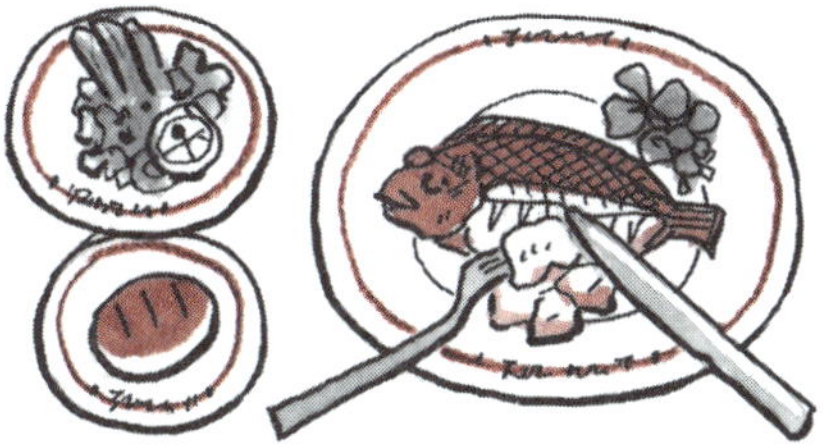 オードブル・スープ・魚料理・肉料理・サラダ・パン・デザート	メインディッシュは、できれば脂質の少ない魚を選ぶ。両方出るときは肉や肉の脂身は残す。パンにはバターをつけず、甘いデザートは敬遠したほうが無難
中華コース	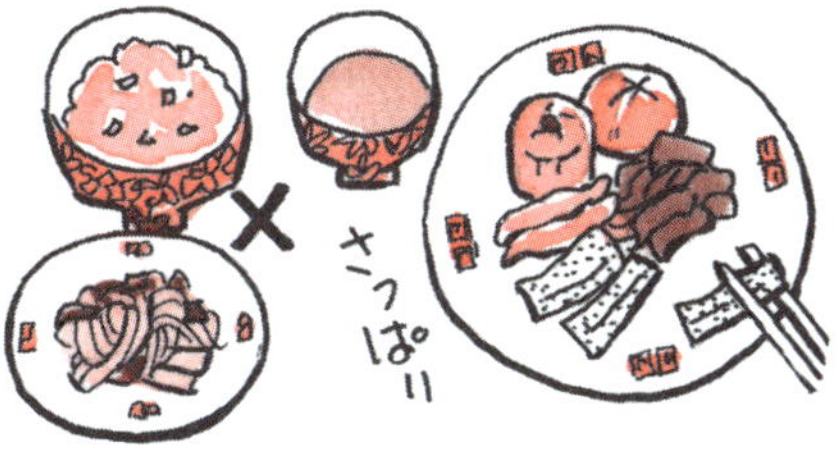 前菜・汁もの・菜（魚介や肉野菜料理）・点心・ごはんもの・中華デザート	前菜の油っけが少ない蒸しものなどのメニューは積極的にとり、揚げものや脂身を多く使った料理は控えめに。チャーハンやめん類は、食べないか少量にとどめる
ビュッフェ コース	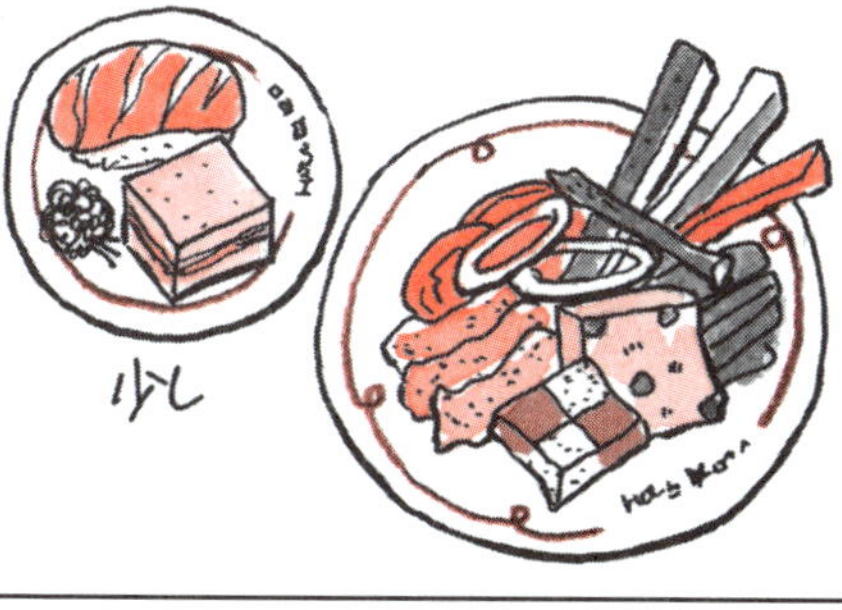	選べるメリットを生かし、賢い選択を。フライやてんぷらなどの揚げものは味見程度にし、サンドイッチや寿司なども適量にとどめる。野菜のスティックやあえものなどは、安心してとれる

ファーストフードの常食は高脂血症になりやすい

ハンバーガーやフライドポテトに代表されるファーストフードは、手軽でタイムロスが少なく、それなりの満腹感も得られます。しかし、使っている油の量も多いので、朝食代わりに常食するのはやめましょう。

肉と油が主役だけに高脂血症になりやすい

ハンバーガーとフライドポテト、そしてコーヒーという組み合わせは、ファーストフードの定番ですが、調理には多量の油が使われています。

焼き魚、納豆、みそ汁という和食の朝食に比べると、脂質の過剰は明らかです。朝からこうした食事をとり、昼食は高脂肪・高たんぱくの洋食ということになれば、脂質過剰から高脂血症を招くおそれが大きくなります。

ハンバーガーに限らず、ドーナツと飲み物の朝食や、牛丼の朝食も同様です。めんどうでも、朝食は家庭で、栄養バランスを考えてとることを心がけましょう。

ファーストフードの欠点は野菜が少ないこと

ファーストフードが致命的なのは、脂肪過多とともに、フレッシュな野菜、食物繊維源になる野菜が少ないことです。サラダを組み合わせて帳尻を合わせればよいのですが、そのサラダも、どのくらい水さらしをされていてビタミンCはどれだけ残っているのかがわかりません。

つまり、家庭で作る献立と違い、フ

ひと口アドバイス

★ファーストフードは食習慣を変える

現代人にとって、ファーストフードは、忙しい現代人にとって、今や欠かせないものになっています。

さかのぼれば、江戸時代の屋台もファーストフードであり、時代のニーズが活性化を促したといっても過言ではありません。

しかし、便利なファーストフード店が増えれば増えるだけ、外食傾向が強まります。このあたりで歩みを止め、家庭内食への回帰をしたいものです。

外朝食より家で朝食、それも、ごはんを主食にした献立で栄養バランスを整えましょう。

ァーストフードは、調理過程も見えなければ、食材の実態も明らかではないのです。

便利ではありますが、決して体のためを考えて作られたメニューばかりではありません。

ソフトドリンクの糖分も肥満の原因になる

ファーストフードの店で、セットメニューに含まれるソフトドリンクの中には、糖分がかなり多く含まれているものも少なくありません。

とくに冷たい飲み物は、甘味を感じにくいので、多量の砂糖を加えているものもあります。

安価だからといって、甘い飲み物がついたセットメニューにこだわらず、ウーロン茶や砂糖抜きの紅茶などで、自主的にエネルギーコントロールをしましょう。

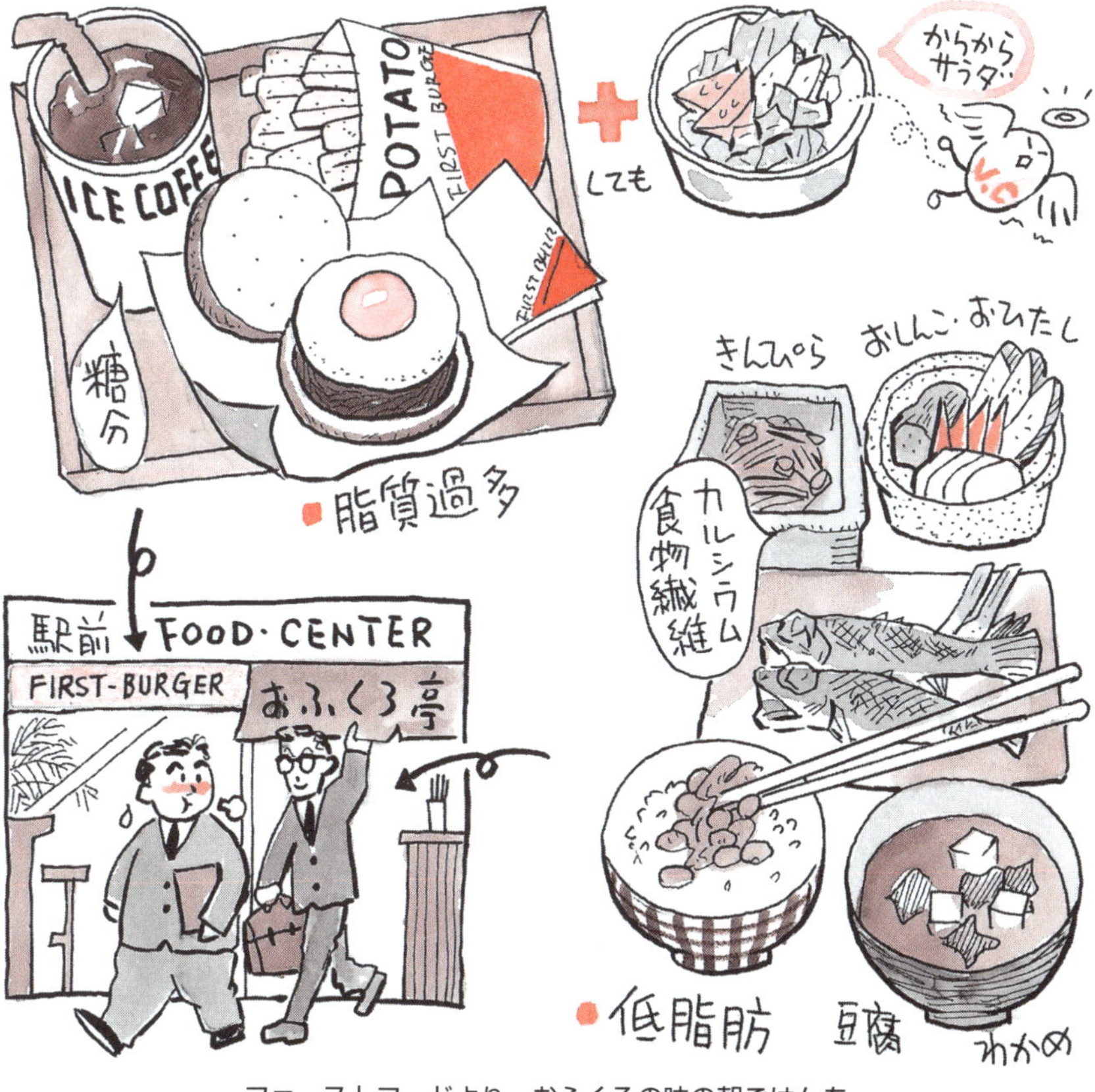

ファーストフードより、おふくろの味の朝ごはんを

コンビニ弁当や惣菜で栄養バランスをとるには

サラリーマンやOLの昼食で人気があるのがコンビニ弁当や市販の惣菜です。手軽さと、種類の豊富さが魅力ですが、どのように選べば栄養バランスがとれるのでしょうか。

彩りのよい弁当は栄養バランスもよい

栄養バランスのとれた弁当を選ぶには、見た目の鮮やかさもポイントの一つです。色数が多いということは、使われている食品の数も多いのです。

たとえば、にんじんの赤、ほうれんそうの緑、卵の黄色、さけのピンク、のりの黒というように、素材の色は多種多様です。彩り豊かな弁当で多くの食品をとれば、自然に栄養バランスも整います。野菜や乳製品の不足を補うために、野菜ジュースやヨーグルト飲料を買い足すとさらによいでしょう。

弁当を選ぶときのポイント

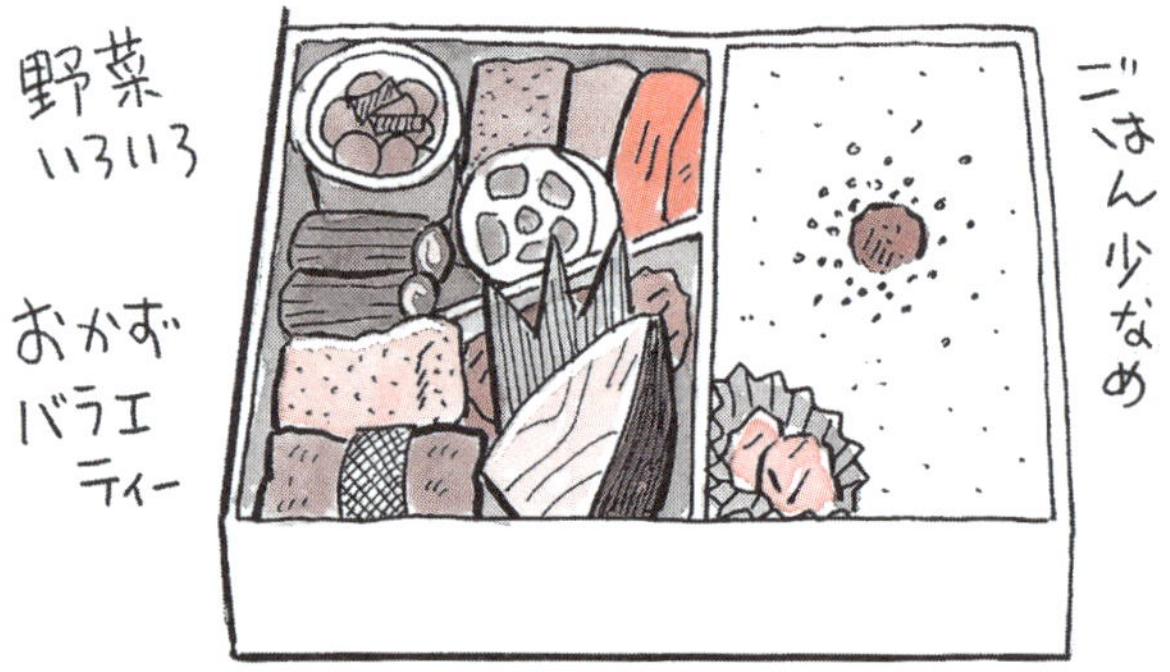

- 主食の量が多すぎないものを
- 揚げもの、焼き魚など複数の主菜が入っているものを
- 野菜の多いものを

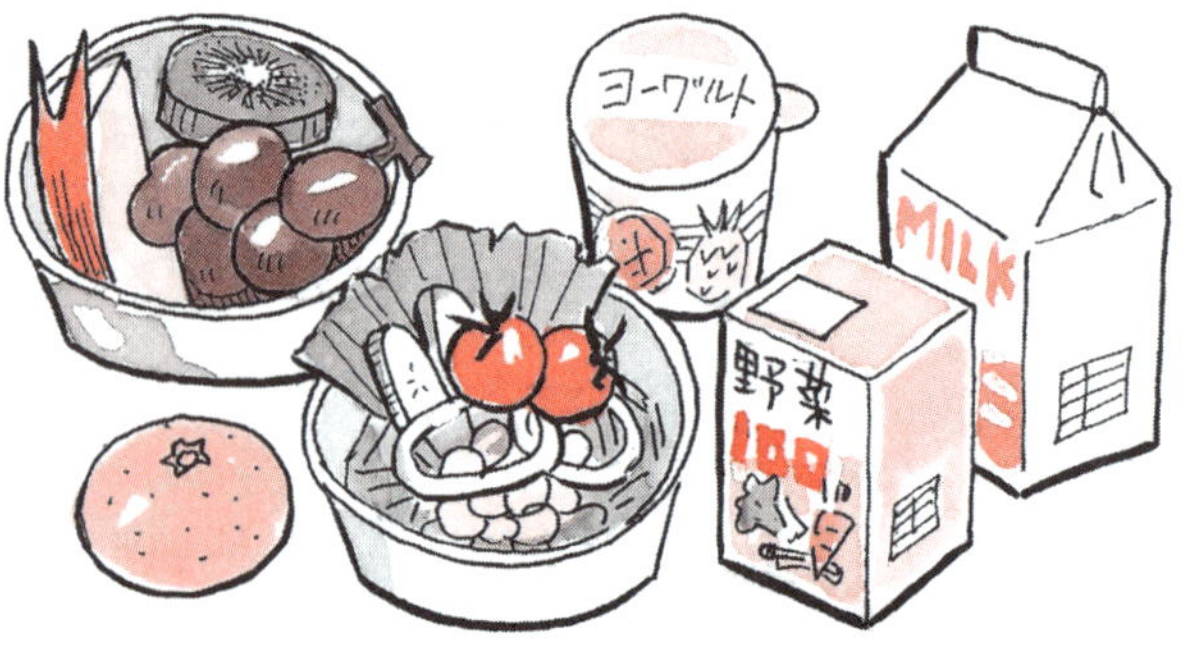

果物、乳製品、野菜サラダなどで不足する栄養素を補う

おにぎりやサンドイッチには もう1～2品を追加をする

おにぎりとお茶だけ、サンドイッチとコーヒーだけでは、主食だけなので栄養バランスがとれません。

野菜不足を補うには、ほうれんそうのごまあえや根菜の煮ものなどを、主菜にはシューマイやハンバーグなどをプラスするとよいでしょう。飲み物も、お茶やコーヒーより乳製品やトマトジュースなどがおすすめです。

揚げもののメニューは 週1～2回にとどめる

ミックスフライ弁当、天丼など、揚げものを中心にした弁当は、エネルギーが高く、揚げ衣ばかりが大きくて見かけ倒しのこともあります。カラッと揚げるために、動物性油脂を加えた油で揚げている可能性もあります。

できれば揚げものは家庭でとり、弁当では週1～2回程度にしましょう。

調理ずみの惣菜は 薄味のものを選ぶ

同じ惣菜メニューでも、店や商品によって味つけが微妙に違います。塩分や糖分のとりすぎを防ぐには、薄味のものを選ぶことがポイントです。

煮ものなどは、比較的色の薄いものを選ぶと味つけも薄めです。

サラダにドレッシングが添えられている場合は、量を控えて使うと塩分やエネルギーを抑えることができます。

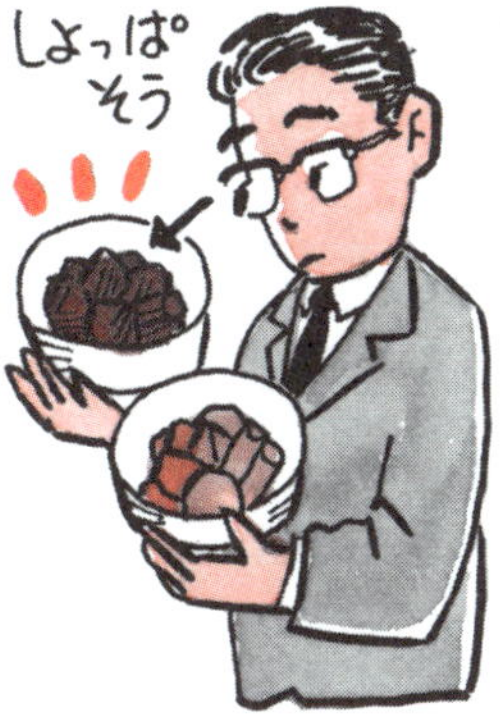

煮ものは色をチェック。濃い色のものは味つけも濃いめ

参考知識

★弁当のエネルギーは？

●さけ弁当……626キロカロリー
ごはん250g・さけ1切れ・だし巻き卵・こんぶ巻き小1個・鶏から揚げ1個・梅干し・ごま

●幕の内弁当…600キロカロリー
ごはん200g・根菜の煮もの・だし巻き卵・焼きえび・肉だんご1個・漬けもの・梅干し・ごまなど

●握り寿司……400キロカロリー
まぐろ4個・はまち2個・いか2個・紅しょうが・寿司めし計175g

●ミックスサンド…514キロカロリー
パン95g・ハム・ゆで卵・レタス・ポテトサラダ

●冷やし中華…524キロカロリー
中華めん260g・ハム・きゅうり・錦糸卵・レタス・紅しょうが・つゆ

加工食品や缶詰を利用するときは、こんな点に注意する

温めるだけですぐ食べられるレトルト食品や調理ずみの冷凍食品などは、上手に使えば食材を増やして、栄養バランスに一役買ってくれます。ただ、味つけや加工法によっては、摂取を控えたほうが安心なものもあります。

表示を確認して、添加物や保存料の少ないものを選ぶ

加工食品のパッケージには、原材料名が記載されていますので、購入するときは必ず確かめるようにします。

原材料名には、調味料や酸化防止剤などの保存料や着色料などの食品添加物も明記してあります。

これらは、厚生省で認可された安全なものが使用されていますが、できれば自然に近いものを使用しているもののほうが安心です。長々と添加物が表記されているものよりは、少ないものを選びましょう。

栄養表示を見ればエネルギー量と塩分量がわかる

加工食品は、味つけの濃いものや、見かけのわりに高エネルギーのものもあります。それを確かめるには、パッケージに表記されている「栄養成分」を参考にします。

味つけの濃さは、食塩量や糖質の量が目安になりますし、エネルギーは1食分や100グラム当たりのエネルギー量でほぼわかります。塩分については、ナトリウム量での表記のほか、食塩相当量が表示されてわかりやすくなりました。

参考知識

★ナトリウム量と塩分量の違い

高血圧の誘因となるナトリウムは、ふだんの食事では、主に塩分から摂取されます。

食塩相当量は、含有ナトリウム量×2・54で換算します。たとえば、ナトリウムが1000mgの場合は、1000×2・54で塩分相当量は2500mg、すなわち2・5グラムになります。

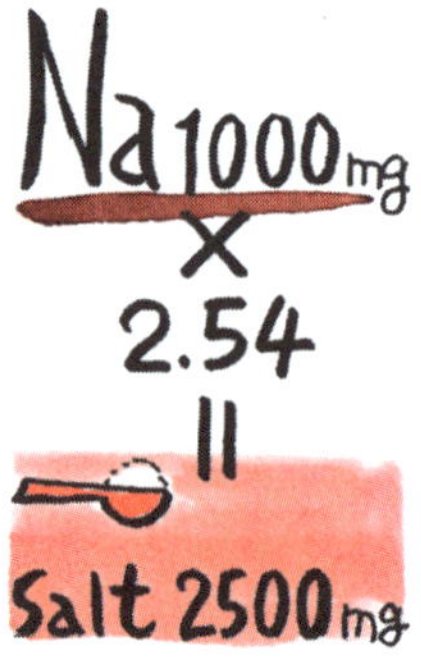

肉や魚の缶詰は意外に塩分が多い

コンビーフやアンチョビーは、思っているより高エネルギーです。そのまま食べるより、野菜との炊き合わせにしたり、サラダの調味量代わりに活用しましょう。

魚介の缶詰は、油漬けよりスープ煮を選ぶと低エネルギーです。

市販のルーやソース類は指定量を守って使う

栄養表示は、正しく使った場合を目安にしています。カレーやホワイトソースのルー、パスタを調味するミートソースなどは、人数当たりの使用量をきちんと守りましょう。

具を増量して使用量を守れば、エネルギーも塩分も控えめにできます。

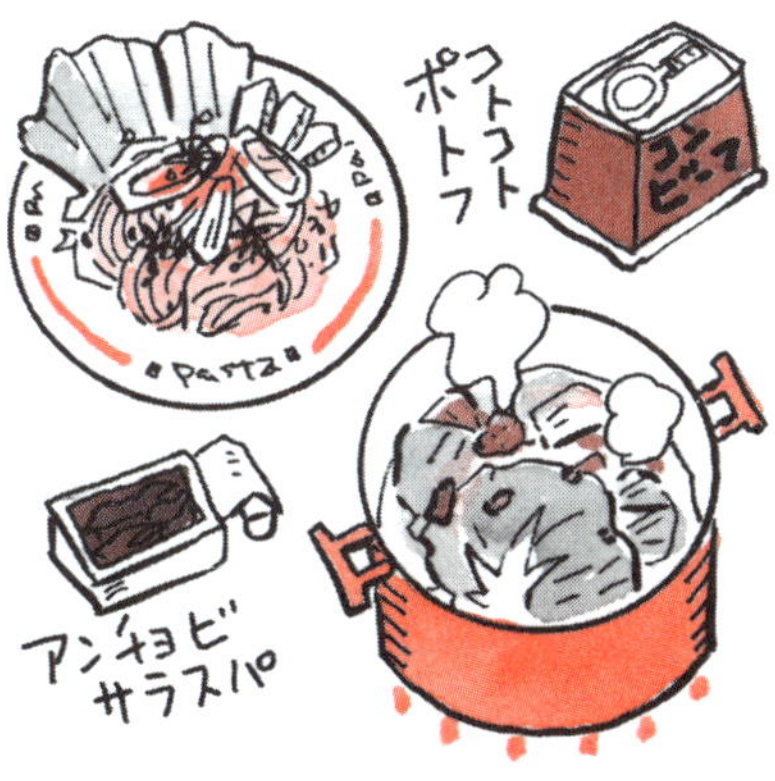

主な加工食品のエネルギー量とナトリウム量（可食部100g当たり）

食品名	エネルギー(kcal)	ナトリウム(mg)
冷凍ミートボール	244	520
冷凍ハンバーグ	223	490
冷凍シューマイ	215	520
冷凍ミンチカツ	196	420
冷凍ギョーザ	197	490
冷凍クリームコロッケ	165	340
カレー缶詰	157	560
缶詰シチュー	145	360
レトルトマーボ豆腐の素	137	1500
冷凍ポテトコロッケ	136	380
冷凍えびフライ	132	340
冷凍フレンチフライポテト	130	25
レトルトミートソース	121	820

魚介の缶詰の加工法別エネルギー量とナトリウム量（可食部100g当たり）

食品名	エネルギー(kcal)	ナトリウム(mg)
いわし油漬け缶詰	342	400
いわし味つけ缶詰	203	900
いわし水煮缶詰	188	600
いわしトマト漬け	185	500
かつお油漬け缶詰	284	800
かつお味つけ缶詰	168	1200
かつおフレーク味つけ缶詰	147	1500
かつお水煮缶詰	134	400
まぐろ油漬け缶詰	287	500
まぐろフレーク味つけ缶詰	166	1000
まぐろフレーク水煮缶詰	101	550
さけ水煮缶詰	160	400
あじ味つけ缶詰	143	310
あさり水煮缶詰	114	430
あさり味つけ缶詰	114	800

資料：「四訂食品成分表2000」

インスタントめんはつけ合わせで栄養の偏りを補う

即席めんの国内消費量は、年間約53億食で、日本人1人が1年間に40個以上食べていることになります。カップめん、生めんタイプなど種類も豊富ですが「ジャンクフーズ」との指摘もあります。

ラーメン1食には5〜6グラムの塩分が…

インスタントラーメンのめんと「かやく・スープ」に含まれるナトリウム量は、100グラム当たり（袋めんのほぼ1食）2・0〜2・3グラムで、塩分量に換算すると5〜6グラム弱に相当します。

日本人の塩分摂取量の日安は、成人1日当たり10グラム以下、高血圧の予防には7〜8グラムが好ましいとされていますので、インスタントラーメンは、健康な人でも1食でほぼ1日の塩分摂取量の半分以上を満たしてしまいます。

即席めんには野菜や肉を組み合わせる

インスタントラーメンはごはんやパンと同じ糖質の仲間ですが、1食当たりのエネルギーは約350〜450キロカロリーあります。しかし、カルシウムやビタミン類は多くありません。

具を加えずに即席めんだけを食べていると、栄養に偏りが生じますし、代謝《たいしゃ》に不可欠なビタミンB群が補われず、エネルギー代謝がスムーズにいかなくなるおそれがあります。

中華めんに使われる「かんすい」に

参考知識

★「ジャンクフーズ」とは？

ジャンクとは、〝がらくた〟のことで、エネルギー以外の栄養が期待できない食品のことをいいます。

インスタントラーメンをジャンクフーズにしないためには、良質のたんぱく質源や野菜をプラスしたり、薄味の野菜の副菜を添えてとることが鉄則です。

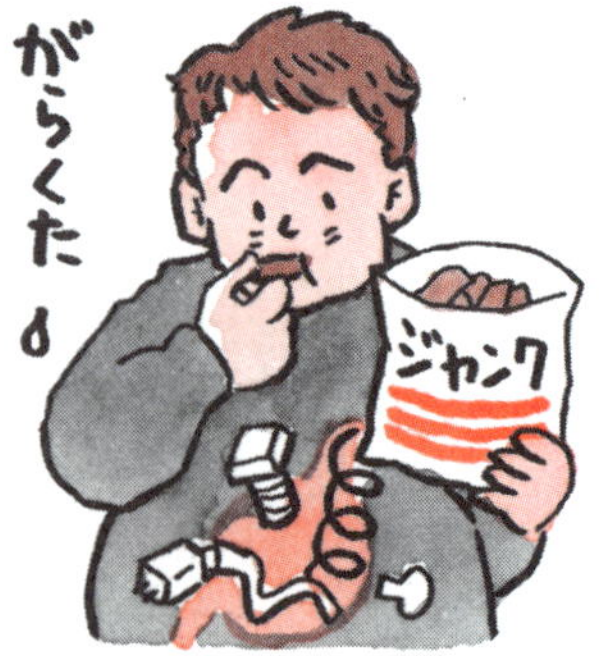

は、カルシウムの吸収を阻害するリン酸塩が多く含まれています。即席めんを食事としてとる場合は、野菜や肉、卵や海藻などを組み合わせるなどの工夫が必要です。

具を入れずに食べることが前提のカップめんにはビタミンB群が添加されていますが、だからといって栄養のバランスがとれるわけではありません。

揚げめんより、生めんやノンフライめんを選ぶ

即席めんには、加工の方法で、揚げめん、生めん、ノンフライめんがあります。揚げているタイプは、当然エネルギーが高いので、できるだけ生めんやノンフライめんを選びましょう。

なお、揚げめんは酸化を防止するためにビタミンEやCが添加してあり、正しく保存すれば酸化の心配はありません。

インスタントラーメンを食べるときはこんな工夫を

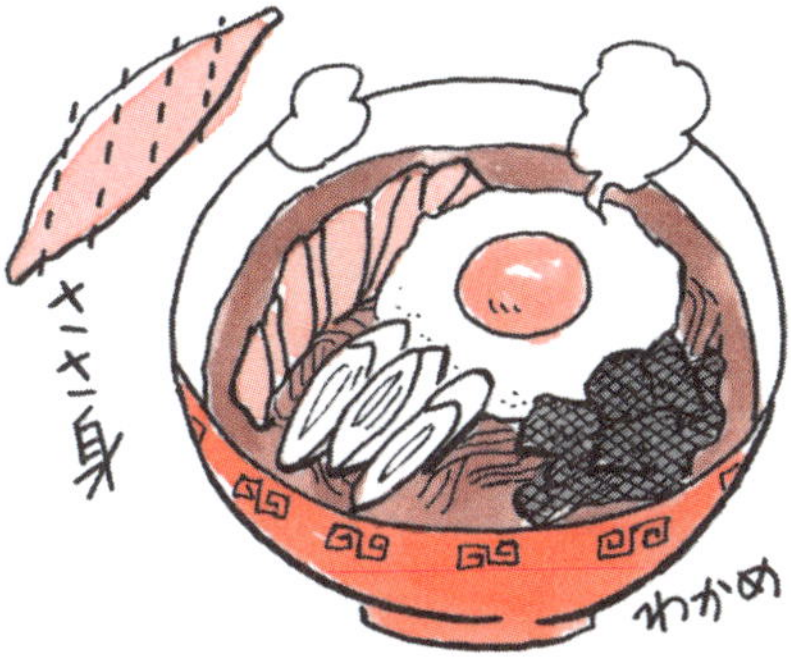

低脂肪の肉や卵を加える

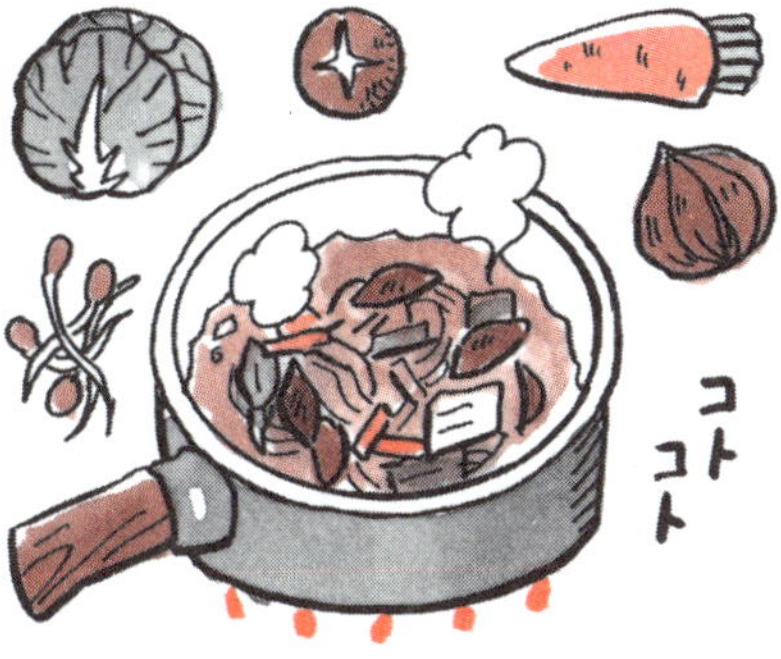

複数の野菜をいっしょに煮込む

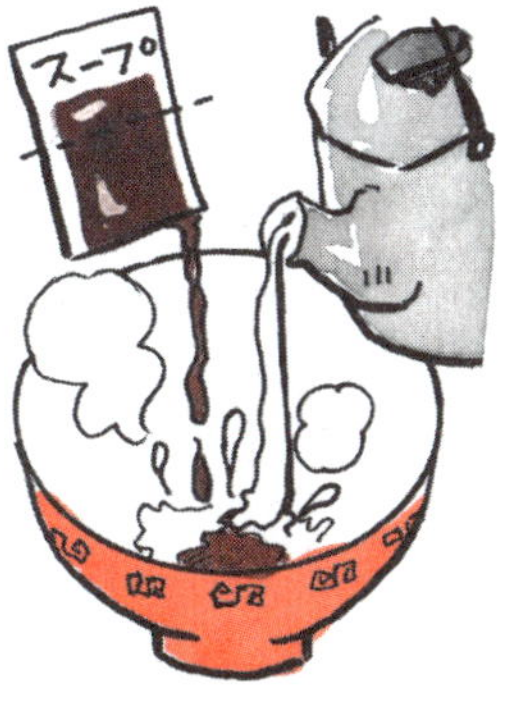

汁を残すか、添付のスープは控えめに使う

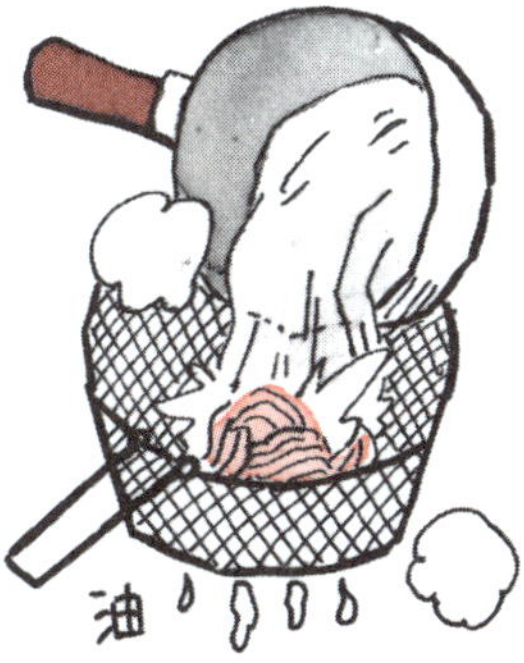

揚げめんはいったんゆでこぼす

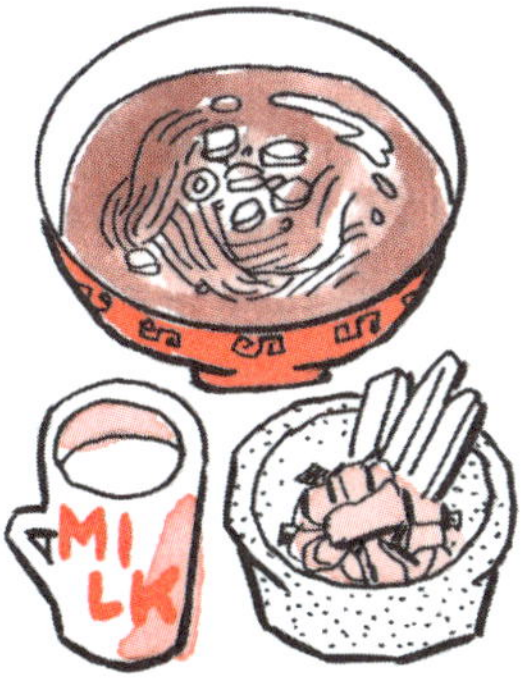

薄味の野菜の副菜や牛乳を添える

市販のデザートや飲み物は低脂肪で糖質の少ないものを

ごまやかぼちゃを使ったプリンやおからを使ったケーキなど、健康によい素材を前面に出したデザートや、健康飲料が増えてきました。体によさそうですが、食べすぎるとエネルギーオーバーになります。

体によい成分は食事でとるのが基本

和菓子、洋菓子を問わず、ごまのデザートが一大ブームです。アイスクリームにまでごまが使われているほどで、健康食ブームがデザートにも広がったといえるでしょう。おからを使ったケーキ、かぼちゃ、さつまいもを利用したデザートも増えてきました。

しかし、どんなに体によい食材を使っていても、デザートには甘さがつきものです。ごまやおからにつられて食べすぎると、エネルギーをとりすぎてしまいます。

体によい素材は食事からとるのが基本であり、デザートで補わなければならないような食生活こそ問題です。

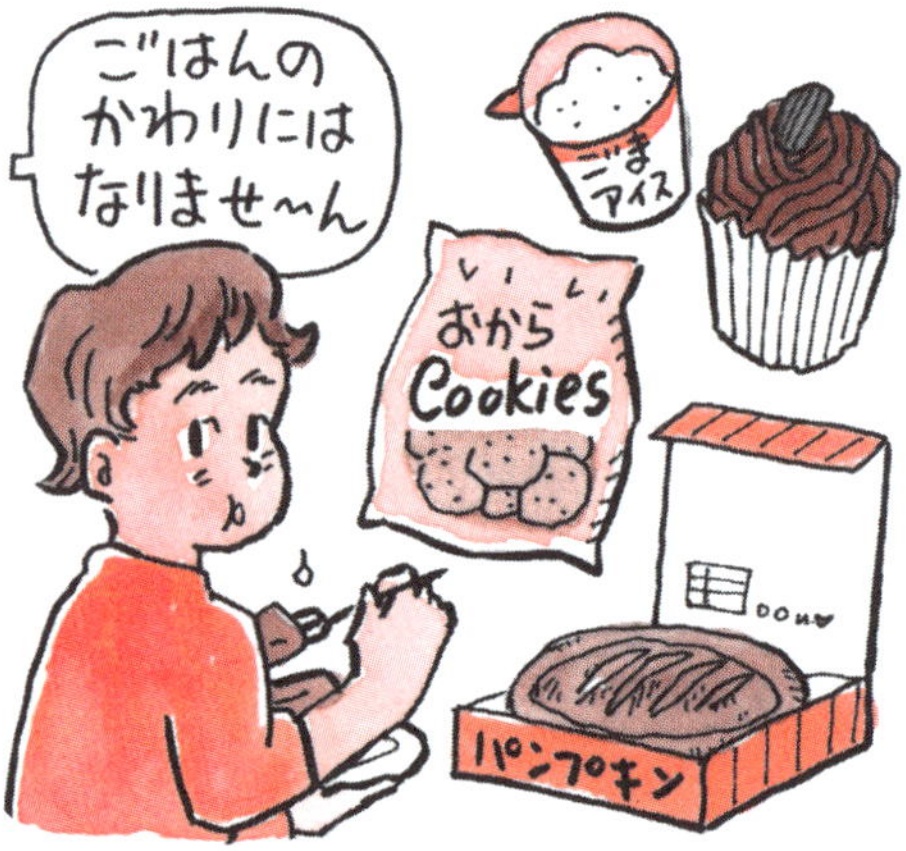

食後のデザートはあくまでも口直し程度に

参考知識

★ミネラルウオーターは本当に体によい?

水道の水に含まれる塩素などを懸念するためか、「水を買って飲む」人が増えてきました。また、最近は「深層水」といわれる深海の水がブームになっています。

これらは、天然のミネラルを含むので、水道水よりはミネラルの供給が期待できます。

しかし、ミネラルウオーターを飲めばミネラルが完璧に補給できるというわけではありません。

よりおいしい水が飲めるというくらいのつもりで飲んだほうがよいでしょう。

健康飲料もエネルギーがゼロとは限らない

スポーツドリンクや、ビタミン、ミネラルなどを配合した飲みものも数多く出回っています。健康飲料とはいえ、それらもエネルギーが皆無とはいいきれません。たとえば、あるスポーツドリンク1缶（200㎖）は、48キロカロリーもあります。

体脂肪を燃やすためにウオーキングをしても、その後にスポーツドリンクを飲みすぎれば、それこそ〝もとのもくあみ〟です。

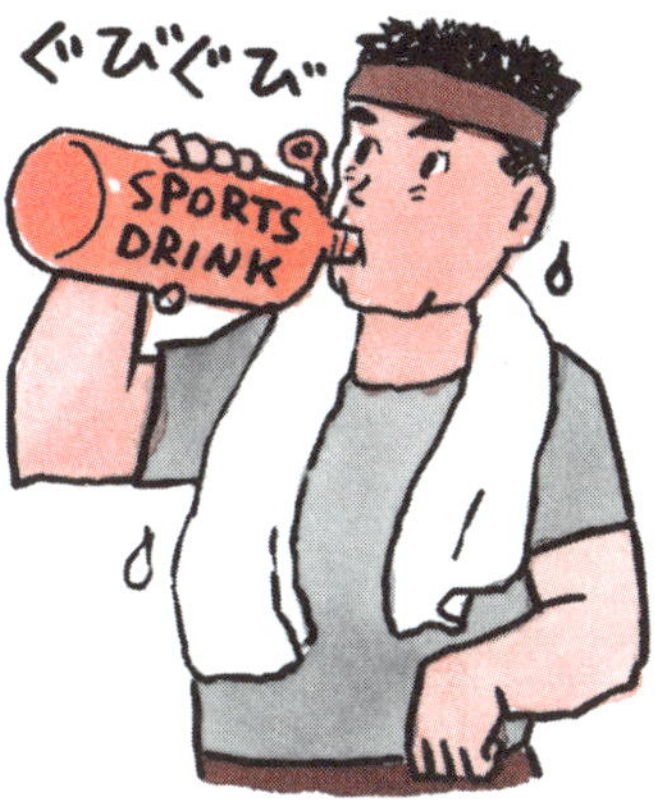

運動後の水分補給は必要だが、とりすぎるとエネルギーオーバーに

体に有効な成分も量のバランスが大切

食品中の抗酸化成分やがん予防成分などが広く知られるにつけ、嗜好品《しこうひん》をあたかも健康食材のようにいう風潮があります。

たとえば、カカオには抗酸化物質であるポリフェノールが多量に含まれていますが、かといってカカオを含むチョコレートやココアが体によいかどうかは別問題です。これらをたくさんとれば糖質のとりすぎになります。

豆の食物繊維がコレステロールを吸着するといっても、甘く味つけしたあんの入った和菓子が、コレステロール低下に貢献するとは思えません。

嗜好品はあくまで楽しみで、健康維持のためにとるものではありません。

★デザートの意味は？

食事の最後にデザートをとるのは、もともと欧米の食習慣でした。欧米の伝統的な食事は、いわば肉が主役でパンなどの穀類は添えものだったのです。そのため、穀類からの糖質が不足しがちで、これを補う目的で甘いデザートがプラスされました。

しかし、和食は糖質を含むごはんが主食としてとらえられていますから、あえて食後のデザートをとらなくても糖質の供給は十分なのです。

和食に欧米の食習慣を持ち込んで食後に甘いデザートをとると、エネルギー過多になりかねません。

章末コラム

「おふくろの味」を見直そう

おふくろの味を「袋(レトルト)」の味にしない

いもの煮っころがし、ごぼうのきんぴら、肉じゃがなど、いわゆる「おふくろの味」が、居酒屋の大皿盛りや市販の惣菜《そうざい》、レトルト食品でしか味わえないような生活は寂しいものです。

しかも、外食や加工品でとるそれらのメニューは味が濃く、だし代わりに高脂肪の肉が使われているなど、決して望ましいものではありません。

家庭で作る「おふくろの味」には、家族の体調が悪ければそれに合わせて材料を選んだり、味つけを変えたりという「心づかい」がしてあったはずです。

食事は健康の基盤です。食生活を外食産業にゆだねるのは危険です。

食品の効用についての情報を選択する賢い目を持とう

健康は目的ではなく、いきいきと生きるための手段です。健康で長生きしてこそ、自分のやりたいこともでき、前向きの考え方をし続けて人生をまっとうすることができます。

とかく、何を食べれば病気にならないかにばかり目が向きがちですが、食品の効用を強調しすぎた宣伝は賢くとらえるようにしましょう。

さらに、食事は単にエネルギーや栄養を取り入れるのが目的ではなく、楽しみであり、人とのコミュニケーションをしながら心を満たすものでもあります。24時間フル回転のコンビニに依存するのではなく、手作りの献立で家族と和気あいあいの会話をしながら食べたいものです。

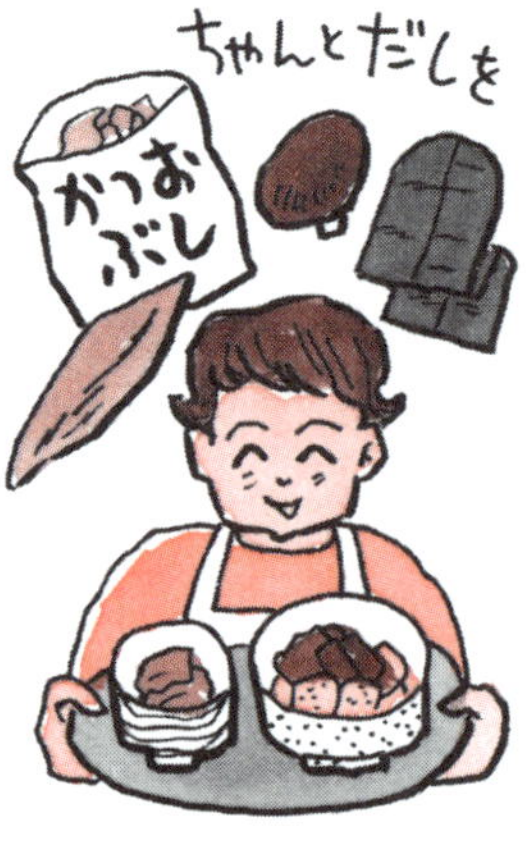

第6章

体脂肪を燃やし、動脈硬化を予防する運動のポイント

元気で長生きするためには運動が欠かせない

どんなに体によい食事をしていても、動くことをおっくうがっていたのでは、エネルギーの収支バランスを欠いてしまいます。食事療法とともに、適度な運動を効果的に行うことが必要です。

便利な生活に慣れた現代人は圧倒的に運動不足

交通網が発達し、車での移動が当たりまえになった現代では、自分の足で歩く機会が確実に減ってきています。

さらに、電化製品が普及して家事労働は大幅に減少し、インターネットによって足を使わなくても簡単に情報収集ができるようになりました。

意識する・しないにかかわらず、私たちの生活は圧倒的に運動不足になってきています。食物からとるエネルギーのうち、生活活動や運動で消費されるエネルギーは20～30％程度ですが、それさえも消費できない人がいます。

現在、日本人の大半は生活活動強度Ⅱ（やや低い）に該当するといわれ、日常生活での活動量を増やすか、運動をプラスすることが望ましいとされています。

運動不足は基礎代謝を下げ、脂肪が燃えにくい体を作る

「わざわざ運動をするくらいなら、食べる量を減らすほうが手っ取り早い」と思う人もいるかもしれませんが、運動の効果は単に消費エネルギーを増やすだけではありません。

運動を怠って安楽な日々を過ごして

参考知識

★「長寿村」が長寿村でなくなった理由は？

かつて長寿村として脚光を浴びた山村が、あることをきっかけに長寿村でなくなったという実例があります。

「あること」とは、車とバイク、コンビニの登場です。

それまで、その山村の人たちは、毎日、山の斜面にある畑まで歩いて通い、農作業を続けてきました。

ところが車とバイクが現れ、歩く機会がめっきり減ったのです。追い打ちをかけるように、伝統的な食生活に〝コンビニ食〟が加わり、長寿を返上する結果になったのです。

生活活動強度別エネルギー所要量（18歳以上）

単位：kcal　　　　単位：kcal／日

年齢（歳）	生活活動強度							
	Ⅰ（低い）		Ⅱ（やや低い）		Ⅲ（適度）		Ⅳ（高い）	
	男	女	男	女	男	女	男	女
18〜29	2,000	1,550	2,300	1,800	2,650	2,050	2,950	2,300
30〜49	1,950	1, 500	2,250	1,750	2,550	2,000	2,850	2,200
50〜69	1,750	1,400	2,000	1,650	2,300	1,900	2,250	2,100
70以上	1,600	1,300	1,850	1,500	2.050	1,700	−	−

＊生活活動強度が「Ⅰ(低い)」または「Ⅱ(やや低い)」に該当する人は、日常の生活活動の内容を変えるか、または運動を付加することによって、生活活動強度「Ⅲ(適度)」に相当するエネルギー量を消費することが望ましい

いると、筋肉は落ち、基礎代謝《たいしゃ》は低下の速度を速めます。

運動を継続的に行って筋肉を保持すれば、基礎代謝は活発になり、体の中から脂肪を燃やしていくことができます。そのためには、運動を継続することが不可欠なのです。「健康的に体脂肪を減らし、太りにくい体を作ること」、これが運動のメリットです。

食事と運動が、健康で長生きできるキーポイント

運動は血液循環をよくし、善玉のＨＤＬコレステロールを増加させて動脈硬化の予防にも貢献します。

また、心肺機能を高め、筋力の低下を防いでくれます。

食事療法と適度な運動は、元気で長生きすることをめざす人にとっては車の両輪のようなものです。どちらを欠いても車は快適に走れなくなります。

運動にはこんなメリットがある

筋肉を維持して代謝を高める	エネルギーを消費し、体脂肪がつくのを防ぐ	太りにくい体にする	心肺機能を高める	ＨＤＬ(善玉)コレステロールを増やす
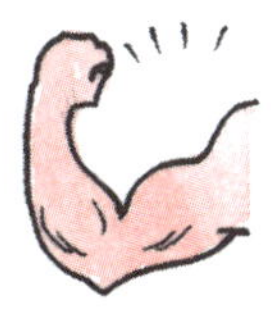	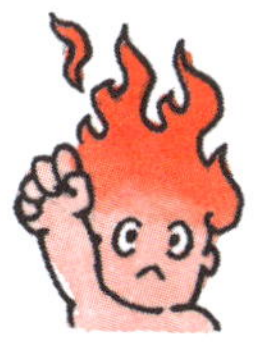	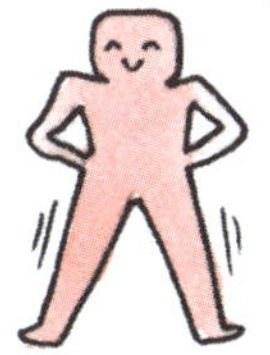	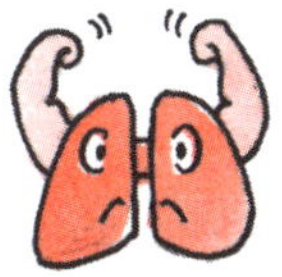	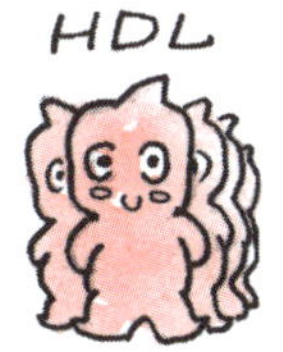

こんなきっかけで太り始める人が多い

内臓脂肪は、ある時期から急速に増え始めます。基礎代謝が低下する40歳前後もその節目ですが、人生の節目が体脂肪を増やすきっかけになることもあります。「危ない」と思ったら、運動を始めましょう。

男性は結婚をすると太り始める傾向がある

俗に「幸せ太り」などといいますが、結婚後、ほとんどの男性は太り始めます。妻が毎日食事を作ってくれるのでそれまでの乱れた食生活が改善されたこともあるのでしょう。

しかし、それ以上に食べすぎによるエネルギーオーバーが原因です。残業をして会社で軽く食事をとったにもかかわらず、帰宅して高エネルギーの手料理を食べるというケースや、食べ残すと妻ががっかりするので、出されたものをすべて食べてしまう人など、結婚後に5～10キロ太る人はざらにいます。本人の自覚も必要ですが、家族にも食事でのエネルギーコントロールを意識してもらいましょう。

女性は失恋、出産、更年期がターニングポイント

女性も結婚後に太り出す傾向がありますが、失恋も太る原因になります。ストレスと寂しさから過食に陥りやすいのです。

さらに、出産後の肥満はなかなか解消しません。妊娠中の食生活をそのまま続けていると、余分なエネルギーはどんどん体脂肪になって蓄積されます。

ひとロアドバイス

★運動は心のリフレッシュにも効果的である

運動が健康によいのは、肉体的な面だけではありません。体を動かすことは爽快《そうかい》であり、気持ちを高揚させてくれます。

落ち込んだり不安なときは、知らず知らずに体を丸め、うつむいて過ごしがちですが、運動をすると体が活性化していやなことも忘れられます。これも運動の効用です。前向きな気持ちで体を動かすことで、心も体もリフレッシュしましょう。

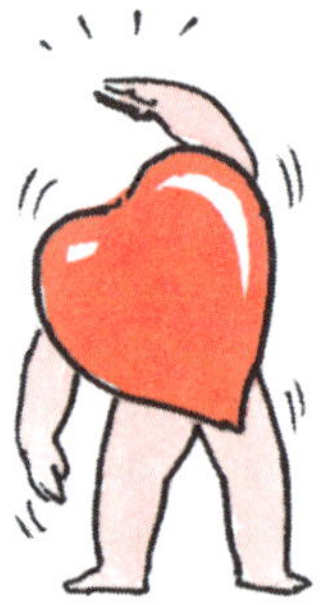

子どもを1人産むごとに10キロずつ太ったという人もいるほどです。

また、更年期になると女性ホルモンが減少するために代謝《たいしゃ》が低下し、体脂肪がつきやすくなります。更年期はコレステロールの代謝も低下するので、高脂血症が起きやすくなります。

単身赴任や定年退職、連れ合いの死も要注意！

生活環境がガラリと変わったことがきっかけで、内臓脂肪型肥満になってしまう人もいます。単身赴任や定年退職、女性の場合は子どもの独立などもきっかけになります。

精神的なストレスが異常な食欲を招き、環境の変化が活動的な生活を阻害するためでしょう。

積極的に体を動かす機会を作って、内臓脂肪の蓄積がもたらす生活習慣病を予防しましょう。

こんなことがきっかけで太り始める

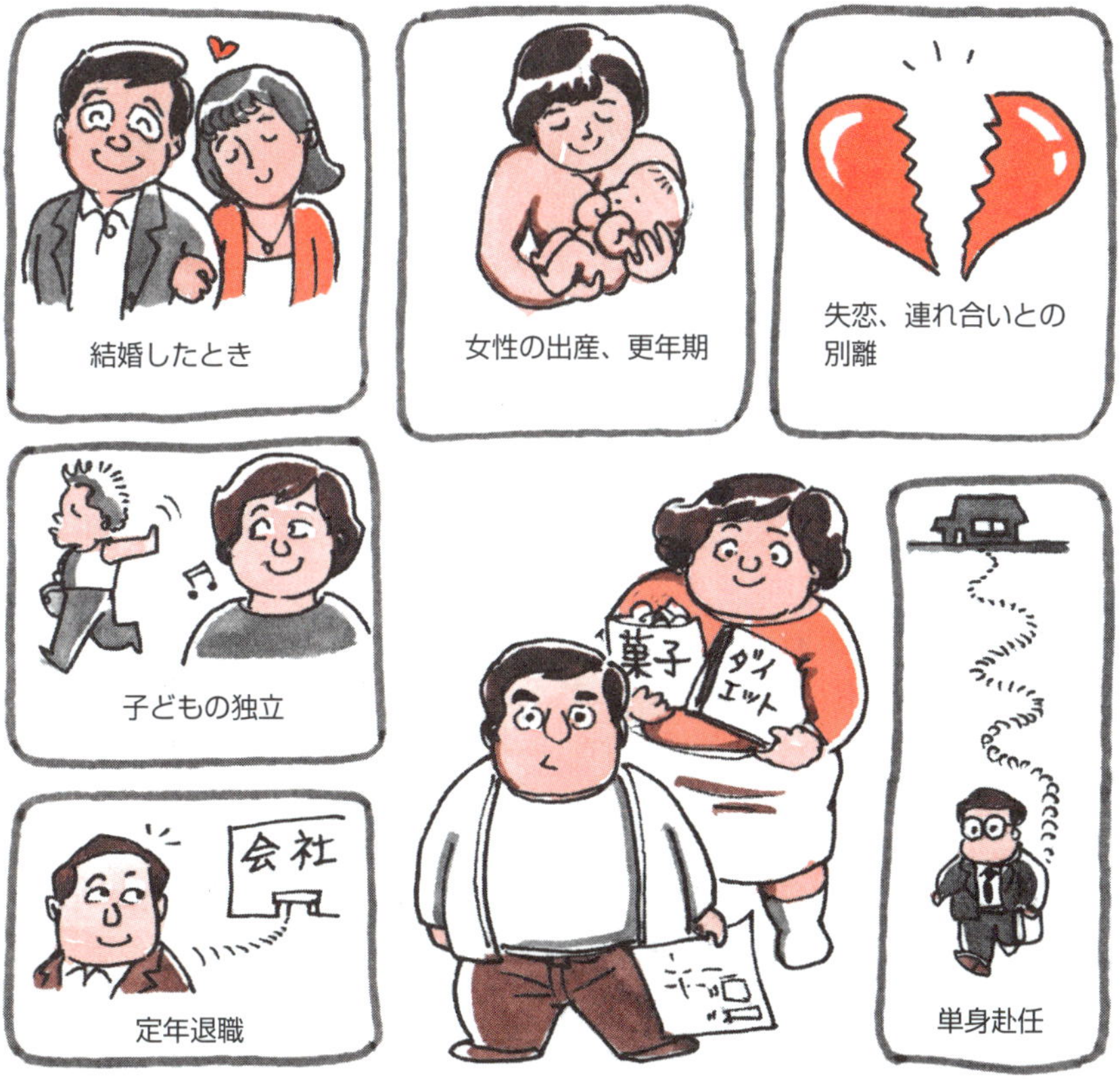

「有酸素運動」が体脂肪を効果的に燃やす

運動には、瞬間的に力を出す「無酸素運動」と、酸素を供給しながらゆっくりとした運動を継続して行う「有酸素運動」があります。体脂肪を効果的に燃やすのは、有酸素運動です。

「有酸素運動」は、酸素を取り入れて体脂肪を燃やす

あまり強度の強くない運動を長く続け、酸素を体内に十分取り込みながら体脂肪を燃やしていくのが「有酸素運動」です。ウオーキングやゆっくりとした速度でのサイクリング、ジョギング、水泳などは、中高年期からでも無理なくできる有酸素運動です。

反対に、短距離走やウエイトリフティングなど、瞬間的なパワーを必要とする運動を「無酸素運動」といいます。

無酸素運動のエネルギー源になるのは、グリコーゲンやブドウ糖で、体脂肪は燃焼されません。

1回10分間でも、繰り返し行えば脂肪は燃える

これまで、有酸素運動で体脂肪を燃焼させるには最低20分間は続けないと効果がないといわれてきました。

これは、運動によって最初に使われるのは筋肉中のグリコーゲンで、その後、血液中のブドウ糖（血糖）が消費され、最後に体脂肪が燃えるとされてきたからです。

しかし、最近の研究では、脂肪も運動開始から他のエネルギー源とともに使われていて、その比率が低かっただ

参考知識

★運動で体脂肪が燃えるのはなぜ?

運動をすると、アドレナリンやノルアドレナリンなどの興奮作用をもたらすホルモンが活発に分泌されます。

これらのホルモンが脂肪細胞を刺激すると、脂肪分解酵素《こうそ》が分泌され、体内に蓄えられた脂肪を遊離《ゆうり》脂肪酸《しぼうさん》とグリセオールという物質に分解します。

酸素を取り入れながら行う有酸素運動では、分解されて血中から筋肉に取り込まれた遊離脂肪酸を酸素を使って燃焼させるので、体脂肪が効率よく燃えるわけです。

け、ということがわかってきました。

つまり、運動開始時はグリコーゲンが主に使われますが、脂肪も少なからず使われているのです。

30分継続して運動した場合も10分ずつ3回に分けた場合も、体脂肪の燃える量はそれほど変わらないのです。したがって、無理に30分運動を続けなくても、できるときに10分ずつ回数をこなせばよいことになります。

運動は、最低2日に1回、汗ばむ程度に行う

有酸素運動を行う場合は、ふだんと同じくらいの呼吸数で、軽く汗ばむ程度を目安にします。無理をせず、継続させることに意味があるのです。

運動による効果は48時間しか継続しないので、最低でも2日に1回は、何らかの有酸素運動を実行するように努めることが大切です。

中高年でも無理なくできるこんな「有酸素運動」を

〈ウオーキング〉

1分100メートルくらいのペースで

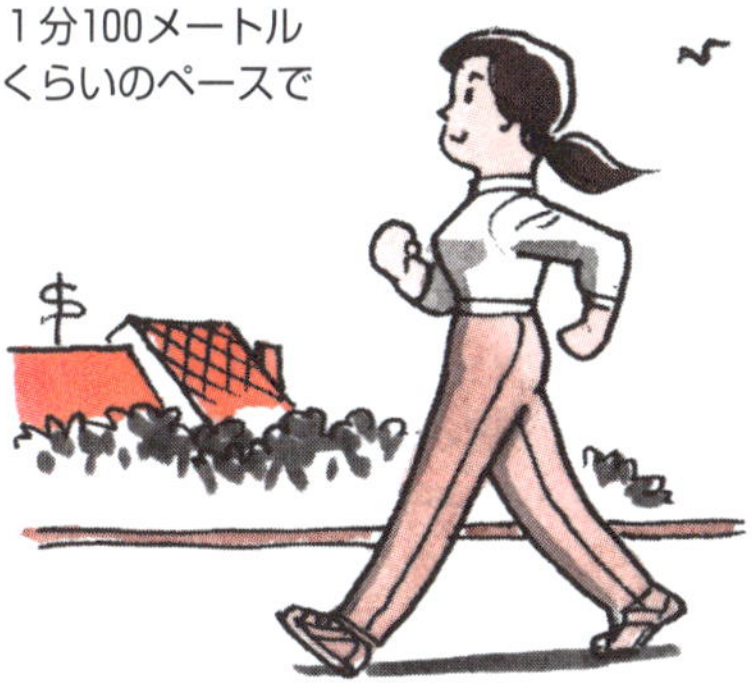

〈サイクリング〉

1時間に18キロくらいのペースで

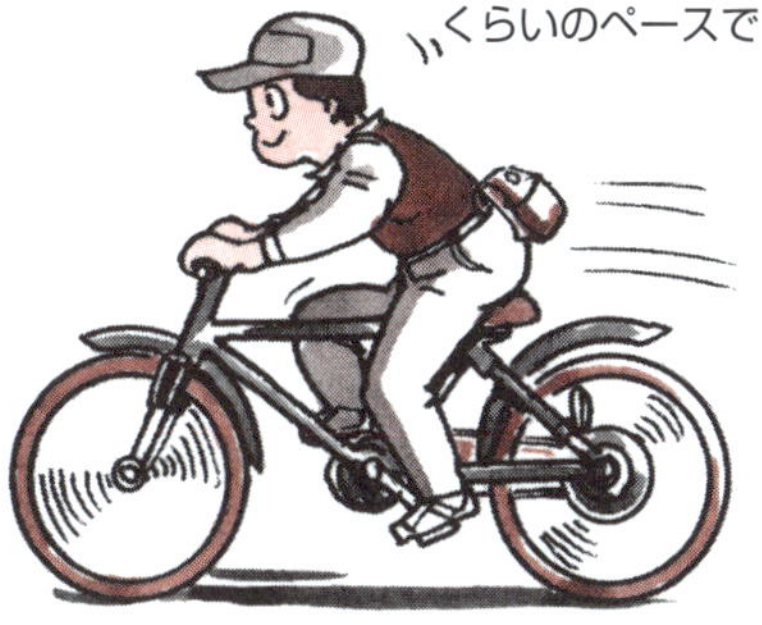

〈水　泳〉

100〜200メートル続けられるゆっくりとしたペースで

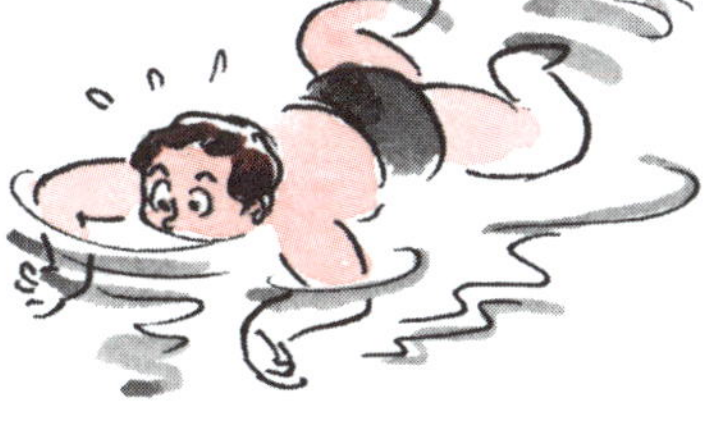

〈ジョギング〉

毎分120メートルくらいのペースで

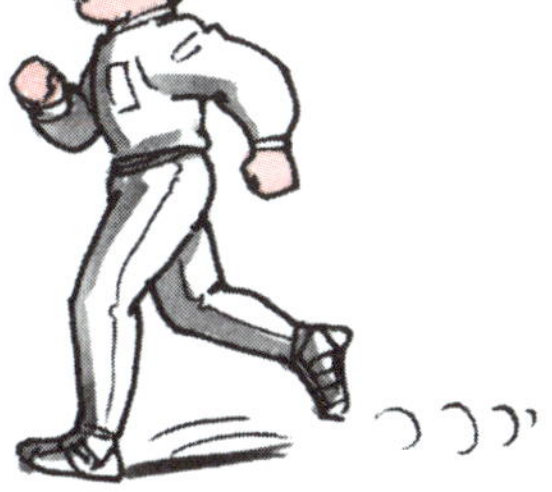

有酸素運動の強度は心拍数（脈拍）で調節する

一般の人には、現在行っている運動が体力に適しているかどうかを判断するのは、難しいものです。そこで目安にしたいのが、運動中の脈拍数です。適した運動強度の目安を知って、無理のない運動をしたいものです。

運動中の脈拍数を測り、1分間100～120を目安にする

運動強度の目安になるのは、脈拍数です。運動の強度が高くなるほど脈拍数は増加しますが、脈拍数は取り込む酸素の量と関係しています。

健康づくりのための運動強度は、運動中の最大酸素摂取量が50～60％であることが望ましいとされています。これは、年齢にもよりますが、運動中の1分間当たりの脈拍数が100～120前後になるくらいの運動量です。

運動中に自分の脈拍数を測り、運動が強すぎないかどうかをチェックすることが、健康づくりのための運動のポイントです。

望ましい脈拍数は、138から年齢の2分の1を引いた値

最大酸素摂取量の50％を脈拍に置き換えた場合の年齢別指標は、138から年齢の2分の1を差し引いて計算します。たとえば、50歳の人の場合は、138から50歳の半分の25を引いた113が望ましい脈拍数になります。

運動中の脈拍数がそれ以上であれば、強度が強すぎるということになります。心臓に負担がかからない運動を心がけましょう。

参考知識

★「適度な運動」の目安は、翌日に疲れが残らないこと

筋肉痛などの疲労の原因は、乳酸という疲労物質です。過度な運動をすると、エネルギー代《たい》謝《しゃ》が追いつかず、筋肉に乳酸がたまってしまいます。

日ごろ運動不足の人は、数分間歩いただけでも翌日に筋肉痛が残ることがありますが、そのような状態になったら、自分にとってハードなレベルだったのだと自覚しましょう。

疲れをとってから、少しハードルを下げて再挑戦してください。

運動中の望ましい脈拍数はこのように算出する

年齢別望ましい脈拍数 ＝ 138 － 自分の年齢 ÷ 2

↑
最大酸素摂取量の50%

〈脈拍はこのように測る〉

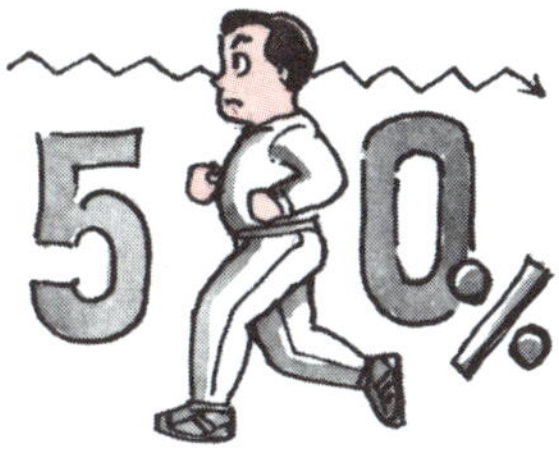

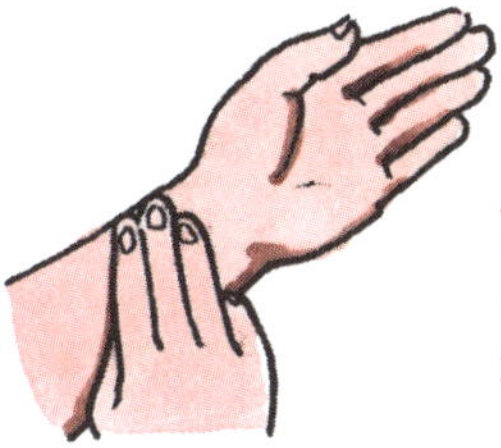

人さし指・中指・薬指を手首の内側に軽く当て、10秒間、脈拍数を測る。それを6倍して、1分間の脈拍数とする

運動をしていなかった人は無理をせず、マイペースで

若いときにスポーツをしていた人とそうでない人、ふだんからよく動く人と運動には無縁だった人とでは、筋力も体力も異なります。他人には「心地よい運動」でも、自分の体には大きな負担になることもあります。

意気込みはともかく、運動に縁のなかった人は、マイペースで運動と親しみましょう。

ウオーミングアップとクールダウンを忘れずに

どんな運動でも、運動前にはウオーミングアップ（準備運動）、運動後にはクールダウン（整理体操）を行います。

運動中の事故を防ぐためにも、運動前には必ず軽いストレッチ体操を実行しましょう。

健康づくりのための運動所要量

〈運動強度を最大酸素摂取量の50%にした場合の運動所要量〉

	20代	30代	40代	50代	60代
1週間の合計運動時間	180分	170分	160分	150分	140分
目標心拍指数（拍／分）	130	125	120	115	110

〈運動強度を最大酸素摂取量の60%にした場合の運動所要量〉

	20代	30代	40代	50代	60代
1週間の合計運動時間	90分	85分	80分	75分	70分
目標心拍指数（拍／分）	145	140	130	125	120

ウオーキングは1日1万歩を目標にする

運動の中で、年齢を問わず、もっとも手軽に始められるのが、ウオーキングです。体が慣れてきたら目標を1日1万歩にしますが、最初は歩数を意識せずに楽しく歩くことから始めましょう。

1人でいつでもでき、お金もかからない

健康づくりのための運動は、継続できなければなんにもなりません。特別な用具が必要でないことや、お金がかからないことも条件の一つです。

その意味で、ウオーキングはうってつけの運動です。わざわざジムに通う必要はなく、1人でも気軽に始められます。

心臓への負担が少なく、肥満の人も自分なりのペースで取り組めます。体力のある人は、速足《はやあし》で歩いて運動強度をアップすることもできます。

1日1万歩歩けば一石二鳥の効果がある

やや速足で1日1万歩歩くと、ほぼ200キロカロリーが消費されます。200キロカロリーを食事に換算すると、ごはんで茶碗1杯半程度ですが、問題は消費エネルギー量だけではありません。

運動することによって筋肉の衰えが防げ、代謝《たいしゃ》の低下も防げます。また、血流がよくなることも大きな効果です。

ウオーキングに限らず、有酸素運動にはこのように数多くのメリットがあるのです。

ひと口アドバイス

★歩くことに楽しみを見つける

手軽にできるウオーキングですが、目的もなく歩くのではおもしろみがありません。

歩く楽しみを見つけることが、長く続けられるコツです。

いっしょに歩く仲間を作る、四季の花を楽しむ、地域の名所を訪ね歩くなどの目標を持つと、張り合いが出ます。「散策の会」などに参加するのもよいでしょう。

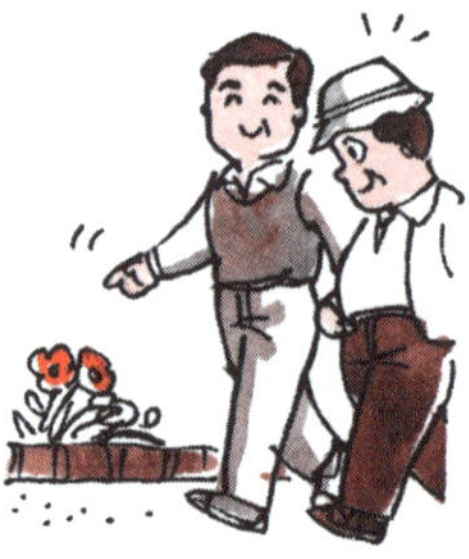

このような点に注意して効果的なウオーキングを

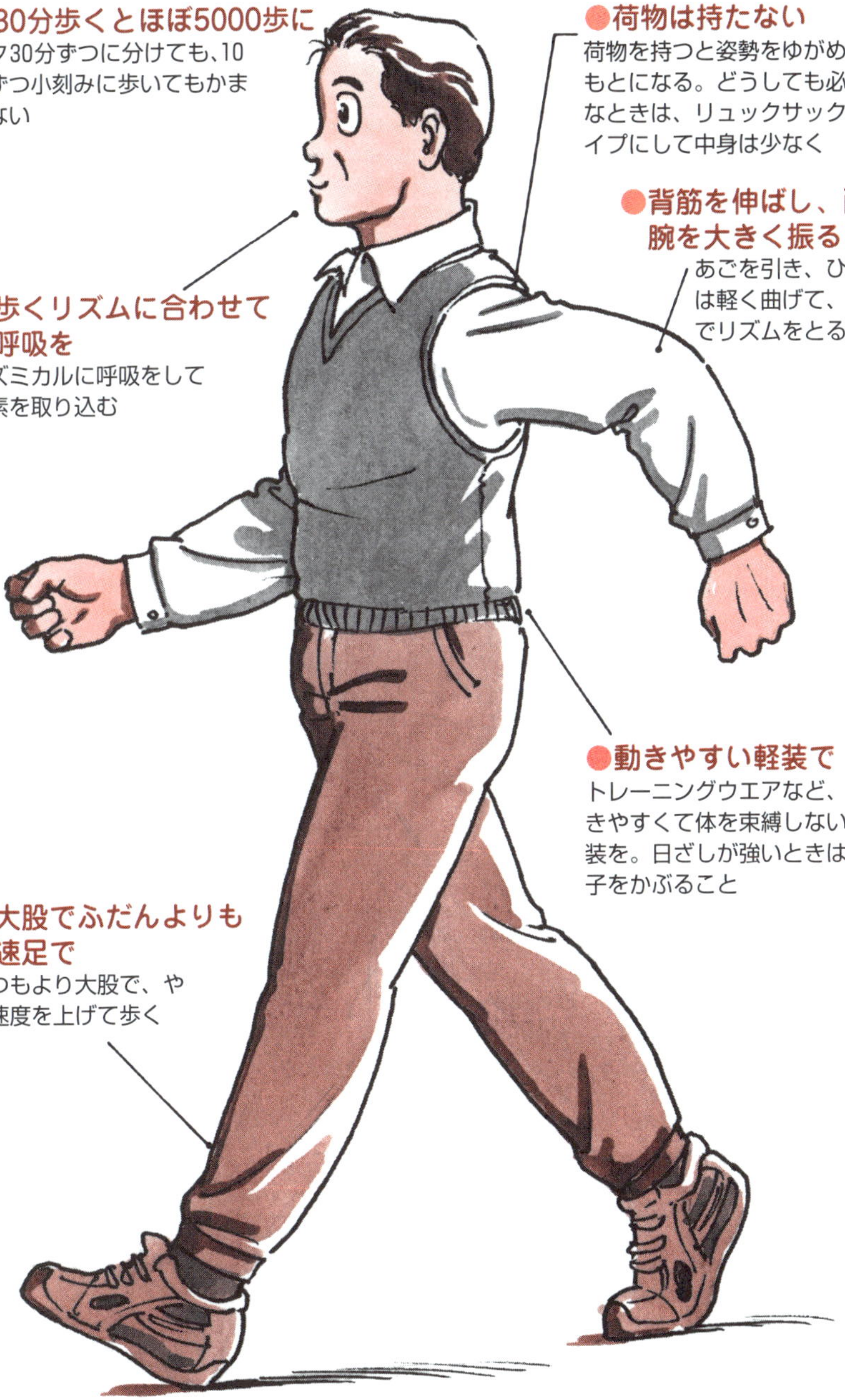
●30分歩くとほぼ5000歩に
朝夕30分ずつに分けても、10分ずつ小刻みに歩いてもかまわない
●荷物は持たない
荷物を持つと姿勢をゆがめるもとになる。どうしても必要なときは、リュックサックタイプにして中身は少なく
●背筋を伸ばし、両腕を大きく振る
あごを引き、ひじは軽く曲げて、腕でリズムをとる
●歩くリズムに合わせて呼吸を
リズミカルに呼吸をして酸素を取り込む
●動きやすい軽装で
トレーニングウエアなど、動きやすくて体を束縛しない服装を。日ざしが強いときは帽子をかぶること
●大股でふだんよりも速足で
いつもより大股で、やや速度を上げて歩く

関節に負担をかけない水中歩行・水泳にチャレンジ

足や腰に痛みがあると、軽い運動でも負担になることがあります。そうした人でも無理なくできるのが、プールの中を歩く「水中歩行」です。浮力を利用するこの運動は、健康上の効果も明らかになってきました。

胸まで水につかると、浮力で体重が約3分の1に

水に入ると体が軽く感じますが、それは浮力のおかげです。水深があるほど浮力は強く作用し、胸まで水につかると体重は3分の1程度になります。

腰やひざの痛みを抱えている人でも、水中なら軽々と動け、無理なくトレーニングすることができます。

水の抵抗が血行を促進し、筋肉を強くする

水中で体を動かすと、水の抵抗が肌を刺激し、末梢《まっしょう》血管の血行が促されます。水中で運動をしても手足がむくまないのは、血液の循環が促進されているからです。

さらに、水の抵抗は自然の負荷《ふか》となって全身の筋肉を強くします。

おなかにかかる水圧で腹式呼吸が促される

水中でかかる水圧の影響をもっとも受けるのは腹部です。おなかに水圧がかかると自然に腹式呼吸が促され、陸上で腹筋をしているのと同じような効果があります。

また、水の中にいると汗をかいてもわからないので、エネルギーを消費し

参考知識

★水中歩行は、骨粗しょう症の予防にも効果がある

水中歩行の健康効果について調べた報告によると、60～70歳代の男女19人に週1回水中歩行を続けてもらった結果、1年後も脚力などが十分維持されていることが確かめられました（国立健康・栄養研究所の古武裕氏らによる）。

また、水中歩行を続けている閉経後の女性27人を調査したところ、骨密度が1年で1・6％も増えていたそうです（日本女子大学、江沢郁子教授らによる）。

ていないように思われますが、むしろ逆です。体温より低い水温のプールにいるだけで体から熱が奪われ、それを補うために細胞は活発に働いて熱を産生します。

水中運動では、こんな点に注意する

軽い運動だからとあなどらず、初めは水に慣れることが大切です。準備体操をしっかりと行い、少しずつ水中で体を動かしましょう。

できればインストラクターのいる施設で、基本のエクササイズを習うとよいでしょう。前かがみになると腰が痛む人は前方に、腰を反らせると痛む人は後方に歩くと、腰への負担が少なくてすみます。プールから上がったら、必ず水分を補給します。また、冬には、下半身に必ず水をかけて血管を縮めてから帰宅すると、かぜをひきません。

水中歩行の基本と中高年向きの水中運動

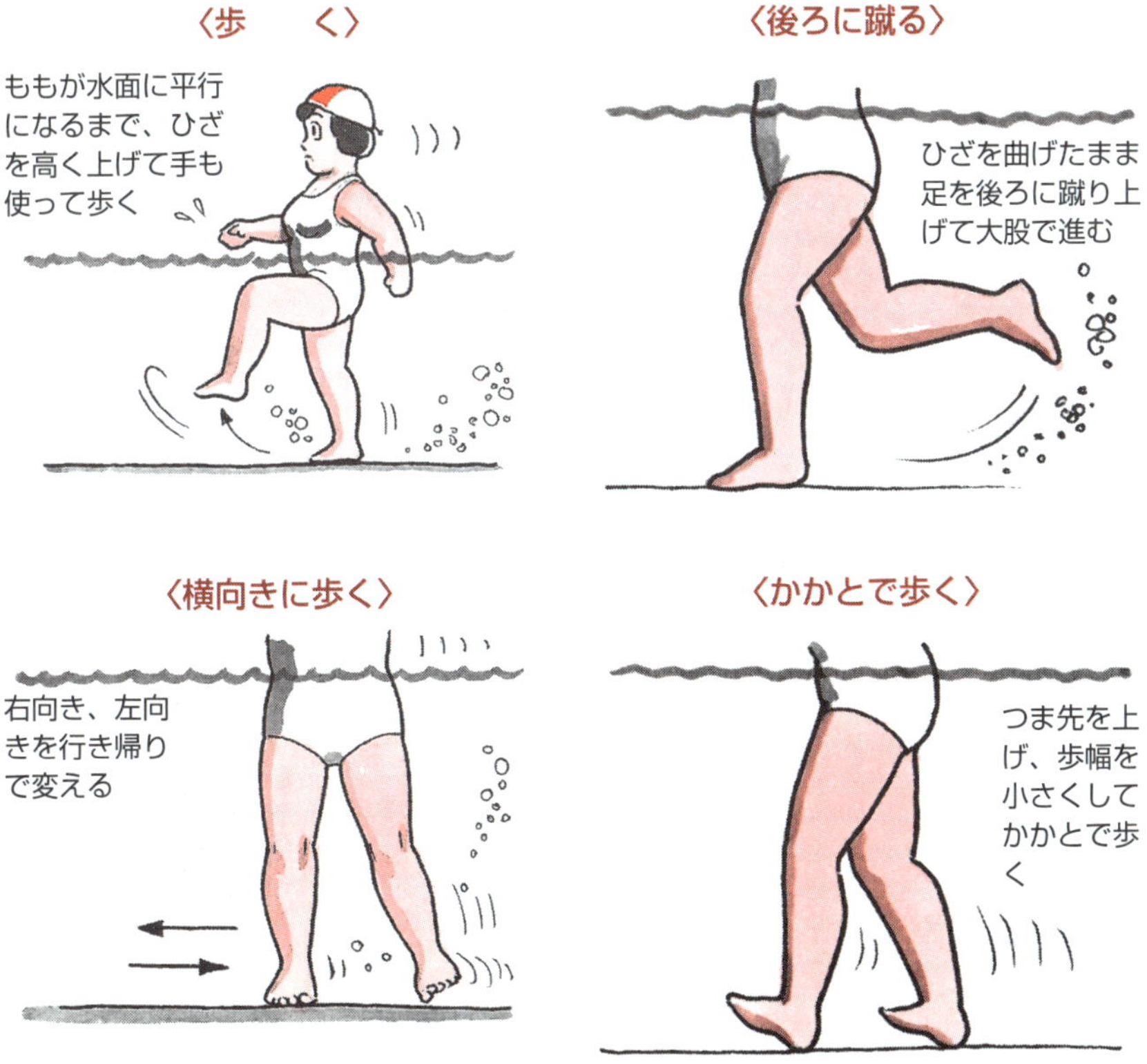

〈歩　　く〉
ももが水面に平行になるまで、ひざを高く上げて手も使って歩く
〈後ろに蹴る〉
ひざを曲げたまま足を後ろに蹴り上げて大股で進む
〈横向きに歩く〉
右向き、左向きを行き帰りで変える
〈かかとで歩く〉
つま先を上げ、歩幅を小さくしてかかとで歩く

筋肉の機能を高めるとエネルギーの消費量が増える

体力があり、日ごろから運動に慣れ親しんでいる人は、有酸素運動にこだわらなくてもかまいません。ただし、いきなりハードな運動に挑戦するのはよくありません。軽いアイソメトリック運動を取り入れましょう。

筋肉の抵抗を利用した「アイソメトリック運動」

「アイソメトリック運動」とは、簡単にいうと、筋肉の長さを変えずに力を発揮して筋力を高める運動プログラムです。

たとえば、動かない壁を押す、軽いダンベルを持って保持する、チューブやエキスパンダーを引いたまま止める運動がアイソメトリック運動です。

乳酸を解消することで代謝がアップする

「有酸素運動」がエネルギー源としての脂肪を燃やすのに対し、「アイソメトリック運動」は筋肉を大きくして代《たい》謝《しゃ》を上げる効果があります。

アイソメトリック運動は、短時間でエネルギーを使い果たすので酸素の供給が間に合わず、筋肉中に乳酸がたまります。乳酸は、いわば〝筋肉の借金〟ですが、この借金を返すために体の代謝が高進されます。

つまり、代謝を上げることで乳酸を解消するのです。

有酸素運動の脂肪燃焼のメカニズムとは異なりますが、アイソメトリック運動も、体脂肪がつきにくい体づくりに十分貢献します。

参考知識

★筋肉の鍛練とアイソメトリックは違う

健康を維持するためのアイソメトリック運動は、筋肉を鍛えるのではなく、筋肉の機能を高める運動です。

筋肉を鍛えるための運動は、激しい運動によって筋肉に負荷《ふか》をかけるため、部分的に筋線維が断裂し、破壊されます。

さらに、断裂した筋組織は、回復期を経て以前より少しだけ強い筋線維へと修復されます。これが、アスリートの行う筋肉増強法です。

一方、アイソメトリック運動は、すでに持っている筋肉の機能を強化するのが目的です。激しいトレーニングは必要ありません。

筋肉があることが条件。無理は禁物！

アイソメトリック運動をするには、ある程度筋肉があることが条件です。若いころにスポーツで鍛えた人でも、筋肉を使わずに過ごした期間が長ければ長いほど、筋力は低下していると思ってよいでしょう。

ダンベルであれば、保持するだけで十分効果があり、上げ下げをする必要はありません。体力の過信は禁物です。

息をゆっくりと小さく吐きながら行う

アイソメトリック運動を行うときは、呼吸を止めないようにします。息を止めると血圧が上がってしまうので、動作に入る前に息を吸い、筋肉に力を込めているときはゆっくりと小さく息を吐くようにします。

効果のあるアイソメトリック運動

〈ペットボトル保持でアイソメトリック運動〉

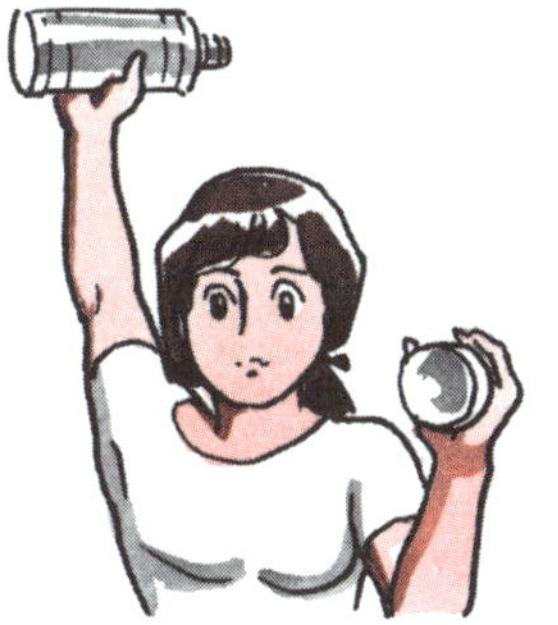

① 水を入れた500㎖のペットボトルを両手に持ち、交互に上げ下げし、保持する

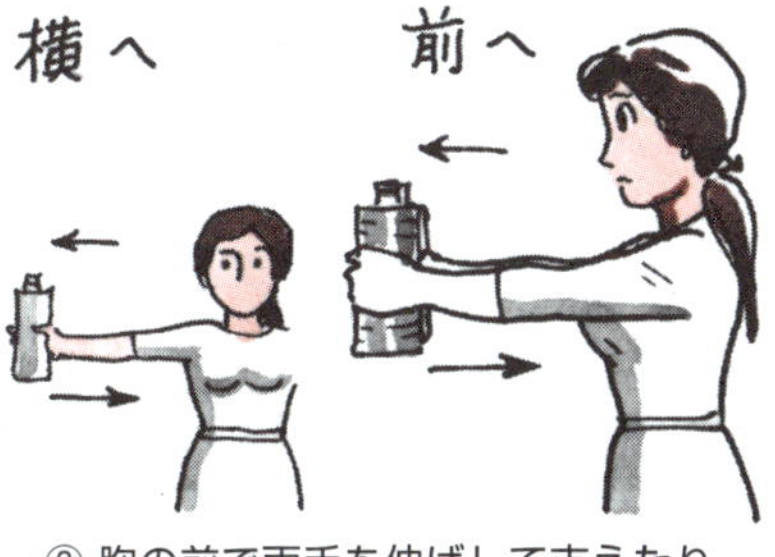

② 胸の前で両手を伸ばして支えたり、左右に伸ばして保持する

〈足の筋肉と腹筋を同時に強化〉

椅子に座り、片足をまっすぐ伸ばして上げ、10～30秒間そのまま静止する。左右交互に行う

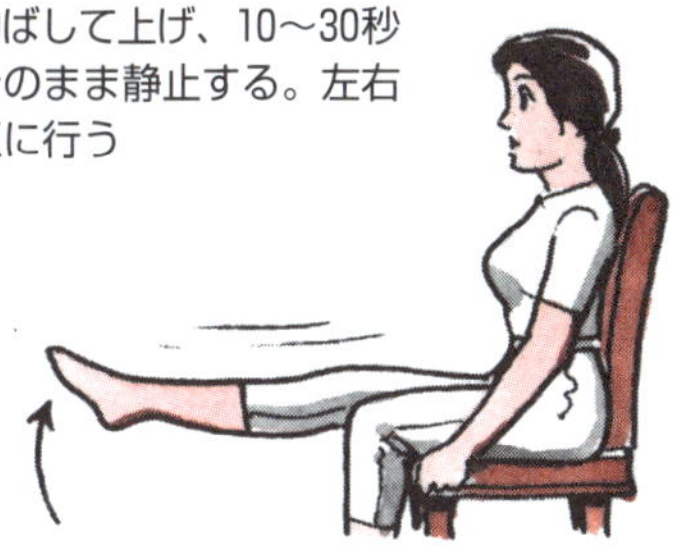

〈腕ブルワーカー〉

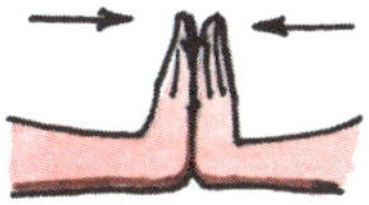

① 胸の前で手のひらを合わせ、力を入れて10～20秒間押す

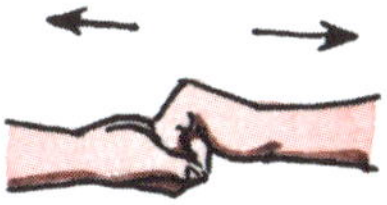

② 手の指を組み合わせ、10～30秒間左右に引く。手の上下を組み替えて同様に行う

ストレッチを毎日実行して体を柔らかくする

柔軟性が低下すると日常の動作にも支障をきたして活動性が鈍ってきますし、運動中もけがをしやすくなります。体を柔らかくするには、ストレッチを行うと効果的です。運動前にも軽いストレッチで体をほぐしましょう。

体が硬くなるのは柔軟性の低下が原因

　年を取ると体が思うように動かなくなりますが、それは筋肉が硬くなり、関節の動く範囲が狭くなるためです。

　柔軟性を取り戻すには、硬くなった関節周辺の筋肉を伸ばすストレッチが有効です。ストレッチによって体を温めておけば、運動もスムーズに行え、代謝《たいしゃ》を向上させる効果があります。

反動を利用せず痛くない範囲で伸ばす

　ストレッチには、反動を利用する方法と、反動を使わずに行うものがあります。腕を大きく振ったり跳びはねるラジオ体操や、パートナーに背中を押してもらうような柔軟体操は、反動を利用したストレッチです。このような方法は、過度に反動がつきすぎると痛みが起きたりけがの原因になります。

　効果的に筋肉を伸ばすには、反動を利用せず、少し痛い程度で止めるのがコツです。

　また、ストレッチの運動中は、呼吸を止めないことも重要です。息を止めると血圧が上がるだけでなく、筋肉も十分伸びません。浅い呼吸を続けるか、小さく息を吐き続けます。

ひと口アドバイス

★寒い季節は体が温まってから

　寒い季節や起きがけは、体が十分温まっていないために、効果的にストレッチができません。無理に筋肉を伸ばすと、関節の周囲に炎症を起こすことがあります。暖房で室内を暖めたり、家事をこなしてからストレッチするようにしましょう。

　また、入浴後の体が温まっているときにストレッチをするのも効果的です。寝つきがよくなる効果もあります。

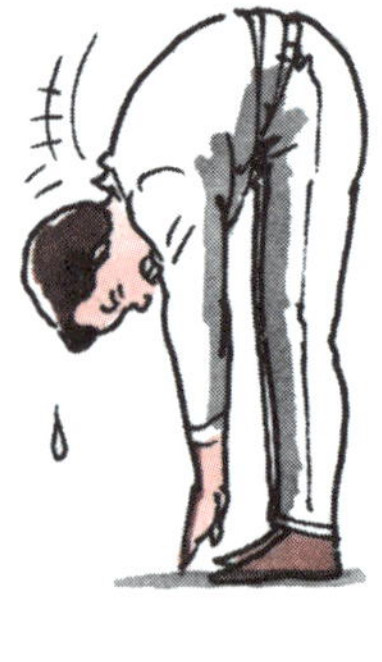

簡単に無理なくできるストレッチ体操

〈首のストレッチ〉

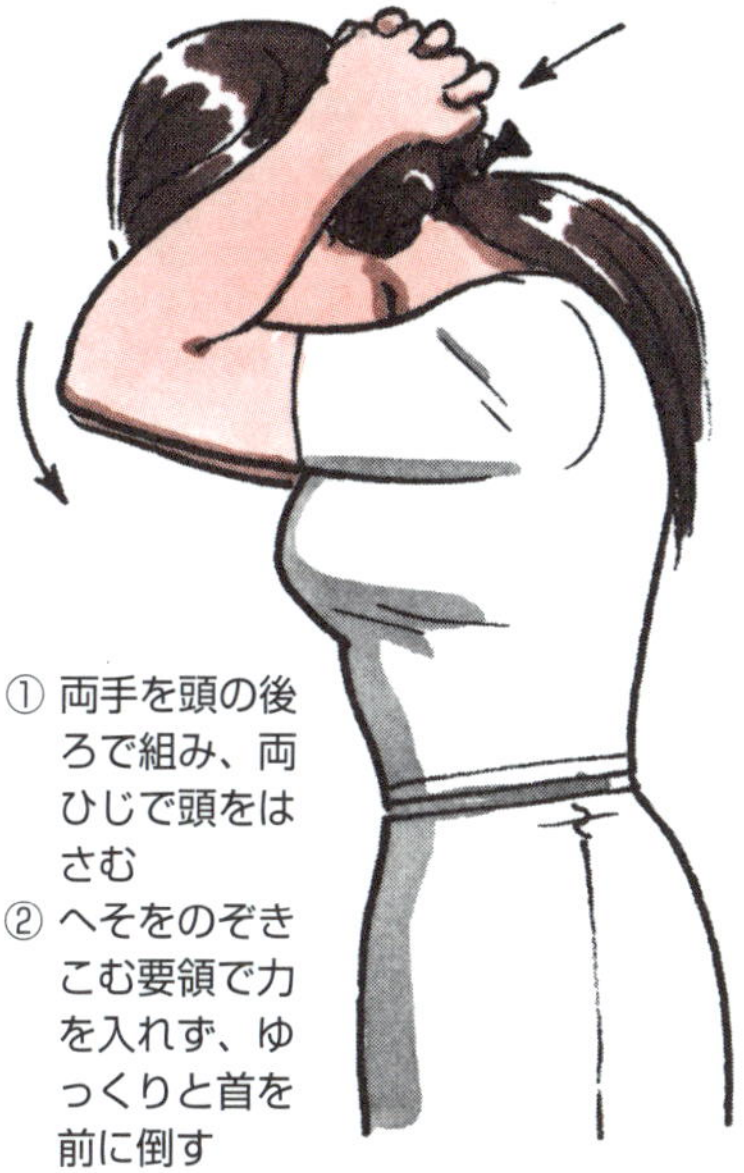

① 両手を頭の後ろで組み、両ひじで頭をはさむ
② へそをのぞきこむ要領で力を入れず、ゆっくりと首を前に倒す

〈腕・肩・背中のストレッチ〉

① 片方の腕をもう一方のひじ関節ではさみ、横方向へ引っ張る

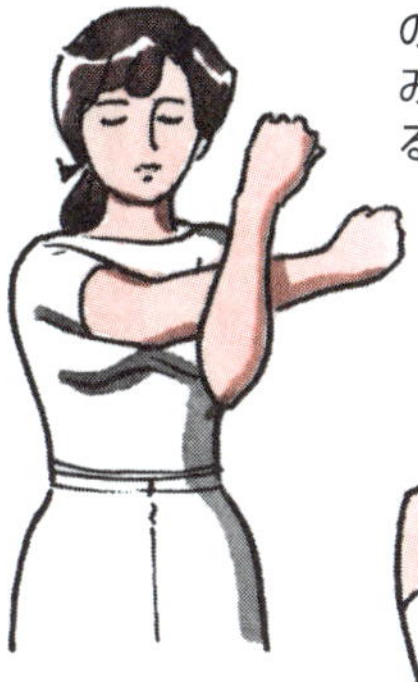

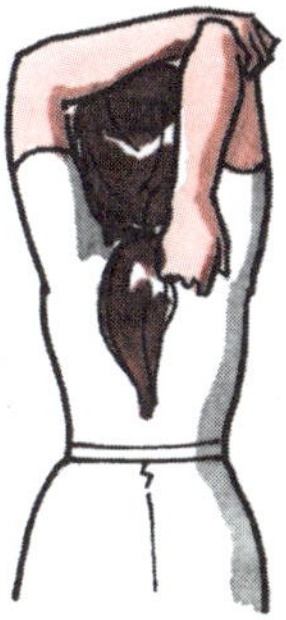

② 片方の腕のひじを曲げて上に上げ、反対の手で頭ごしにひじを内側に引く

〈腰のストレッチ〉

① あお向けに寝て、両手でひざを抱え込む

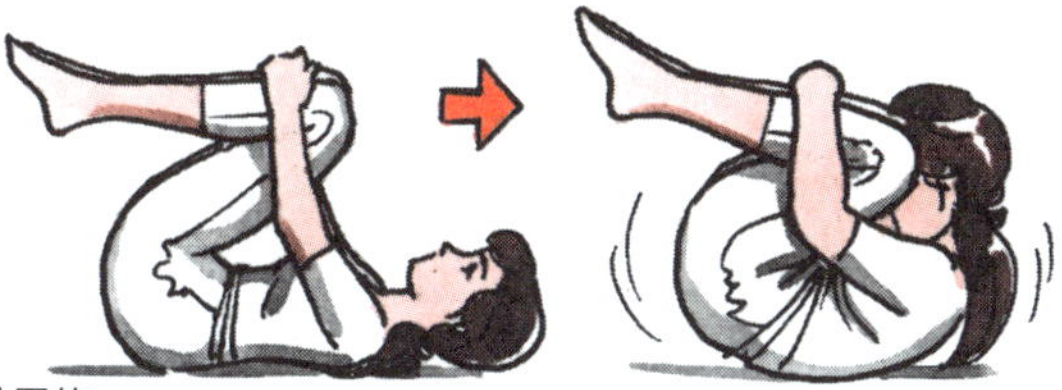

② ひざが胸につくようにして、卵のように丸くなる

＊腰痛体操にも効果的

〈腰・大腿部のストレッチ〉

① 足の裏を合わせてあぐら状に座る

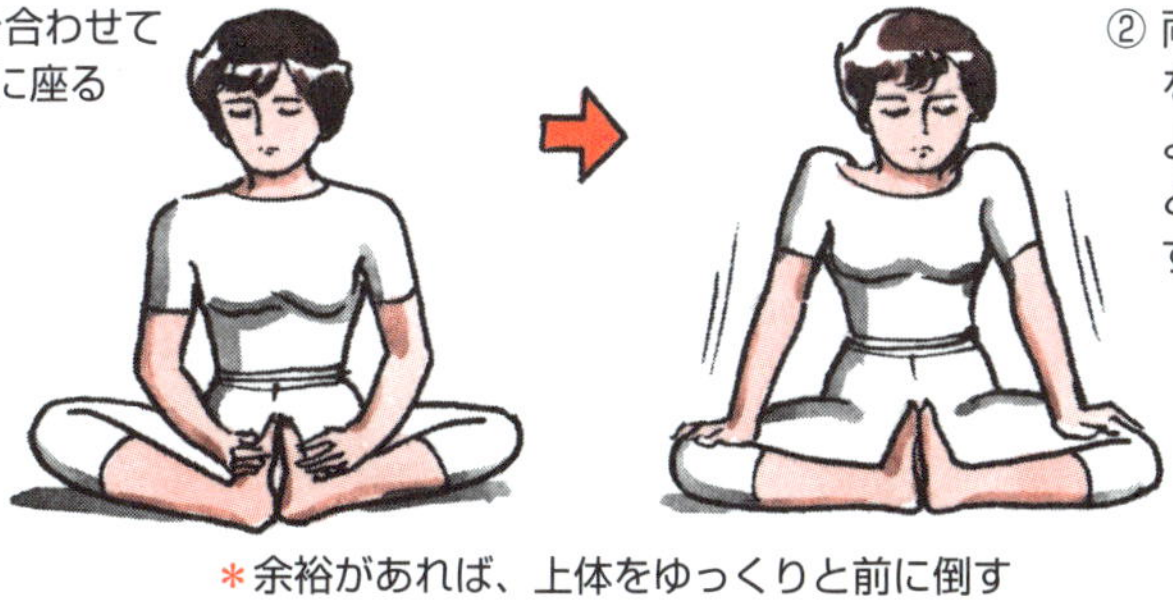

② 両ひじで大腿部を押さえつけるようにして、腰と股関節を伸ばす

＊余裕があれば、上体をゆっくりと前に倒す

運動を始める前にメディカルチェックを

どの程度の運動が適しているかは、人によってそれぞれ差があります。また、ふだん運動をしていない人や極端な肥満の人、高血圧や心臓病など持病のある人などが急に運動を始めると危険な場合もあります。

高血圧や高脂血症の人は運動が制限されることも

適度な運動が生活習慣病の予防になることは事実ですが、すでに高脂血症や高血圧で治療を受けている人は、運動をすると心臓に負担をかけます。自己流で運動を始めるのは避け、必ず主治医に相談しましょう。

生活習慣病は、高血圧だけというような単独のケースは少なく、肥満に糖尿病を合併していたり、高血圧に虚血性心疾患《しんしっかん》を併せ持っているなど、いくつかの病気を合併していることが多いのです。

とくに、中年期以降は、自覚症状がなくても高血圧ぎみだったり、動脈硬化が進行している場合があるので、メディカルチェックを受けずに運動を始めるのは危険です。

運動を始める前にこんな検査を受ける

運動について相談すると、その人にふさわしい運動とその強度を確かめるための問診や検査が行われます。

まず、既往歴《きおうれき》、自覚症状の有無、日常の食生活や活動について問診があり、現在かかっている病気があればその状態をチェックします。さらに、採

ひと口アドバイス

★運動をする前にコップ1杯の水を飲む

急激に汗をかくと、脱水を起こすおそれがあります。あらかじめコップ1杯の水を飲んで脱水に備えましょう。

運動後は、ビールではなくノンアルコールで低エネルギーの飲み物で水分補給をします。

★サウナに長時間入りすぎない

運動後にサウナに入ると減量効果がアップすると思っている人がいますが、減るのは体内の水分だけです。サウナに長時間入っていると、脱水を起こす心配があります。10分程度入って、汗を流す程度にとどめましょう。

こんな自覚症状があったら、すぐに運動を中止して受診を

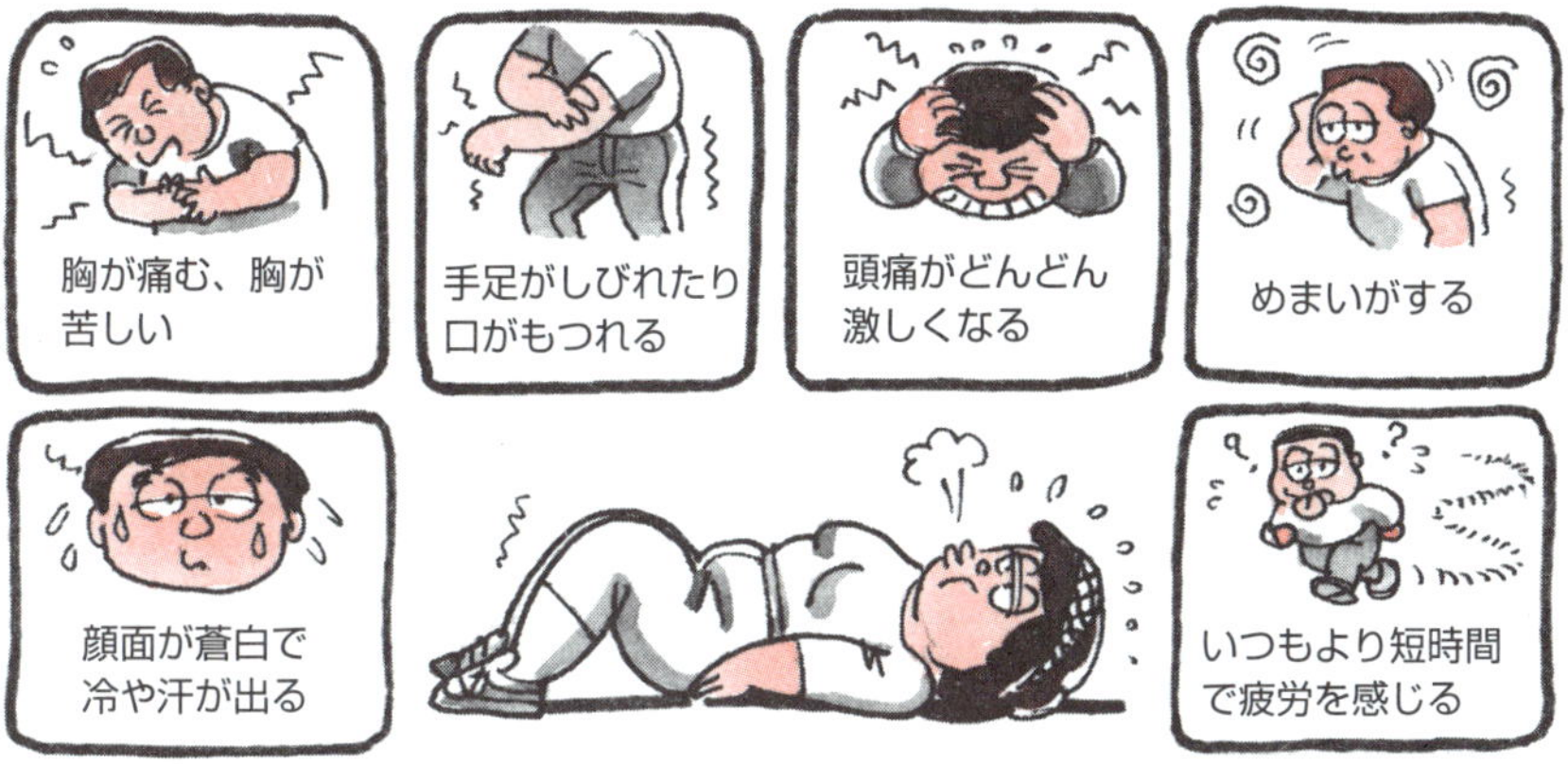
胸が痛む、胸が苦しい
手足がしびれたり口がもつれる
頭痛がどんどん激しくなる
めまいがする
顔面が蒼白で冷や汗が出る
いつもより短時間で疲労を感じる

尿や、採血、心電図の運動負荷《ふか》テストを行います。

運動負荷テストでは、脈拍や血圧などをチェックしながら負荷を与えて、その人の安全な運動強度を調べます。こうした検査を受けたうえで、自分にふさわしい運動を選びます。

運動中に異常を感じたらすぐに中止して受診を

許可が出て運動を始めた場合でも、運動中に異常を感じたり体調不全を思わせる自覚症状があったら、すぐに中止して受診しましょう。

ジョギング中に倒れたり、ゴルフのプレー中に心筋梗塞《しんきんこうそく》を起こすといった事故が、毎年何件も報告されています。たとえラウンド中でも、気分が悪くなったら即座に中止して受診しましょう。

また、運動の前に、体調を自己チェックすることも重要です

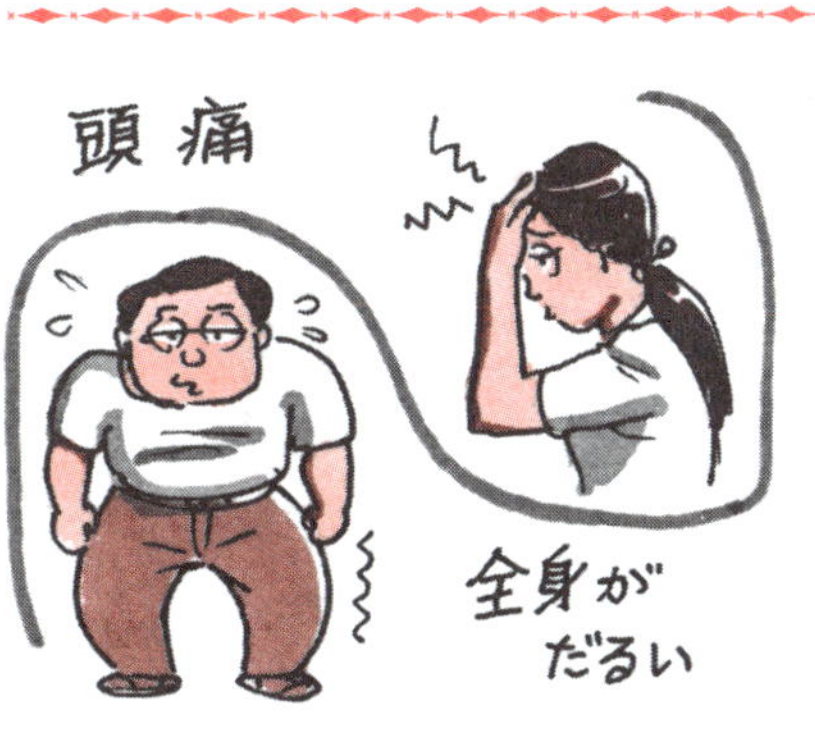
頭痛
全身がだるい

★運動前の気になる自覚症状

体調が悪いときに運動をしても、何のメリットもありません。次のような症状があるときは、無理をせずに休むことです。

- 微熱がある
- 頭痛がする
- 吐きけがする
- 安静にしていても脈が速い（1分間90以上）
- 下痢《げり》をしている
- 全身がだるい

どこでもできるおすすめの運動

「運動はしたいが満足に休日もとれない」「毎日運動する時間がない」という人も多いことでしょう。そのような人は、日常生活の中でどこででも手軽にできる運動を取り入れましょう。

車内でできるアイソメトリック運動

筋肉の代謝《たいしゃ》を高めるアイソメトリック運動は、上手に行えば場所を選びません。通勤途中で車内の吊り革を利用して行うこともできますし、すいている車内では座ったまま、さりげなく筋力アップをはかることもできます。

また、揺れる車内で支えなしにバランスをとって立つことも、平衡《へいこう》感覚や足の筋力を高める効果があります。

筋肉に軽い抵抗を与えるつもりで、自分流のアイソメトリック体操を試してみましょう（次ページ参照）。

オフィス内をキビキビ歩くのも効果がある

意識して姿勢を正して歩くことも、腹筋や背筋の鍛錬になります。ファッションモデルやバレリーナになったつもりで、腹筋を意識して引き締め、背筋を伸ばして歩きましょう。

階段を上るときも、つま先で次の段をとらえるようにすると、足の筋肉が鍛えられます。

また、オフィスではスポーツシューズやナースサンダルに履き替え、腰や足に不要な負担をかけないようにしましょう。

用語の解説

★「平衡感覚」とは？

立ったまま安定した姿勢をとれるのは、目や耳で得た位置関係や重力などの情報を、小脳が処理して筋肉に司令を出しているからです。このシステムを脊《せき》髄《ずい》小脳前庭系（平衡感覚系）といいます。

平衡感覚は加齢とともに衰えますが、筋力の低下を防ぎ、つねに意識して体のバランスをとるように努力していると、中枢《ちゅうすう》神経の衰えるスピードを遅くすることができます。

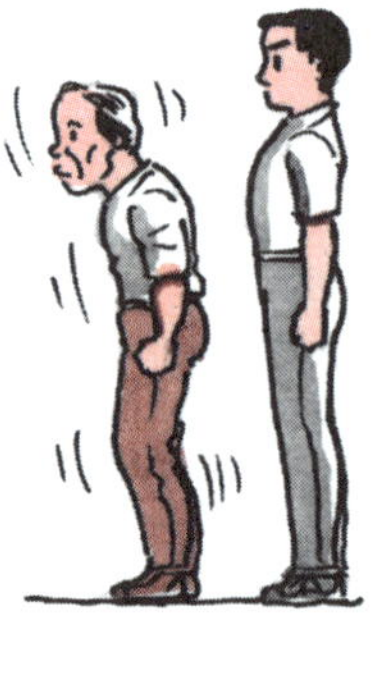

通勤時にはこんな運動を

〈吊り革を使って腕の筋力アップ〉

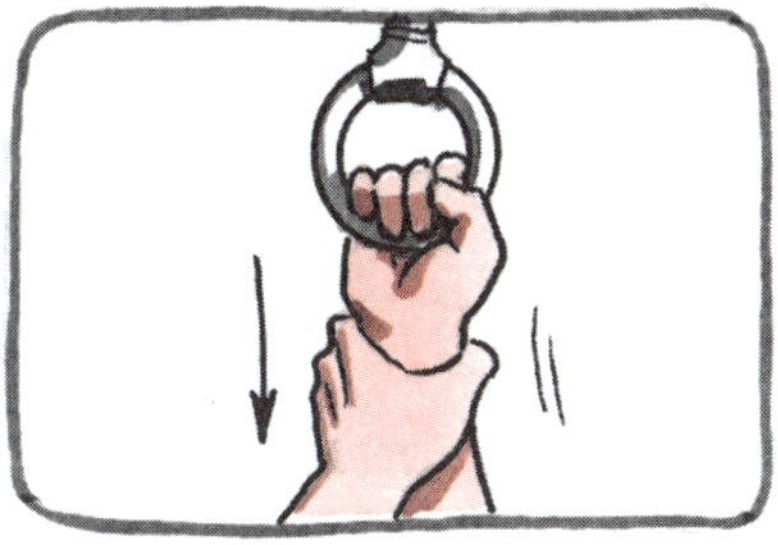

吊り革を握った手首を、もう一方の手でつかんで懸垂の要領で下に引く。四十肩や五十肩の予防にも効果的

〈座席で太ももの筋力アップ〉

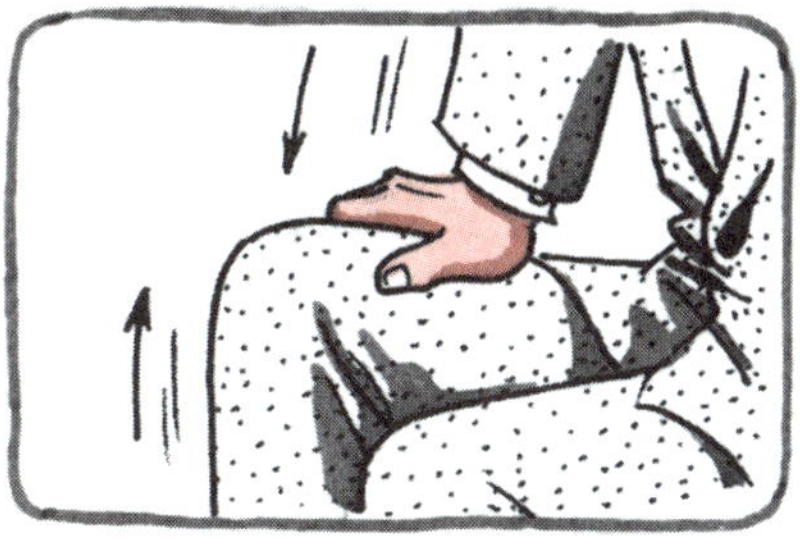

座席に座ったときは、手で太ももを上から押さえ、片足ずつひざを上げる

〈平衡感覚を鍛える〉

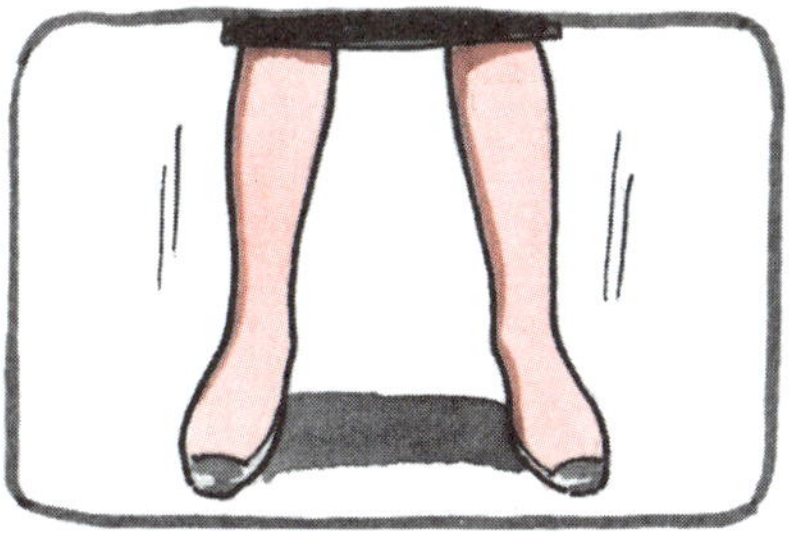

吊り革などにつかまらず、足を広げてひざを軽く曲げてバランスをとって立つ

〈階段はつま先で上り下りする〉

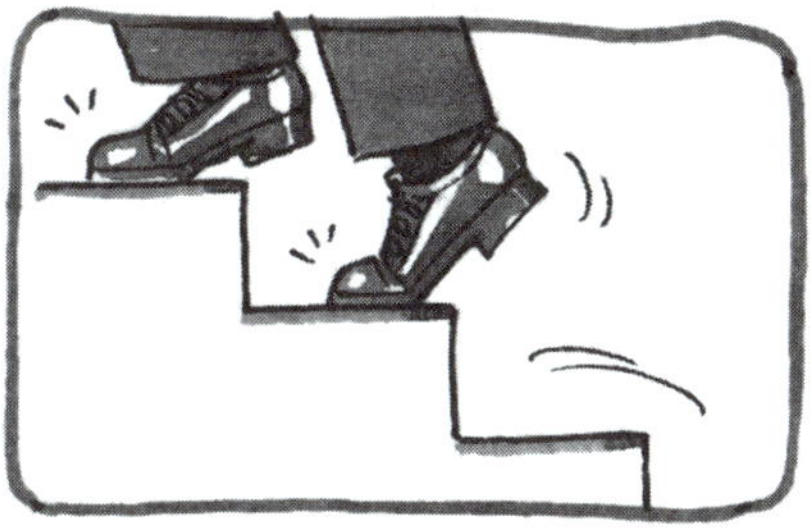

かかとをつけずに上り下りする

オフィスで椅子に腰かけたままできる運動

〈腕の筋力アップ〉

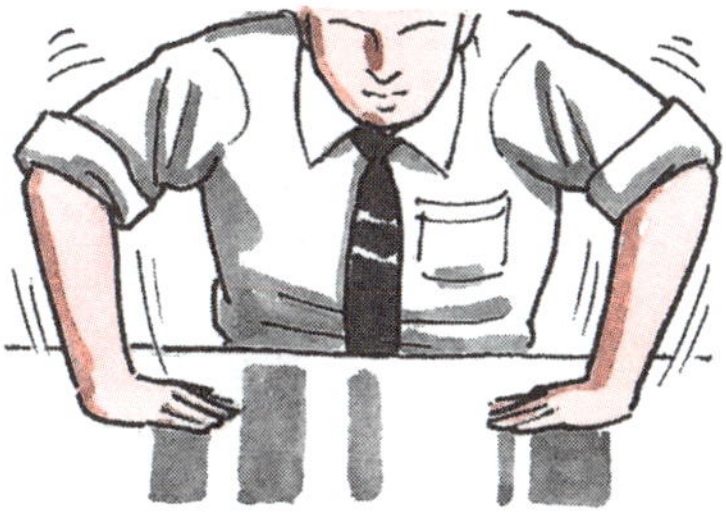

ひじを曲げて壁やデスクの表面に手のひらを当て、両手で押す

〈座ったままでヒップアップ〉

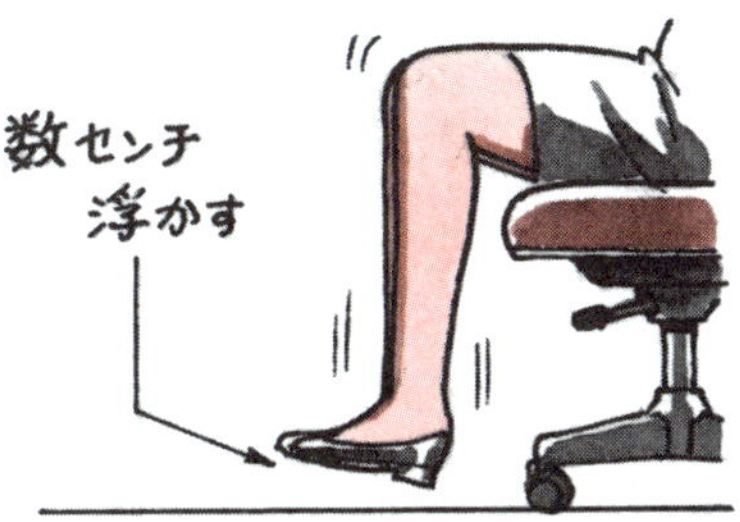

椅子に座ったまま、両足を床から数センチほど浮かし、おしりを締めてこらえる

こうすれば運動を無理なく継続できる

運動によるウエイトコントロールや代謝の向上は、継続して行ってこそ得られるものです。勢い込んで始めた運動を〝三日坊主〟で終わらせないためには、こんなことを心得ておきましょう。

義務感を捨て、好きな運動を楽しむ

何事も、義務感が伴うとプレッシャーが大きくなります。運動は、「健康のためにしなければならないこと」と生まじめにとらえるより、「運動を楽しみながら健康づくりをしよう」という意識で始めることです。

たとえば、水泳が体によいといっても、水が苦手な人にとっては苦痛以外の何ものでもありません。好きなスポーツ、体に無理のない運動を選ぶことが、長続きさせる秘訣です。また、体調の悪いときは無理せずに休みます。

どこでもできる運動を選び、時間を確保する

球技のように場所や用具、仲間がいないとできないような運動は、なかなか実行するチャンスが得られません。

そうしたスポーツが好きならそれでもかまいませんが、それとは別に、いつでもどこでもでき、1人でもできる運動がベストです。

また、疲れすぎていたり、時間的に余裕がないと、効果的な運動ができません。仕事でエネルギーを使い果たしてしまわないこと、運動だけのための時間を確保することも必要です。

ひとロアドバイス

★運動の効果は2～3か月後から現れる

運動によるいろいろな効果は、残念ですが、たちまち現れるというような顕著なものではありません。食事療法と同じで、継続しているうちに徐々に現れてきます。

一般的に、効果が現れるのは、開始してから2～3か月ほどたってからです。思ったような効果が現れなくても、気長に続けましょう。

一方、運動をやめてしまうと、加齢とともにどんどん筋力が衰え、代謝《たいしゃ》も落ちて体脂肪が増えてきます。

運動を長く続けるための7つのポイント

① 好きな運動を選ぶ

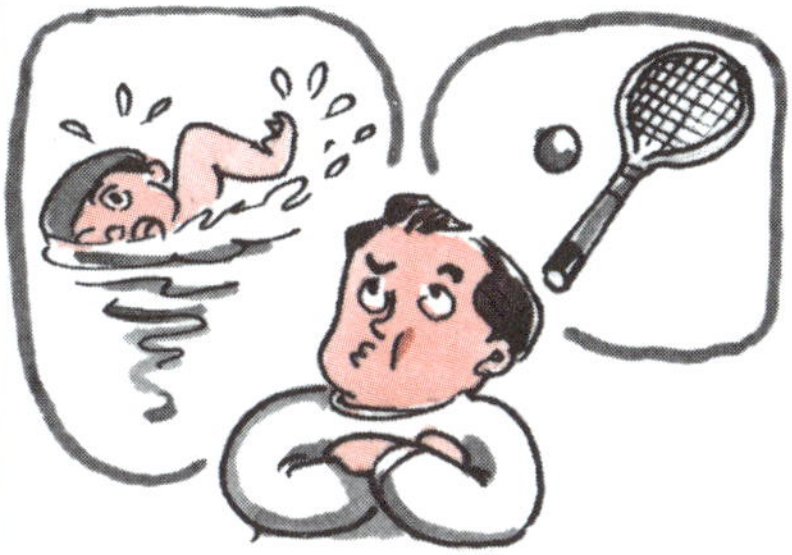

苦手な運動は、結局長続きしない。若いころに多少かじったことのある運動や、興味を持っている運動を

② 運動のための時間を作る

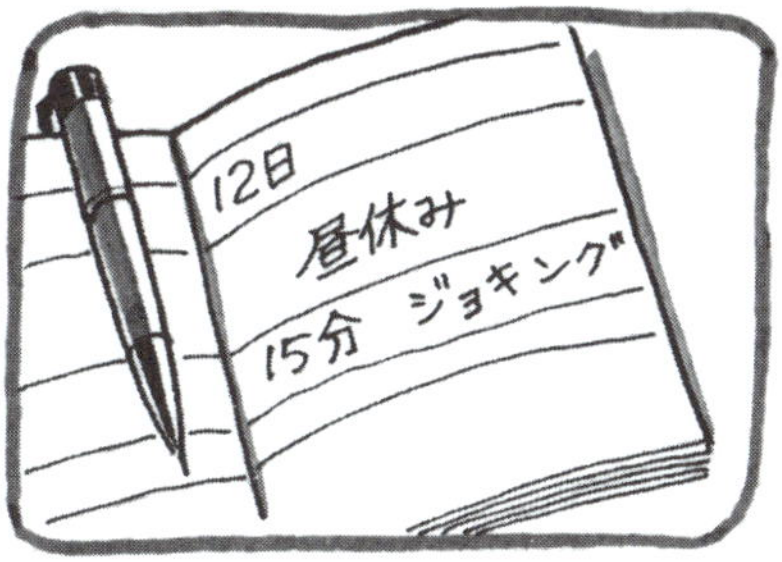

運動を日課にしてライフスタイルに組み込んでしまうと、やったりやらなかったりということがなくなる

③ 短時間に分けて行う

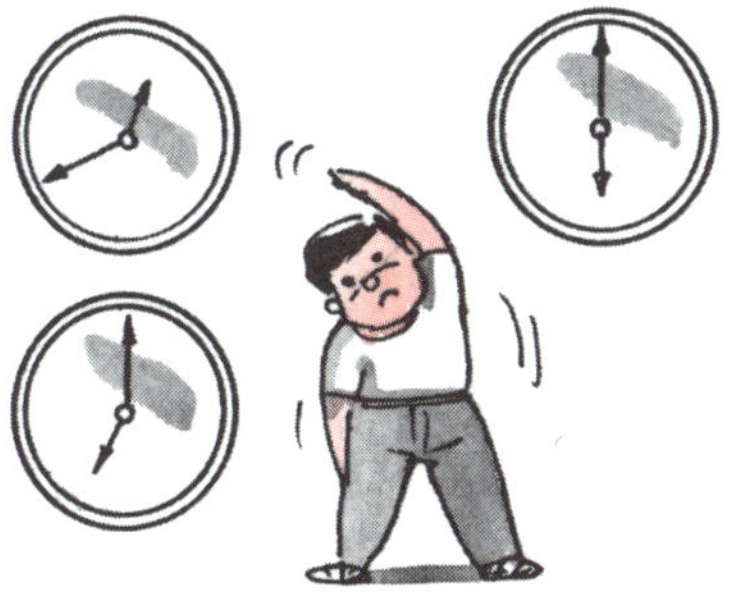

まとまった時間がとれないときは、こま切れでも回数を増やせばよい

④ ウオーミングアップは必ず行う

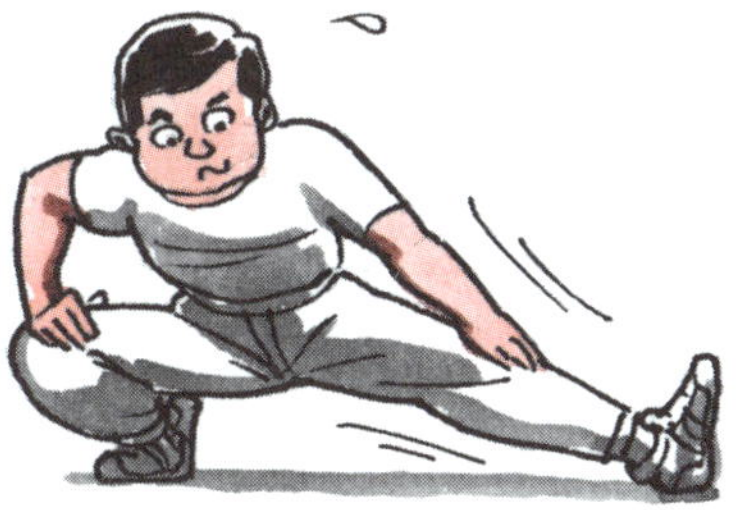

1回けがをすると、回復するまでに時間もかかるし、その間に筋肉が大幅に落ちてしまう

⑤ 疲れたら休息をとる

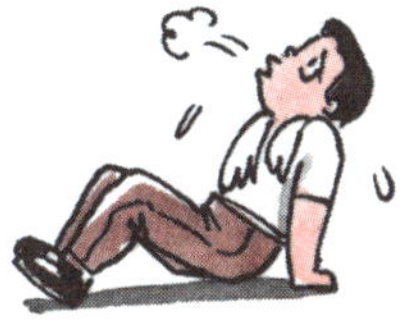

体力の低下を考えずに運動しすぎると、疲れきってしまい、翌日は運動どころか日常生活にも支障が生じる。長続きさせるためには、体力に合った運動をする

⑥ 他人と競わない

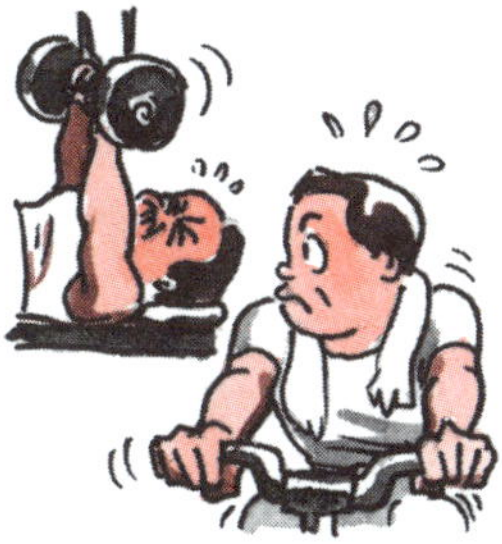

他人と競って運動をするのは禁物。健康づくりのための運動はマイペースで

⑦ 目標は少しずつ高くする

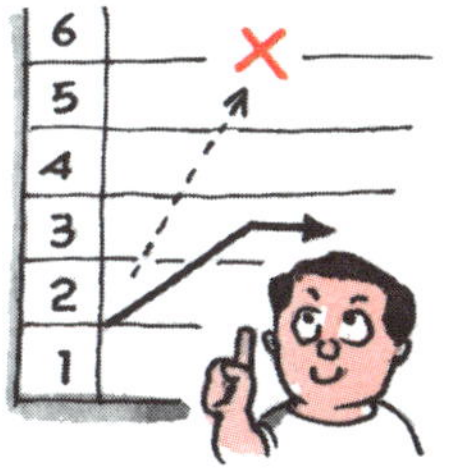

最初から高い目標を持つと、達成できなかったときに挫折しがち。少しずつレベルアップさせていく

章末コラム

元気な人は積極的に筋力トレーニングを

筋肉の量は、何歳になっても増やせる

生活習慣病とは無縁で体力も比較的あり、ウオーキング程度では物足りないという人は、軽い筋力トレーニングを日常に取り入れるとよいでしょう。

下の図は、高齢者が行う「レジスタンス運動」の効果を表にしたものです。レジスタンス運動とは、ダンベルやベンチプレスなど体に負《ふ》荷《か》をかける運動で、アイソメトリック運動の延長にある、いわゆる筋肉トレーニングです。

結果をみると、60歳代や70歳代でも、トレーニングを積むほどベンチプレスの負荷が高くなり、より重いバーベルを上げられるようになっていることがわかります。つまり、高齢者でも鍛えれば筋肉の量を増加させることができるのです。

ただし、これまで運動らしい運動をしていなかった人がいきなりレジスタンス運動をすると、筋肉が傷ついたり、骨にひびが入ることもあります。

まず、軽い運動から始めることが鉄則ですが、人間は何歳になってもハードな運動をこなすパワーを秘めているということを知っておきましょう。

高齢者におけるレジスタンス（負荷）運動の効果

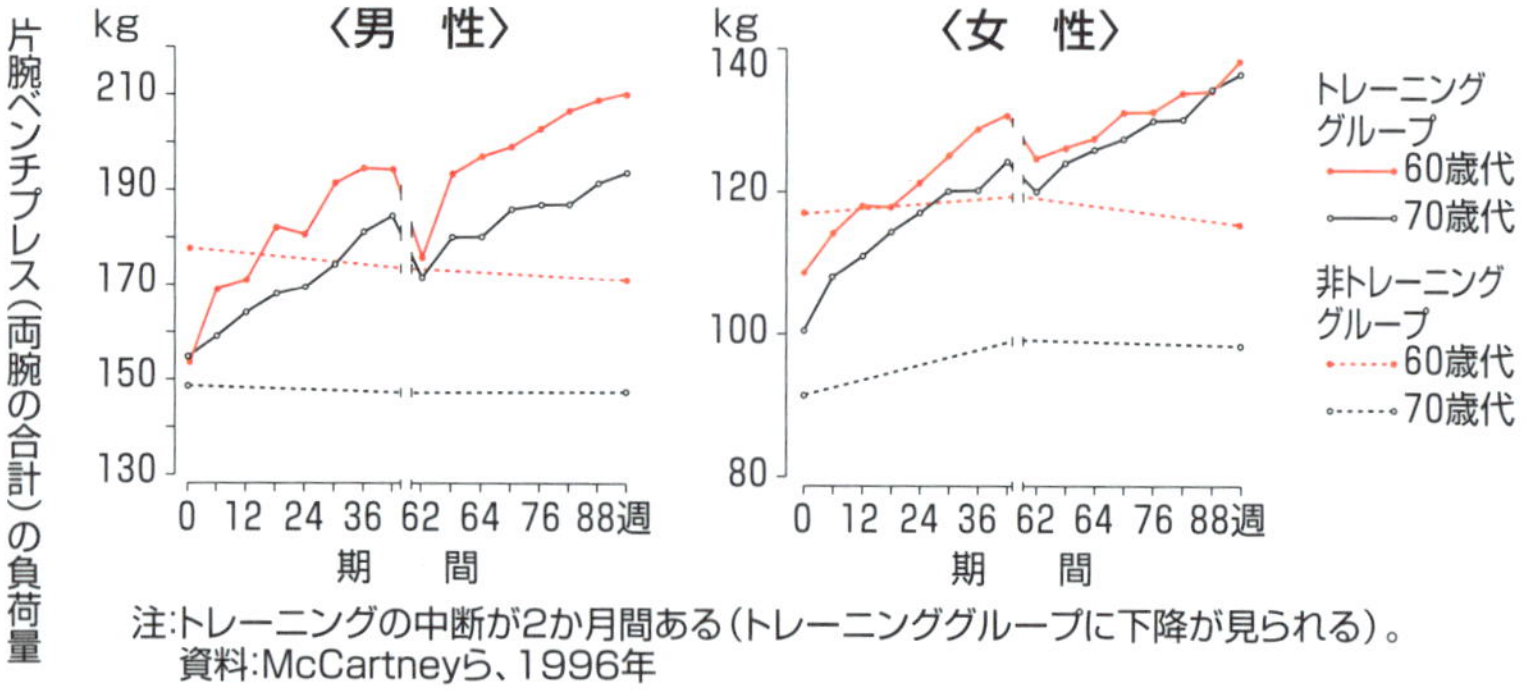

注:トレーニングの中断が2か月間ある（トレーニンググループに下降が見られる）。
資料:McCartneyら、1996年

第7章

介護を受けずに元気で暮らすための中高年者へのアドバイス

生活習慣病を放置すると脳血管性痴呆になりやすい

中年期から生活習慣病になった人は、定期的な健康診断で経過をみるとともに、食生活と適度な運動で持病の改善に努めましょう。健康寿命をおびやかす脳血管性痴呆の多くは、生活習慣病に起因しています。

老化とぼけ（痴呆）はまったく別もの

年を取ると、健康であっても物忘れやかん違いなどが増えてきます。

これはだれにでもある老化現象で、多少不便だったり恥ずかしい思いはしても、日常生活に支障をきたすほどではありません。

病的なぼけ（痴呆《ちほう》）は、老化による一時的な記憶力の低下ではなく、理解力や判断力、想像力など、それまでに獲得した総合的な知的活動力が大きく低下して、日常生活にも支障をきたすケースをいいます。

脳の動脈硬化から痴呆が起きやすくなる

病的なぼけ、つまり痴呆は、脳の病気が原因で脳の神経細胞が大量に死んでしまうことによって起こります。

その原因でもっとも多いのは、脳血管障害で、代表的なのは脳の血管のいたるところが詰まる多発性脳梗塞《こうそく》です。脳出血が原因の場合もあります。

脳梗塞は、軽い場合には気づかないことがありますが、手足のしびれや軽いまひ、軽度の言語障害などから気づくこともあります。異常を感じたら、早めに受診しましょう。

参考知識

★ぼけに見舞われるのは高齢者の6～7％

年を取ると多くの人がぼけると思われがちですが、65歳以上のお年寄りが痴呆になる確率は6～7％ですから、決して多くはありません。

痴呆の場合は、本人の自覚がありません。それが老化との大きな違いです。

また、脳梗塞以外の病気が原因で起こる痴呆に「アルツハイマー型痴呆」がありますが、これは原因不明で、家系的要素もあると考えられています。

ある程度進行してから症状が現れるために70歳以上に多く、記憶力の低下より人格の崩壊が顕著です。

高血圧や高脂血症の人は、脳梗塞になりやすい

高血圧や高脂血症は、ＬＤＬコレステロールの変性を促し、脳梗塞のリスクを増します。必要な場合は薬を使い、血圧や血清脂質をコントロールします。

また、糖尿病も血管を老化させ、脳血管障害を引き起こします。定期検査と食生活の管理で、血糖値をコントロールする必要があります。

生活習慣病対策は、早ければ早いほど効果がある

動脈硬化による脳梗塞や心筋梗塞は、ある日突然起こることが少なくありません。「コレステロール値は高いが、今は自覚症状がないから」などと油断していると、動脈内では深刻な変化が起きていることがあります。過信は禁物です。

こんな症状は脳血管性痴呆の兆候

〈めまいが起きやすい〉

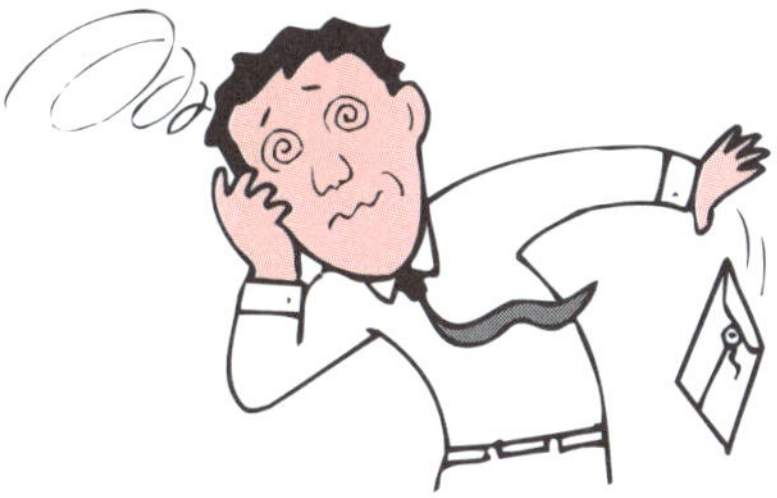

初期には、ひんぱんにめまいを感じる

〈頭痛や手足のしびれ感がある〉

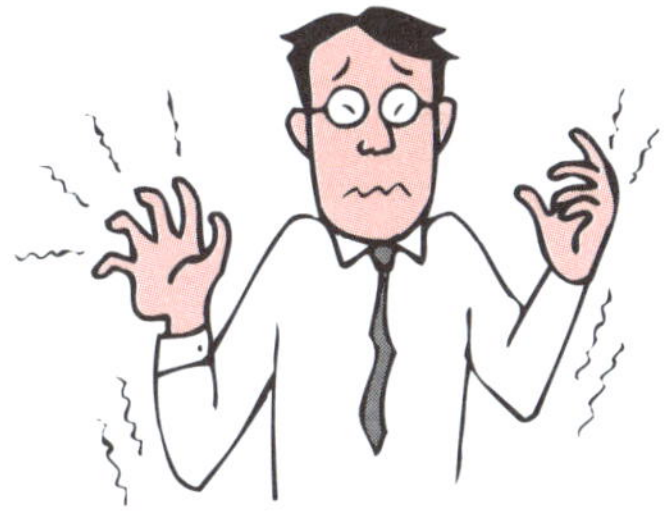

頭痛や頭重感、手足のしびれ感なども初期症状の特徴

〈記憶の障害で物忘れが激しい〉

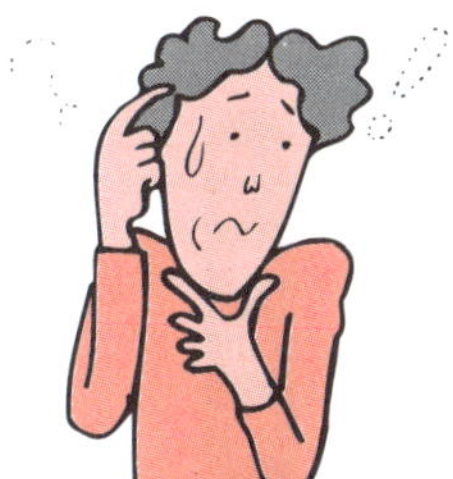

人の名前が思い出せないなどの記憶違いとは異なり、日用品の名前なども忘れてしまう

〈まだらぼけが見られる〉

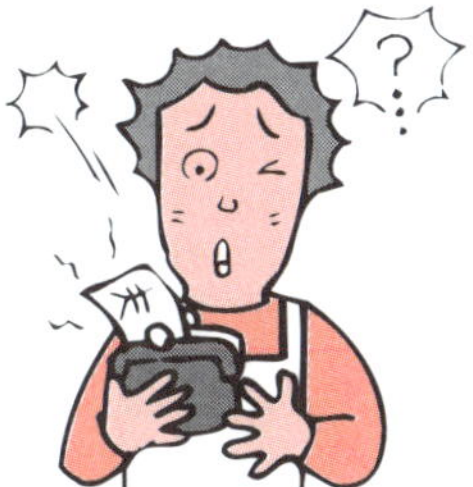

物忘れがひどくても、計算はしっかりできるなどの症状がみられる

〈感情が不安定になる〉

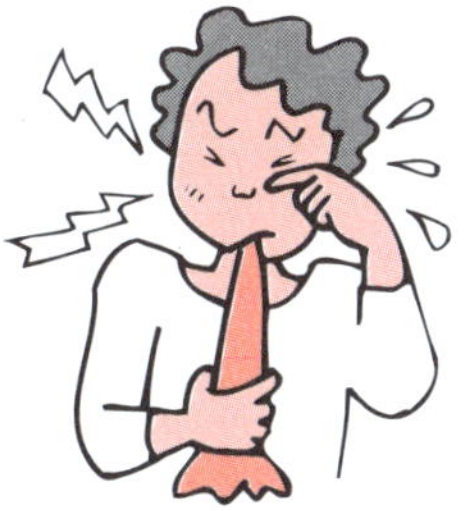

突然泣き出すなど、情緒が不安定になる

家の中に引きこもらずに若い人とつき合う

「引きこもり」は、若い世代の人についても問題になっています。社会から自分を切り離してしまうと、さまざまな心のひずみが生じることがわかっています。社会との接点を積極的に持ちましょう。

"つき合い上手で話好き"の人はぼけにくい

それほど高齢でもないのにぼけた人をみると、話嫌いで人づき合いを好まない人が多いことに気づきます。

元気な長寿を望むのであれば、積極的に人と接して、脳を老化させないことが大切です。楽しい話題で盛り上がる仲間を持つと、老いを忘れて楽しめます。

気持ちが老いると痴呆が進行する

連れ合いに先立たれて話相手もなく、痴呆《ちほう》が始まったかのように思われていた人が、単なる引きこもりによる老人性うつ病だったという例があります。

人との接触が途絶えると、気持ちが老いて痴呆が進行したり、痴呆とよく似たうつ病に陥ることがあります。

強がって「ひとり暮らしは気ままでいい」などといっていても、話相手のいない寂しさや張り合いのなさに、体はちゃんと反応しているのです。

意識して外に出れば仲間も増える

いつも家の中でぼんやりしていたのでは、話相手はできません。地域の催し

参考知識

★噺家《はなしか》はぼけない

芸の世界に生きる噺家は、高齢になってもシャンとして高座をこなし、ぼけにくいといわれています。

これは、噺の内容を記憶していなければならないことに加え、目の前のお客様をどう笑わすか、オチをどうつけるかといった、非常に高度な脳の働きが要求されるからでしょう。

「しゃべる」という行為が脳の活性化を促していることは明らかです。噺家精神でエンターテイナーに徹することも、ぼけの予防には効果的です。

物や、老人会のサークル、熟年世代を対象にした趣味の講座などにも積極的に参加しましょう。

同年代の人だけでなく、若い人とも接触を持ち、背伸びをして共通の話題についていくことも脳の若返りを促します。

多少〝トンチンカン〟な受け答えがあっても気にせず、若い人の話題に加わってみませんか。

プールやゲートボールなど、体を動かすチャンスを増やす

高齢になると、体をかばうことばかり考えて、運動への意欲が低下しがちです。しかし、生活習慣病を予防し、積極的な毎日を送るためには、活動的な生活が重要です。

公共のプールや地域のゲートボールサークルなどを利用して、話相手をつくり、体を動かすことも考えましょう。

引きこもりを防ぐために、地域の施設やサークルを利用しよう

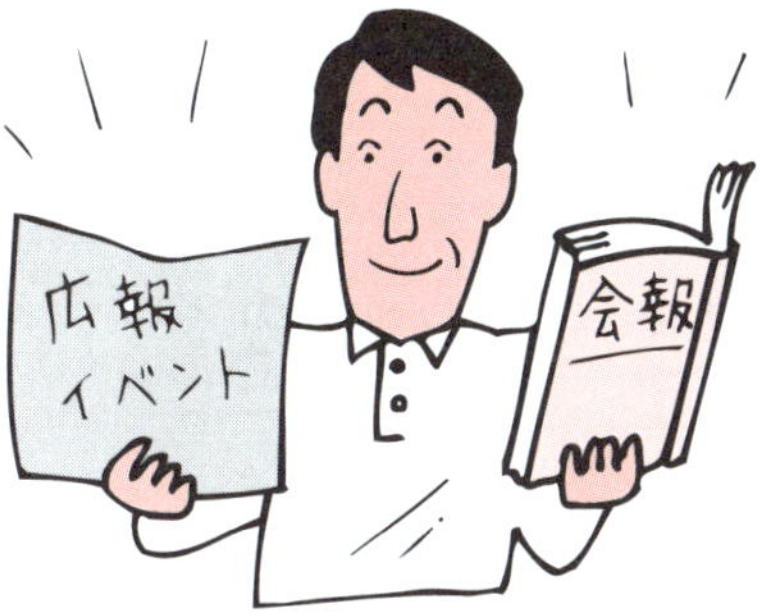

自治体の広報などで、施設やサークルの情報を集める

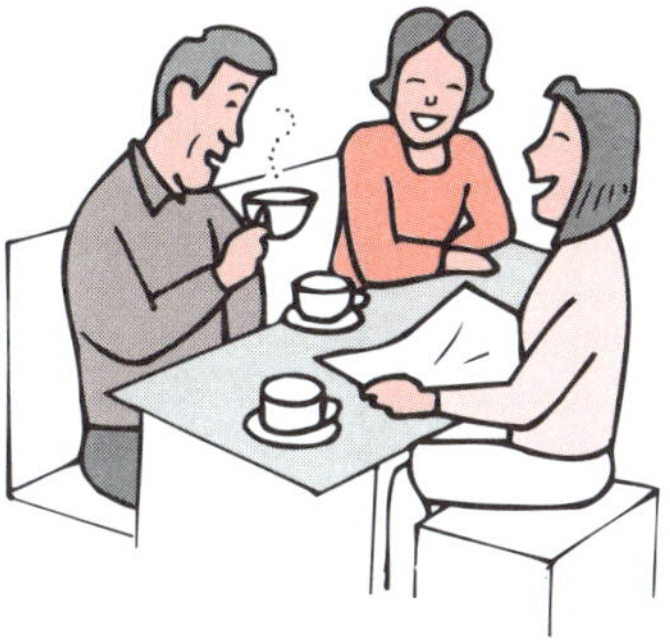

共通の趣味を持つ人と個人的な集まりを持つ

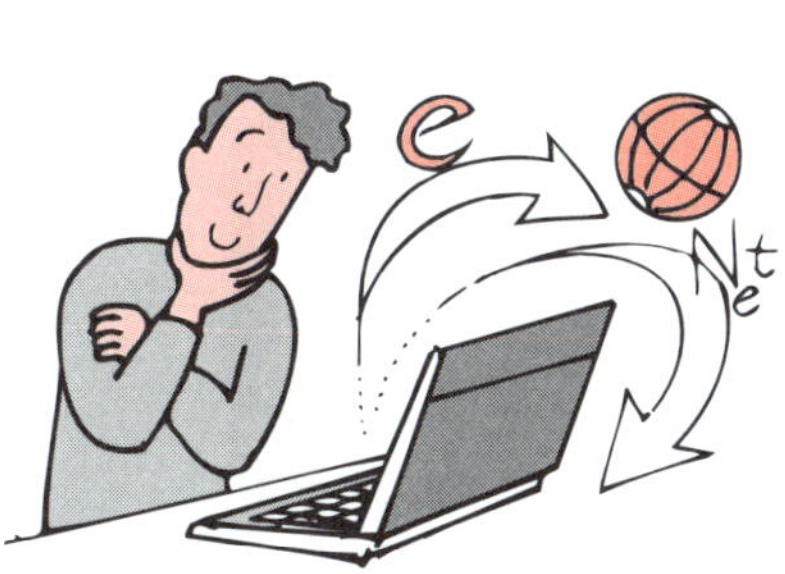

インターネットのチャットにも参加してみよう

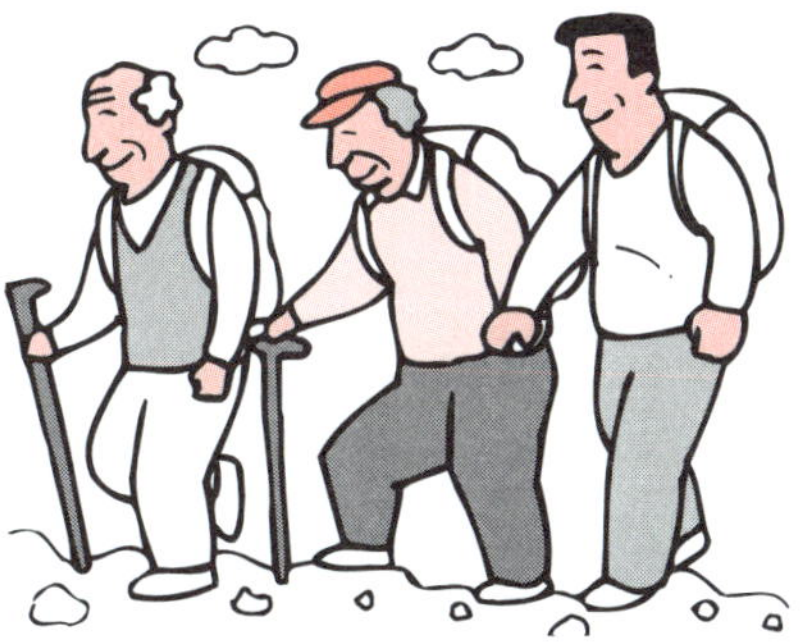

老人会の旅行やイベントに、積極的に参加する

熱中できる趣味を持つと脳が若返る

趣味を持つことは、毎日の張り合いや充実感、達成感を高めます。気がねなく自分の生活をプロデュースできる世代になったのですから、今までやりたくてもできなかったことにチャレンジしましょう。

手を動かす趣味を持つと脳が活性化する

手を動かすことは、脳を活性化させてぼけを防止します。

最近では、指編みといって、指を使った編み物がぼけ防止によいと注目されています。貼《は》り絵や書道、陶芸など、好きな趣味で手を動かす作業を日常生活に取り入れましょう。

楽器の演奏は、集中力を高めるのに効果がある

中高年や高齢者向けのピアノ教室など、音楽が好きな人のためのカルチャー教室も増えてきました。楽器を演奏することは、譜面を読み取り、指を正確に動かし、音の確かさを耳で確認するなど、多くの機能を駆使《くし》しますから、老化の予防になります。

子どもが置いていったピアノを活用したり、三味線やウクレレなど以前から興味を持っていた楽器にトライしてみましょう。

踊りも脳を若返らせ、身体の機能を高める

中高年の女性にも人気のあるフラダンスやフラメンコ、日本舞踊なども、手本を見て同じ動きをするという意味

ひとロアドバイス

★脳は「司令塔」、手足は「プレイヤー」

脳が見て、聞いて、感じると、そこから司令が出て、手や足などの体が動きます。

その意味では、脳は「司令塔」であり、手足は司令を実行する「プレイヤー」といえるでしょう。

しかし、司令塔の働きが鈍ってきたときは、逆にプレイヤーである手足を活発に動かせば、脳が「もっとがんばろう」という気になってくれるのです。

集中力を高め、脳をぼけさせないためには、手足と体を動かすことを組み合わせて実行しましょう。頭を使うことだけがぼけ防止ではありません。

で、脳と体の活性化を促します。

さらに、踊りの基本は、古今東西を問わず背筋を伸ばした姿勢です。

年を取ると背筋が弱って、背を丸めた楽な姿勢になりがちですが、踊りをすることによって姿勢が正され、身体の機能も向上します。

大自然の中に身を置くとストレスが発散する

釣りや山歩き、山菜採りなど、自然の中に身を置く趣味も、日ごろのストレスを発散するよい手段です。適度な運動を伴いますから、基礎代謝《たいしゃ》を高める効果も期待できます。

盆栽やガーデニング、ペットの世話なども、心をなごませ、「癒《いや》し効果」があります。

趣味の範囲を限定せず、自分がもっともリラックスできて、楽しく継続できるものを選ぶようにしましょう。

ぼけを防止し、集中力を高めるために、こんな趣味を

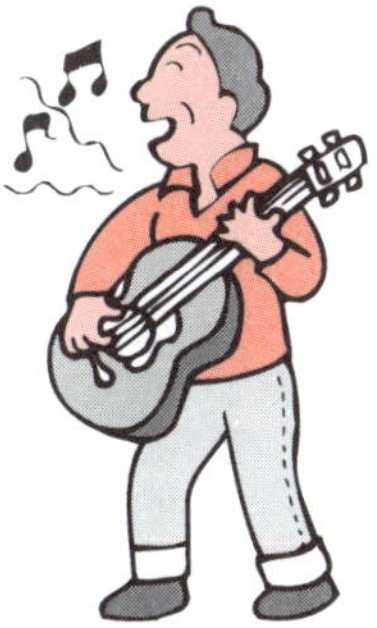
楽器を演奏する

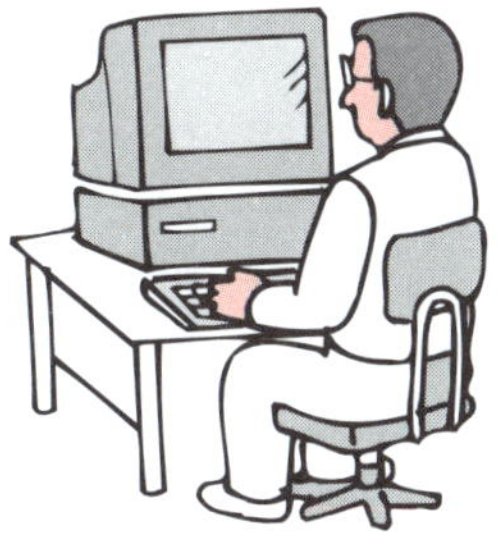
ワープロやパソコンをマスターする

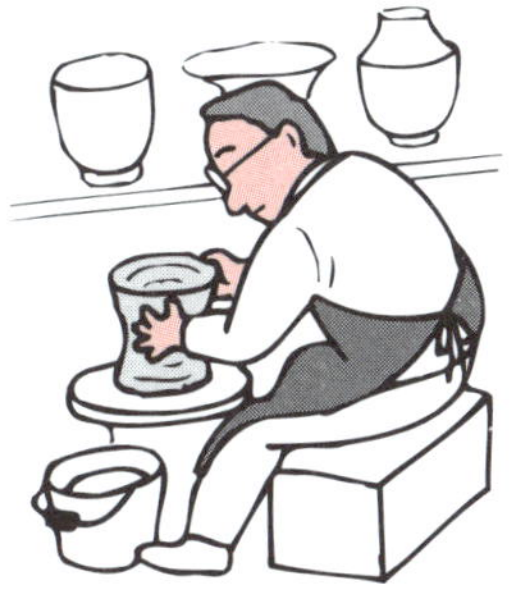
陶　芸

ストレスを解消するにはこんな「癒し系」の趣味を

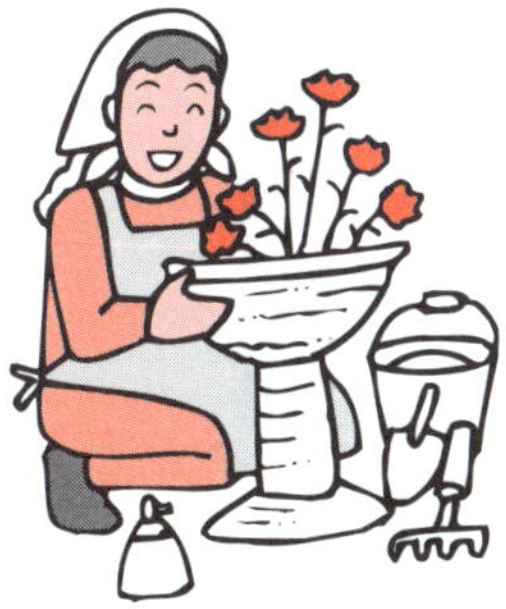
ガーデニング

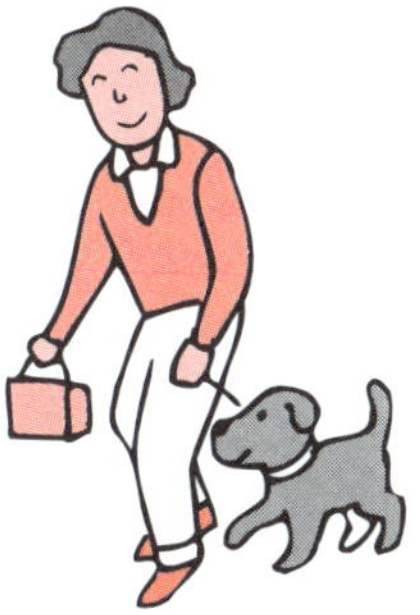
ペットの飼育

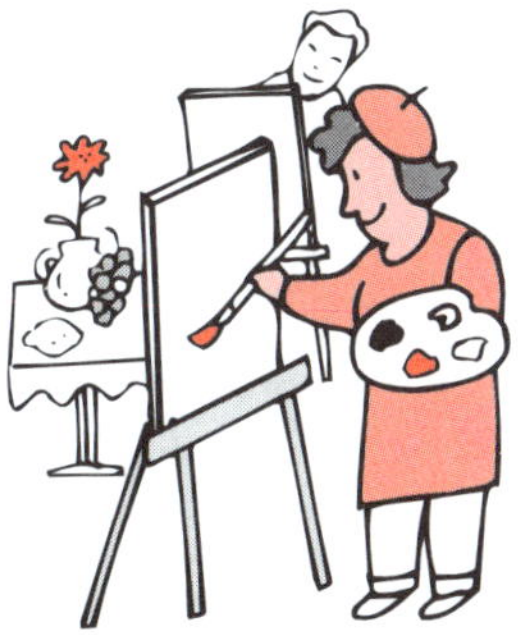
音楽や絵画を楽しむ

夜ぐっすり眠れないときは、その原因を取り除く

「夜ぐっすり眠れない」「夜中に何度も目がさめる」という不眠の訴えをする人は、高齢になるほど増えています。生活を振り返って、寝つけない原因を探してみましょう。良質の眠りは若さを保つ秘訣です。

頭と体のほどよい疲労が入眠をスムーズにする

疲れているのに、なぜか頭がさえて眠れない、ということがあります。これは、頭を使うことをしていないためです。

夜の心地よい眠けは、体が適度に疲れていることと、頭を使って脳が心地よい疲労状態になっているときに起こります。

まず、昼間活発に動くことを心がけましょう。

そして、読書をする、パズルやゲームに没頭する時間を作るなどして、脳にも刺激を与えましょう。

また、ハーブの香りも効果的です。ハーブは脳の中枢に働き、脳の働きを安定させ、快い眠りをもたらす作用があります。ラベンダー枕、カモミールティー、ハーブろうそく、眠り香などがおすすめです。

寝る前は濃いお茶を避け、カフェイン抜きの飲み物を

カフェインの入った飲み物は興奮作用があるため、飲みすぎると寝つきが悪くなります。

ただし、極端に水分を制限すると、夜中に脱水状態になるおそれがありま

ひと口アドバイス

★電気毛布の使い方に注意する

寒い季節は、ふとんが冷たくて寝つけないことがあります。そこで、電気毛布を使ったり、ホットカーペットの上で寝る人もいます。

しかし、ひと晩中つけたままにしておくと、体が温まりすぎて汗をかき、脱水を起こす可能性があります。タイマーを利用するか、寝る前にふとんを暖めるだけにして、ひと晩中つけたままにしないようにしましょう。

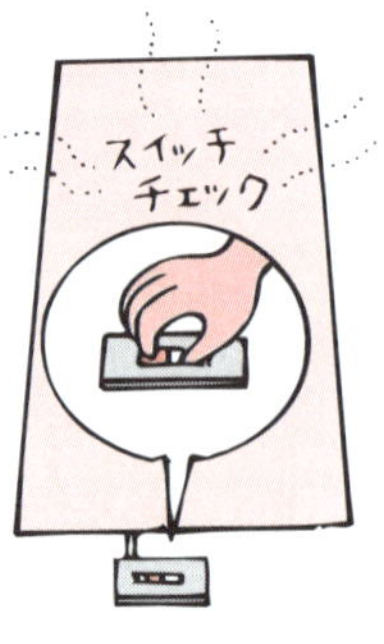

す。

高齢になるほど体の中の水分が減りがちですから、飲み物を適度にとる必要があります。

濃い緑茶やコーヒーは避け、ハーブティーや温かいミルクなどをとりましょう。

夜中のトイレが近い男性は前立腺肥大を疑ってみよう

前立腺肥大は、60歳以上の男性によくみられる病気で、ホルモンのバランスがくずれて前立腺が肥大する病気です。

就寝時にひんぱんに尿意を覚え、尿がすっきり出きらないのが特徴で、夜中の眠りを妨げる原因になります。

そのようなときは、泌尿器科で受診して前立腺肥大の検査を受けましょう。軽いうちなら、飲み薬で改善します。

こんなことも不眠の原因になる

〈昼間の居眠りや活動不足〉

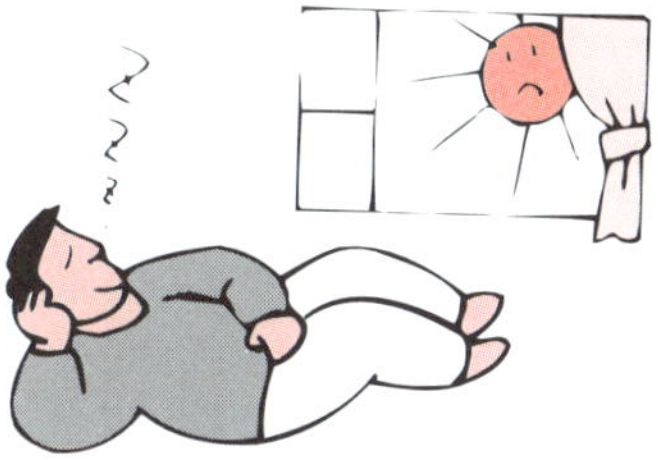

中途半端な眠りや動かない生活は、夜の睡眠を妨げる

〈肉体疲労だけで頭を使っていない〉

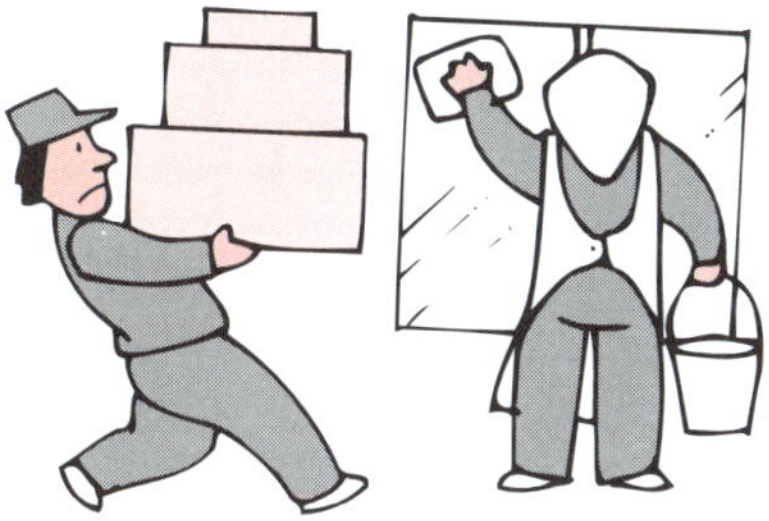

体と頭がバランスよく疲れる生活を

〈前立腺肥大〉

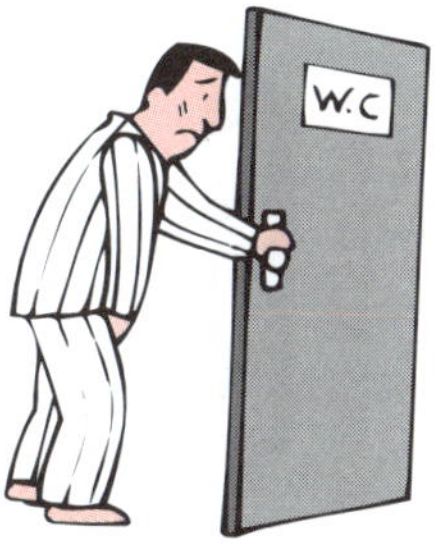

毎晩２～３回もトイレに起きる場合は前立腺肥大が疑われる

〈濃いお茶やコーヒーの飲みすぎ〉

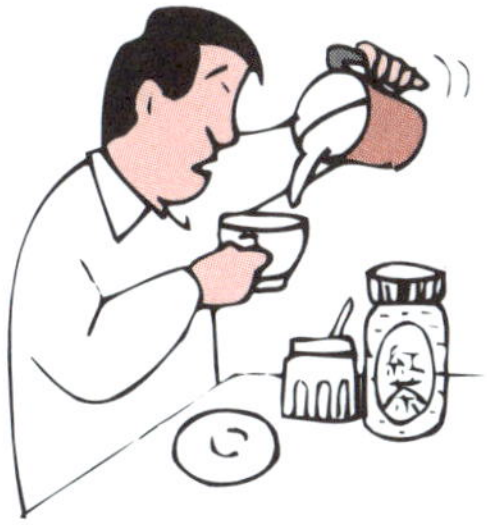

ウーロン茶や紅茶にもカフェインが含まれている

〈体の痛み〉

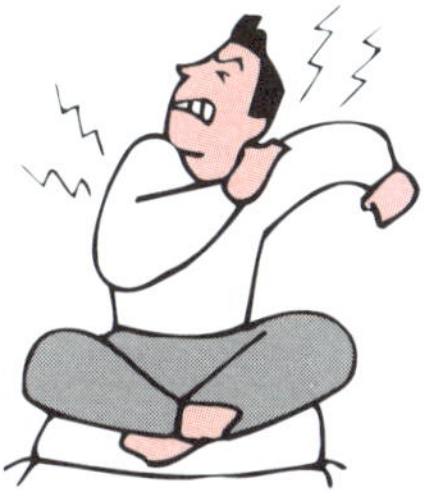

足腰や胃の痛みがあって寝つけないときは、専門医で受診する

70～80代を元気に生きるために足腰を強くする

足腰の弱い人は、寝たきりになりやすいといわれます。基礎代謝が落ちて、内臓脂肪型肥満になりやすい中年期から、足腰を鍛え、適正体重を維持してひざ関節への負担を減らすことが、健康長寿の秘訣です。

毎日、1万歩を目標に歩く習慣をつける

足腰が衰える原因は、運動不足による筋肉の低下や、肥満による関節への負担などが主なものです。

まず、日常生活に歩くことを取り入れましょう。毎日1万歩を目標に、歩く機会を増やします。万歩計を使って歩数を確かめると、おおよその目安がつかめます。

ただ、漫然と歩くだけでは楽しみがないので長続きしません。連れ立って歩く仲間を見つけたり、地図を片手に近くの名所などを訪ねたりするとよいでしょう。犬の散歩も有効です。

太りぎみの人はひざに負担の少ない運動を

体重の重い人がいきなり1万歩に挑戦したり、ハードな運動をすると、ひざの関節を痛めたり、腰痛を起こすことがあります。

ひざや腰に負担をかけずに足腰の筋力を鍛えるには、寝て行う体操や水中歩行がおすすめです。

とくに、水中歩行は浮力の助けで関節への負担がほとんどないので、陸上で運動するより安全ですし、無理なく筋力をつけることができます。

参考知識

★腰痛は内臓の病気が原因で起こることもある

胃などの内臓が悪いと、腰に痛みを感じることがあります。年だから腰痛が起きても無理はないとがまんしているうちに、内臓疾患《しっかん》が悪化する場合もあります。

背中がこわばったり、背中に痛みを感じたときは、きちんと検査を受けて原因を突き止めましょう。

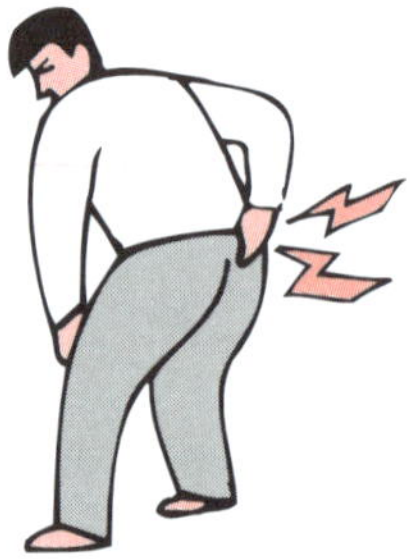

ひざに痛みを感じたら専門医で受診する

高齢者にみられるひざの痛みの多くは、変形性膝関節症といって、老化による関節の変形が原因で起こります。関節がこわばり、朝起きがけに痛みが強く現れます。ときには水がたまることもあります。市販の痛み止めなどに頼らず、早めに整形外科で受診して適切な治療を受けましょう。

足腰の不自由な人は補助用具を使って歩く

足や腰に痛みがある場合は安静が必要ですが、痛みをおそれて歩くのを避けていると、筋力は衰える一方です。

具合がよいときや、医師から軽い運動をすすめられたときは、つえや歩行器などの補助具や関節の装具を使って歩くようにしましょう。

ひざに負担をかけず、寝たままでできる足・ひざ・股関節の曲げ伸ばし体操

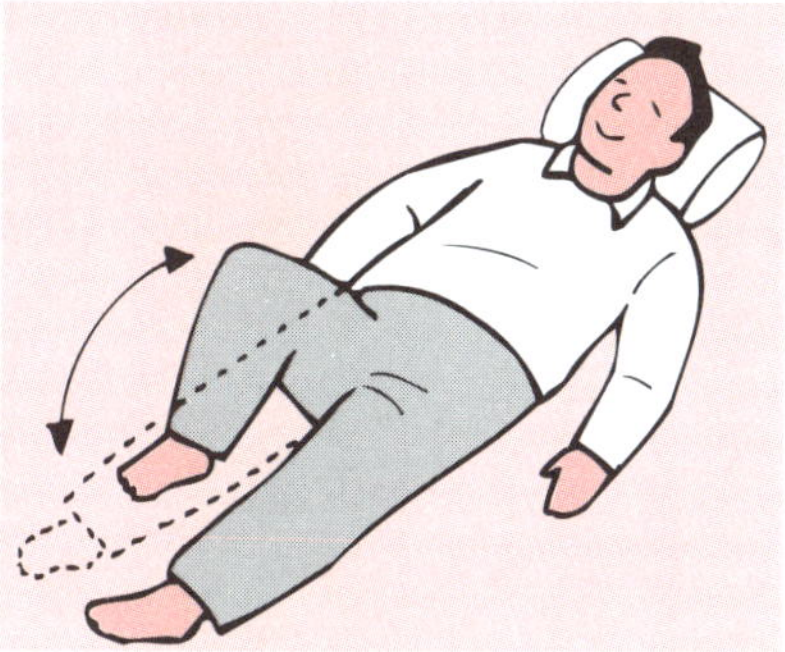

① 片足ずつひざを曲げ伸ばしする

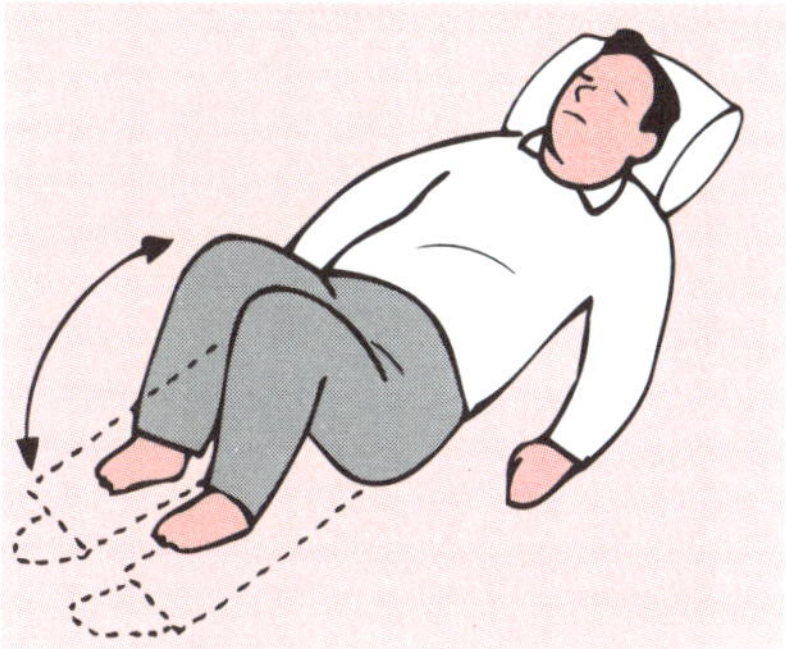

② 両足をそろえて曲げ伸ばしする

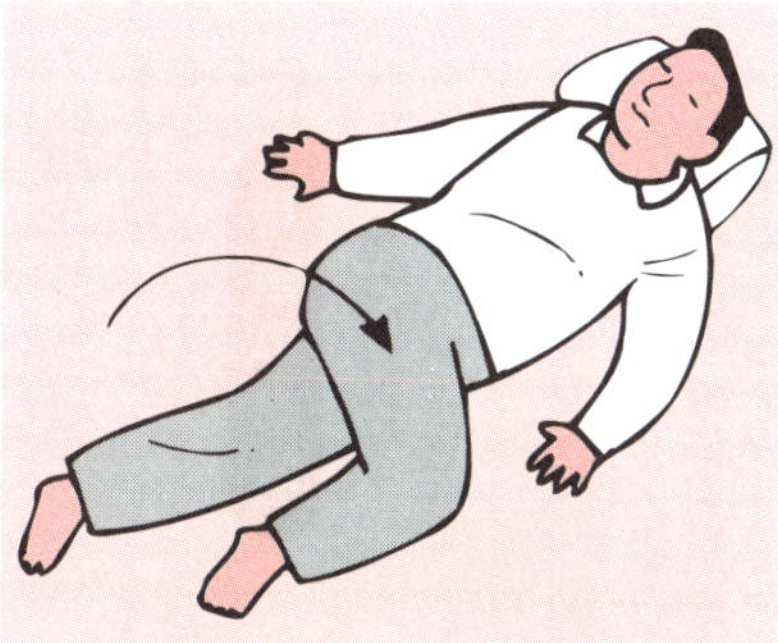

③ 下半身をひねり、片足を反対側の床につける

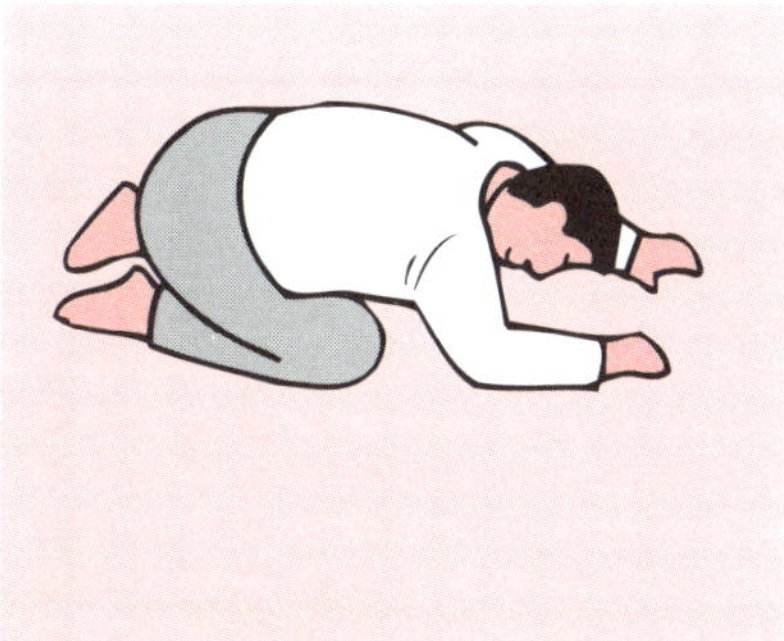

④ 腹ばいになり、両ひざを曲げる

文丈な歯を保つことが心身の健康につながる

歯が悪くなると、必要な栄養を十分に補給できなくなるだけでなく、さまざまな身体機能の低下をもたらします。健康な歯がなぜ必要なのか、そして歯の健康を維持するにはどんな注意をすべきかを知りましょう。

歯が悪いとかむ力が衰え、脳の働きが悪くなる

きちんとかんで食べることは、脳への刺激を多くし、ぼけの防止にもつながります。あごをしっかり動かすと、あごからほおにかけて走る三叉《さんさ》神経が刺激を受け、脳全体が活性化します。

できるだけ長く自分の歯を保持することが、食事をおいしいものにし、老化を予防するポイントになります。

歯が抜ける最大の原因は歯ぐきがやせる歯周病

歯周病とは、歯と歯ぐきのすき間にプラーク（歯垢《しこう》）がたまり、そこから細菌が感染して歯ぐきがやせていく病気です。歯の根を支える歯根膜や歯槽骨がこわれて歯がゆるみ、進行すると歯を抜かなくてはならない場合もあります。

歯周病を予防するには、食後の歯みがきを習慣化するとともに、定期的に歯科医で受診して歯石《しせき》の除去を行う必要があります。

また、歯周病が起こる最大の原因は糖尿病ともいわれます。糖尿病の人は、歯の手入れも大切です。歯周病が急に悪化したら、糖尿病の進行を疑ってください。

用語の意味

★「歯石《しせき》」とは？

歯石は歯の表面についたザラザラしたもので、唾液《だえき》から分泌されて、歯の表面に付着した石灰分です。

歯石は、虫歯の原因になる歯垢（食物のかす）の足場になるうえ、歯石がたまると歯ぐきとのすき間に細菌が繁殖しやすくなって、歯周病が進行します。

歯石をためないようにするには、こまめな歯みがきが第一です。たまってしまった場合は、歯科医で除去してもらいましょう。

できるだけ歯を抜かない治療を受ける

歯は一度抜いたら二度と生えてきません。時間がかかっても、できるだけ抜かずに治すことを考えましょう。

現在では、歯科技術も大きく進歩して、抜歯しない方向での治療が主体になっています。安易に入れ歯にしてしまうことは避けましょう。

入れ歯が合わないと肩こりや頭痛の原因に

入れ歯が合っていないと、食べにくいだけでなく、食事のたびに不用な力があごに加わり、ひどい場合は肩こりや頭痛が起こることもあります。

また、入れ歯が合っていないために歯周病が進むこともあります。食べにくさを感じたら、歯科医に相談しましょう。

歯を悪くしないためには毎日こんな心がけを

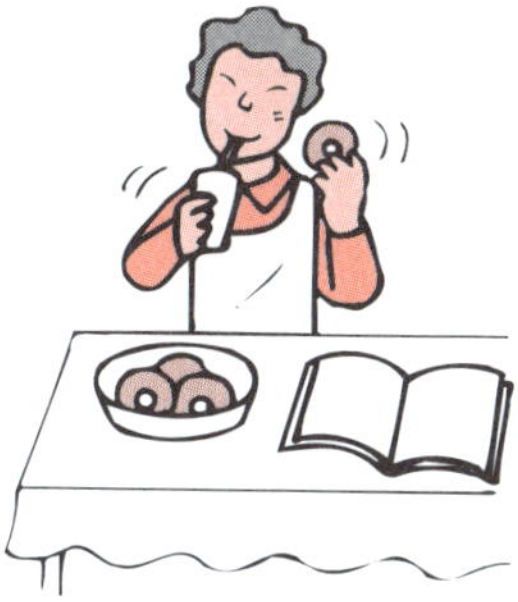

だらだらと間食しない

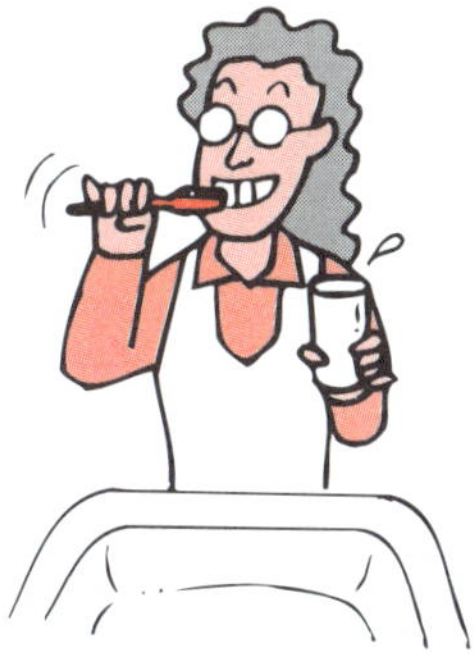

食事のあとに必ず歯みがきをする

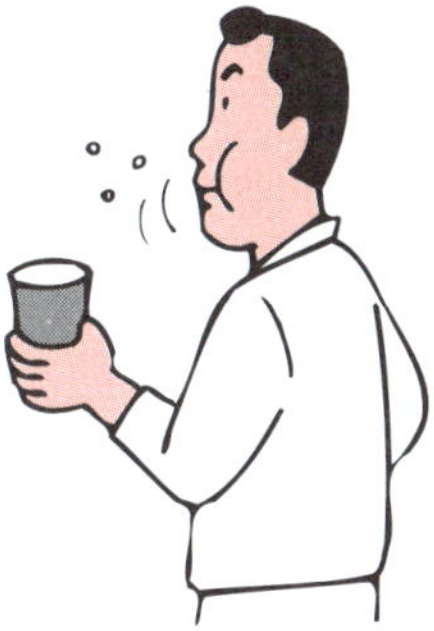

歯がみがけないときは、せめて口すすぎを

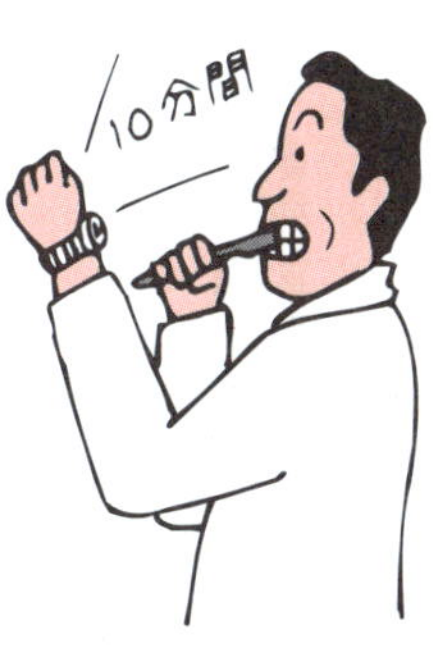

歯みがきは最低10分間行う

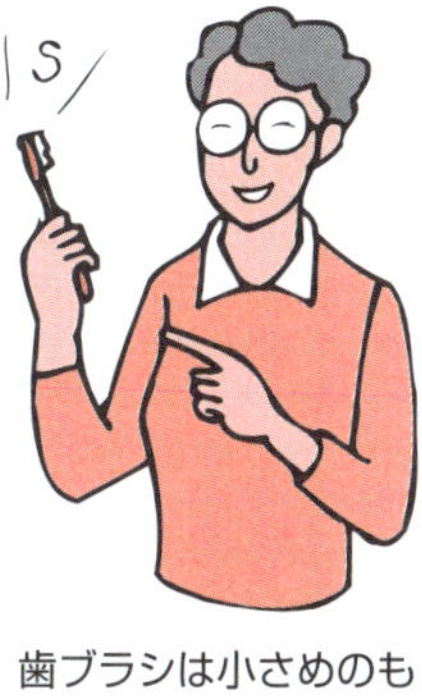

歯ブラシは小さめのものを選び、細かく動かしてブラッシングする

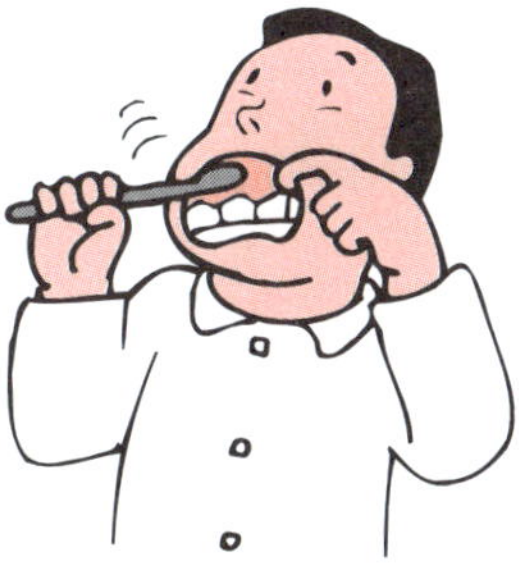

軟らかめの歯ブラシで、歯ぐきもマッサージする

目の異常に気づいたら、すぐに眼科で受診を

老眼はだれもが避けられない老化現象の一つですが、老年期に起こりやすい目の病気もあります。瞳の濁りが目立ったり、視力の低下が著しいときは、放置せずに早めに眼科で受診する必要があります。

瞳が白く濁る白内障は、60歳代の約半数がかかる

老人性白内障《はくないしょう》は、お年寄りがかかる目の病気の中では、もっともポピュラーなもので、60歳代の2人に1人がかかるといわれています。

原因は水晶体の濁りで、瞳が白く濁るのが特徴です。糖尿病が原因で起こったり、紫外線によって悪化することもあります。

白内障は外来の手術で簡単に治せる

白内障の初期症状は、目の疲労感や飛蚊症《ひぶんしょう》といって目の前を蚊が飛ぶような不快感ですが、やがて一方の目だけ、物が2つに見えたり視力低下などの症状が現れます。

点眼薬だけでは、濁りを完全にとることはできません。最近は簡単な手術で濁りを取り除くことができるようになってきました。手術と聞くと不安になり、症状に気づいていても受診したがらない人もいますが、手術は外来でできるほど簡単なものです。

眼圧が上がる緑内障はストレスも原因になる

緑内障は、眼球内の液体の循環に障

ひと口アドバイス

★民間療法をうのみにしない

果物のブルーベリーが目にいいとか、メグスリノキを煎《せん》じて飲むとよいなど、いろいろな民間療法が話題になっています。

たしかに、それらには目によい成分も含まれているのかもしれませんが、あくまでも目の健康を維持するだけで、病気を治すことはできません。

視力が低下したり、目に違和感を感じたときは、民間療法に頼らず、眼科で受診しましょう。

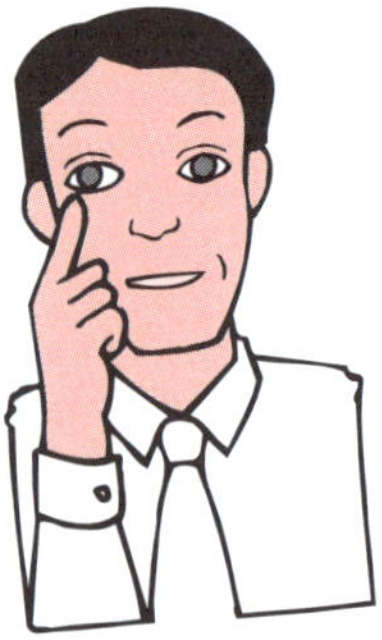

害が起きて眼圧が上がった状態をいい、多くの種類があります。

単純性緑内障は徐々に視力が低下し、視《し》野《や》が狭くなることが多く、早期発見・早期治療が大切です。急性の緑内障では、眼痛や嘔吐《おうと》を伴い、視力が急激に低下して即手術が必要になることもあります。

緑内障はストレスも原因の一つとされます。心身の過労に注意しましょう。

眼精疲労やドライアイに注意する

目を酷使《こくし》する仕事を続けるときは、最低でも1時間ごとに休憩をとりましょう。最近はパソコンなどの普及によって、ドライアイ（涙液《るいえき》分泌減少症）が増加しています。

ドライアイを防ぐには、長時間集中して物を見続けないようにし、まばたきを多くして目の乾燥を防ぎましょう。

こんな症状が見られたら眼科で相談を

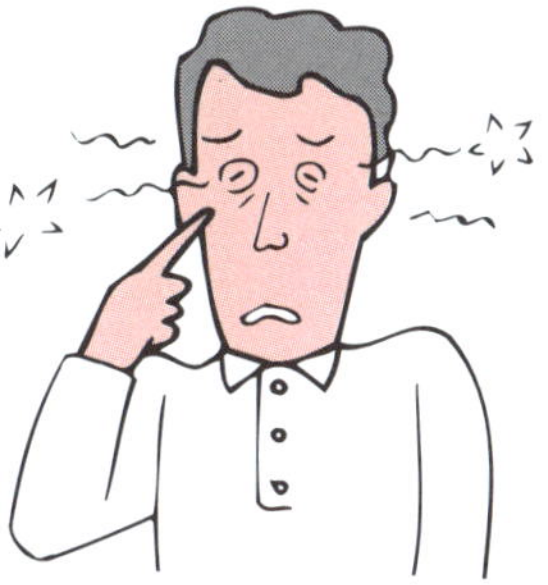

目がチカチカしたり、かすむ

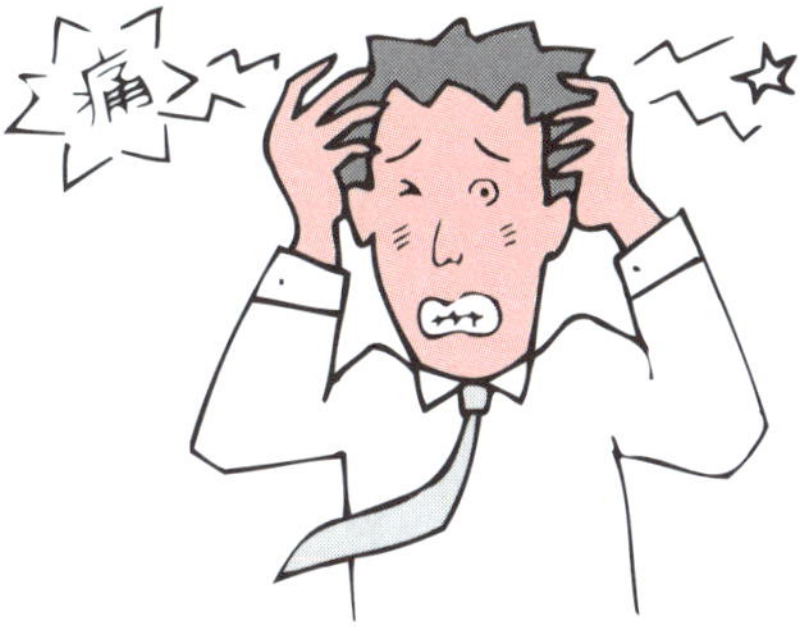

視野が狭くなり、頭痛や目の痛みがある

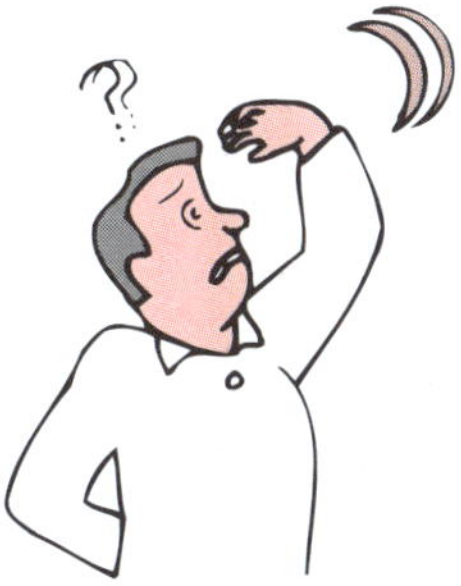

視力が大きく低下し、ものがだぶって見える

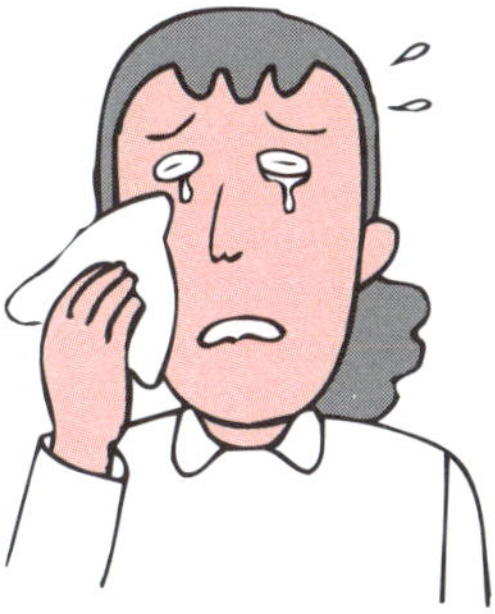

白目が充血したり、目やにが出る

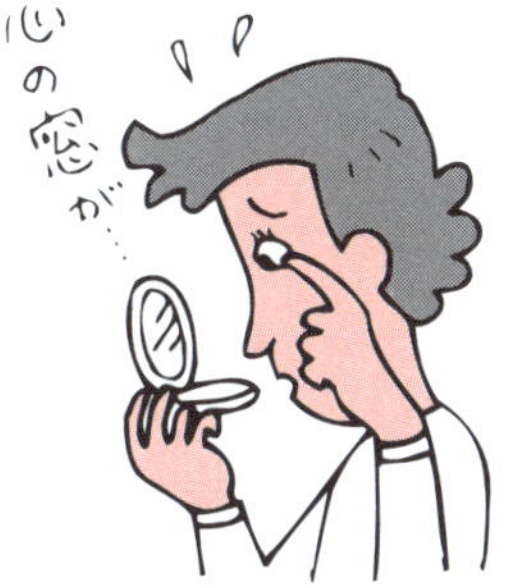

瞳が白く濁っている

聴力が低下したら専門医に相談して補聴器をつける

高齢になると音声が聞こえにくくなります。難聴が進むと、人と会話がかみ合わず、家に引きこもる原因になる場合があります。また、強い耳鳴りは、ほかの病気が原因の場合もあるので注意が必要です。

老人性の難聴は70歳を過ぎると増加する

老人性の難聴は、人によって程度の差はありますが、ほぼ70歳前後から起こります。しかし、大きな声で話してもらって通じると、自分の聴力障害になかなか気づきません。

日常生活に支障をきたすほど難聴が進むと、交通事故などのおそれもありますし、生活そのものを楽しめなくなる不安もあります。

最近は、高性能で装着も簡単な補聴器が市販されています。聞こえがよくなると気持ちも明るくなりますから、「補聴器なんてうっとうしい」といわずに、耳鼻科で相談してみましょう。

鼻が悪いと、耳の聞こえにも影響する

鼻と耳は「耳管《じかん》」という管を通じてつながっています。中耳炎《ちゅうじえん》を繰り返したり、蓄膿症《ちくのうしょう》を放置しておくと、病原菌が鼻から耳へまわり、難聴の原因になることもあります。鼻の病気はきちんと治すようにしましょう。

また、鼻をかむときに強くかみすぎると、内耳《ないじ》の圧力が高くなり、鼓膜に障害を起こすおそれがあります。片方ずつ軽くかむようにしましょう。

ひと口アドバイス

★大きな音量の音楽を聴き続けると騒音性難聴になりやすい

ヘッドホンからガンガン音がもれるほどの大音量で音楽を聴いている人は、年を取ってから騒音性難聴になる確率が高くなります。

これは、騒音を直接聞くことで、内耳にある蝸牛《かぎゅう》の毛細胞という組織が折れてしまうからです。折れた毛細胞は、将来的に耳鳴りを起こすことが知られています。

ディスコの騒音も同じですので、音楽好きの人は注意が必要です。

耳鳴りは、高血圧やストレスが原因の場合も

耳鳴りには、風や水、機械の音に似た低い雑音が聞こえるものと、笛やせみの鳴き声のような高音の雑音が聞こえるものがあります。

高齢者の耳鳴りの多くは、老人性難聴に伴うものですが、高血圧や低血圧が原因で耳鳴りが起こる場合もあります。

また、神経性のストレスも耳鳴りの原因になります。

さらに、耳鳴りに加えてめまいや吐きけが発作的に起きる場合は、メニエール氏症候群という病気が疑われます。

耳鳴りがひどいときは、高血圧などの悪化にも注意が必要です。耳鼻科だけでなく内科も受診して、耳の異常以外に原因がないかどうかを確かめてもらいましょう。

難聴は引きこもりの原因になる

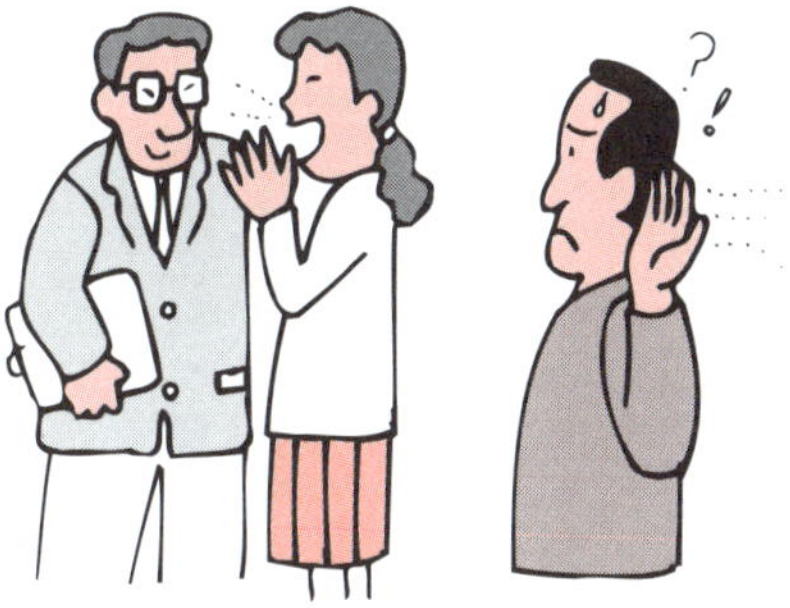

会話がかみ合わないと、人との接触がおっくうになる

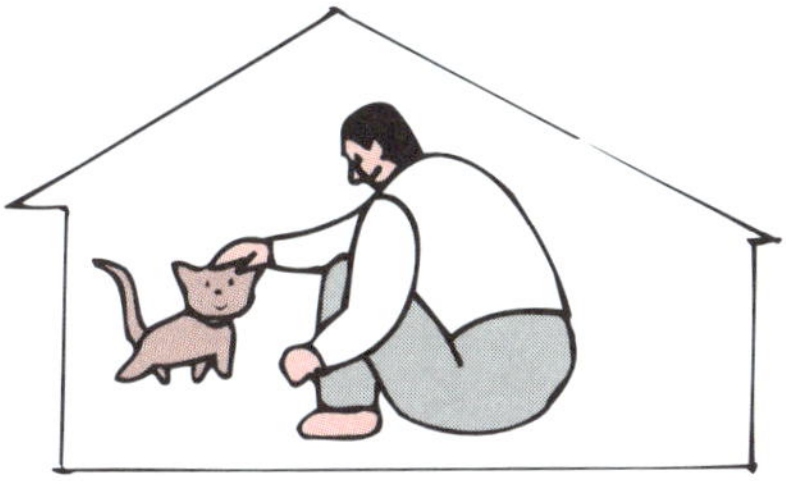

人の話がよく聞こえないために、悪口を言われている気がして、猜疑心が強くなる

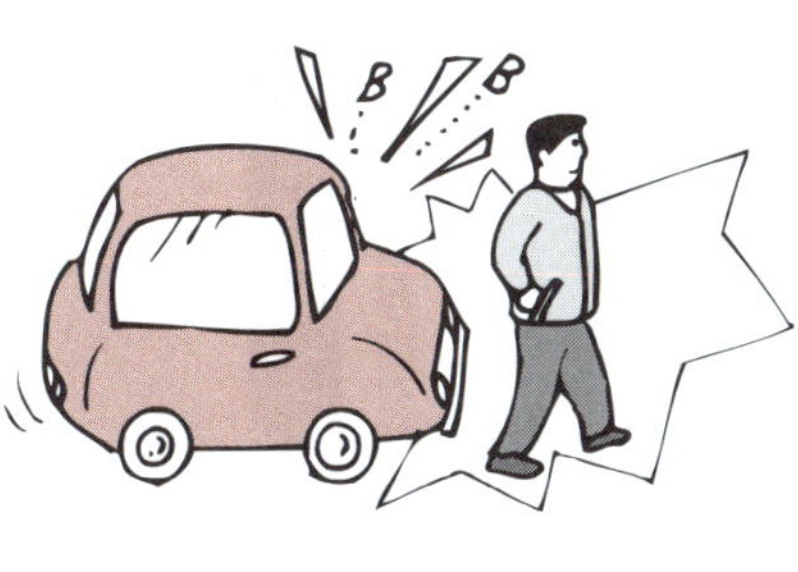

事故にあうことが心配で、外出したくなくなる

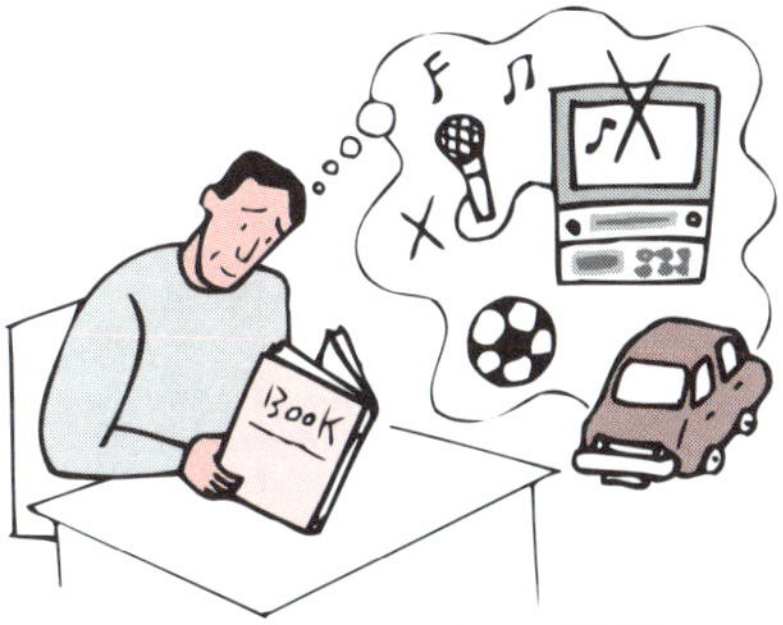

趣味が制限され、楽しみが減る

イキでおしゃれな心意気が老化を防ぐ

「人は見かけではなく中身」と頑固に思わず、他人の目を意識することも老化予防のために必要です。若々しくありたいという気持ちを素直に表現することで、心身の若返りをはかりましょう。

「しゃれっ気」がなくなると加速度的に老化が進む

「しゃれっ気」というと、高齢の人には抵抗があるかもしれませんが、いつも他人の目を意識していると、「身ぎれいにしておきたい」という気持ちになって当然です。

つまり、引きこもりはしないという心意気が「おしゃれ」なのです。

高齢になっても、つねに清潔な衣類を身につけ、さりげなく流行を取り入れてみませんか。性別を問わず、月に一度は理容院や美容院で髪を整え、女性は人に会うときは化粧をし、好印象を与えるようにしましょう。若々しい身なりをすると心も若返ります。

高齢者が異性に関心を持っても恥ずかしいことではない

異性に関心を持つのは、年齢を問わず当たりまえのことです。高齢になったからといって、好きなタレントに憧れを持ったり、身近な異性に恋心を抱くことを恥じる必要はありません。

好きな人の前では口紅をつけたり、いま話題の話をして好感を得ようとするのも、若い気持ちの表れです。

心がときめいたときは、素直にその訴えに応じましょう。家庭をこわすわ

ひとロアドバイス

★生きがいがなくなると脳も老化する

人は「だれかに必要とされている」と感じると老いません。そのよい例があります。

長年、床屋さんとして現役生活をしていたお年寄りが、店をたたんだとたん、ぼけ症状を呈してきました。

そこで、老人施設を訪問して理髪の仕事を続けることを提案したところ、見事にぼけが解消したのです。

このことからわかるように、自分が社会から必要とされていて現役として通用するという自信を持つことが、何よりのぼけ防止になるのです。

けではありませんし、よいことではありませんか。

セックスも、健康であれば高齢でもそれなりの楽しみ方ができます。生活改善薬（男性用と女性用がある）も医師に相談しながら上手に使いましょう。

若さを保つには「生涯青春」の気概を

「青春」というと、ずいぶん昔のことに思えますが、子どもに手がかからなくなり、自分のことだけを考えて生きていける世代こそ、本当の意味での青春ともいえます。人生80年が当たりまえになった今日では、今までのセオリーにとらわれず、自分らしい中年期・高齢期の生き方が問われています。

新しい仲間とともに、60代の青春、70代の青春を作っていきましょう。答えは一つではありません。あなたらしい青春を、自ら演出したいものです。

老化を予防するイキな生き方をしよう

〈しらが染めの若返り〉

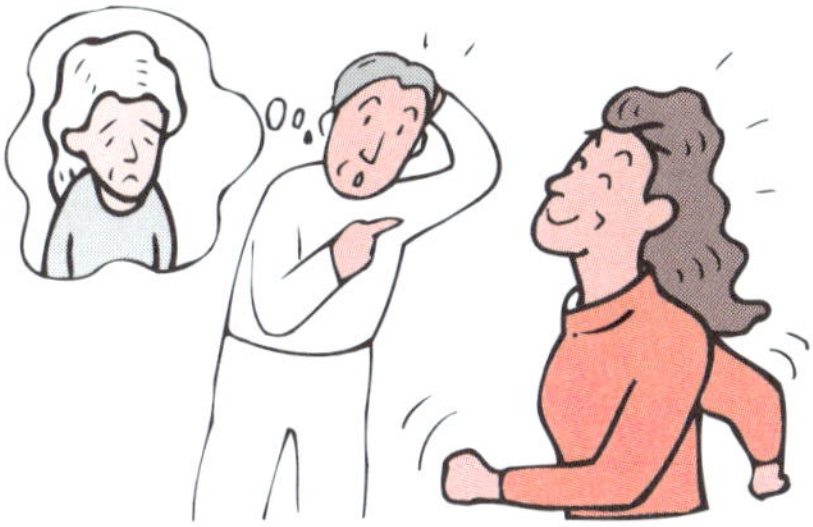

白髪は老いを感じさせる。人目を気にせずカラーリングを

〈シャンとした姿勢で〉

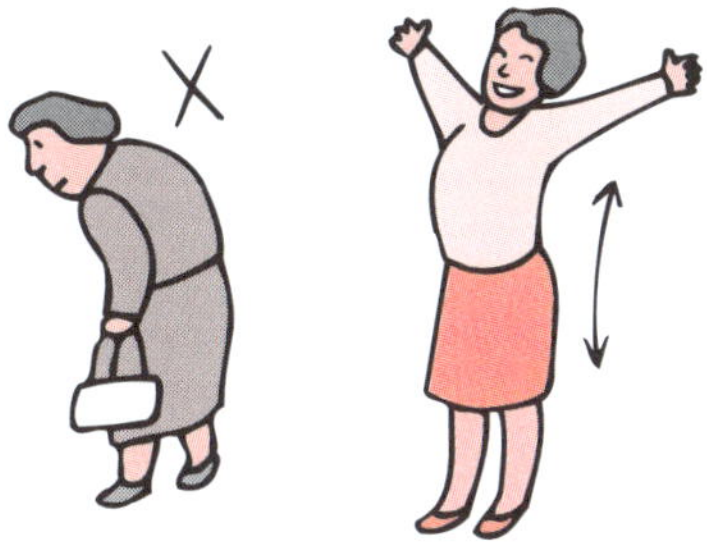

丸まった背骨は老いを感じさせる。シャンと背筋を伸ばして歩こう

〈紅をさす心意気を忘れずに〉

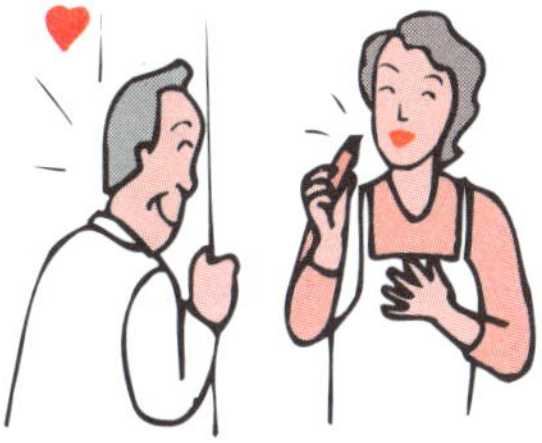

寝巻き姿で人に会うようなものぐさは禁物。朝起きたら着替えて、女性は口紅をさす気づかいを。だれに見られているかわからない

〈明るい色や柄の衣類を〉

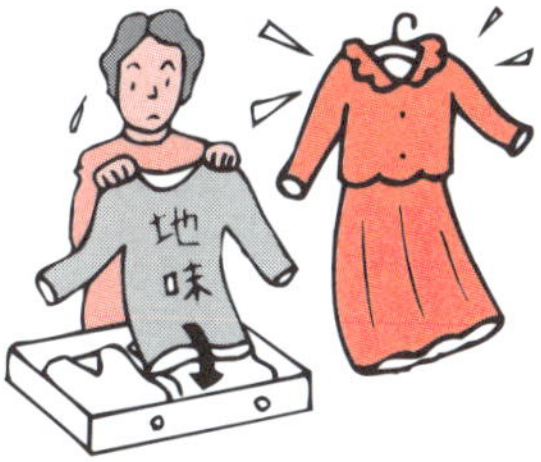

明るい色や柄の洋服を着ると、自然にテンションが上がる。グレーや暗い色の衣類はタンスにしまって、明るい洋服で異性の視線をキャッチしよう

「万病のもと」であるかぜを軽んじない

たかがかぜ、されどかぜです。高齢期の人にとっては「かぜは万病のもと」であることを忘れないようにしてください。とくに怖いのはインフルエンザです。かぜをあなどってはいけません。

抵抗力が落ちる高齢期はかぜの合併症が起きやすい

かぜのほとんどはウイルスの感染によるもので、ウイルスのタイプによって高熱やせき、あるいは下痢《げり》など、さまざまな症状が現れます。

ウイルス性のかぜは、体内でウイルスに対する免疫（抗体）ができると症状は治まり、ほとんどは3〜4日で治ります。しかし、体力が低下しているお年寄りは、かぜから肺炎などの合併症を起こしやすく、重症になりがちです。また、かぜで抵抗力が落ちると、細菌にも感染しやすくなります。

「かぜかな？」と思ったら、すぐにこんな対策を

鼻水や軽いせき、微熱など、かぜの症状に気づいたら、早めに内科で受診して症状を緩和する薬を処方してもらいましょう。

さらに、保温を心がけ、消化のよいものをとり、外出を控えて安静に過ごします。発熱や下痢を伴うときは、脱水症を予防するために十分に水分を補いましょう。

合併症を予防するためには、かぜを軽いうちに治してしまうことが大切です。さらに、熱や強いせきが3日以上

参考知識

★1999年の平均寿命を縮めたのはインフルエンザ

厚生省の調査による1999年の日本人の平均寿命は、男性が77・11歳、女性が83・99歳で、前年より男性が0・06歳、女性が0・02歳減少しました。

これは、同年冬のインフルエンザの流行で、肺炎の死者が増えたためと分析されています。

1999年の肺炎による死者は9万3944人で、その前年より約1万4000人増え、戦後の統計では1947年に次いで多い数値でした。

また、インフルエンザが直接の死因になったのは1381人で、これも過去20年で最悪であり、インフルエンザはまさに脅威です。

も続くときや、息苦しさが強くなるときは、肺炎などの疑いがないかどうかをもう一度診てもらいましょう。

かぜとインフルエンザはまったく違う病気

毎年冬になると流行するインフルエンザは、40度近い高熱が1週間以上も続いたり、せきや頭痛などの症状が強く、お年寄りには命取りになりかねない病気です。インフルエンザは予防が肝心です。流行を待たずに、必ず予防接種を受けましょう。

予防接種の効果は、受けてから約1か月程度たって現れるので、流行してからでは間に合わないこともあります。2回受けるとほぼ万全ですが、1回でもある程度の予防効果はあります。

さらに、こまめにうがいをし、人ごみへの外出を控えて、日ごろから栄養のある食事をして体力をつけましょう。

かぜやインフルエンザにかからないためにこんな対策を

〈こまめにうがいをする〉

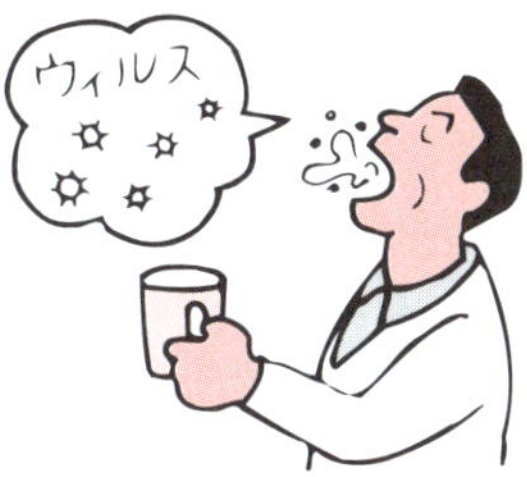

ほこりやちりとともにのどや鼻の粘膜についたウイルスを追い出す

〈室内の加湿を心がける〉

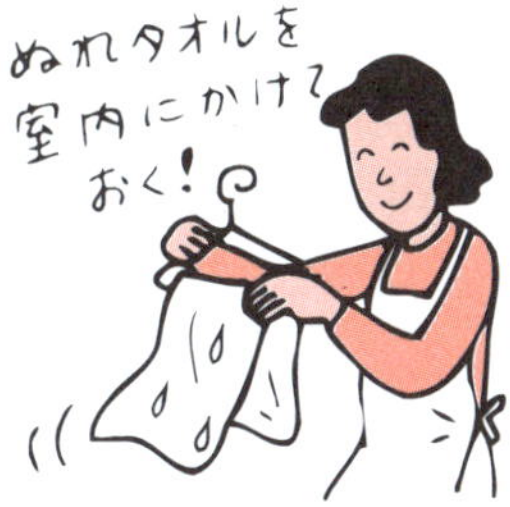

空気が乾燥して粘膜の潤いが低下すると、ウイルスに感染しやすくなる

〈人ごみを避ける〉

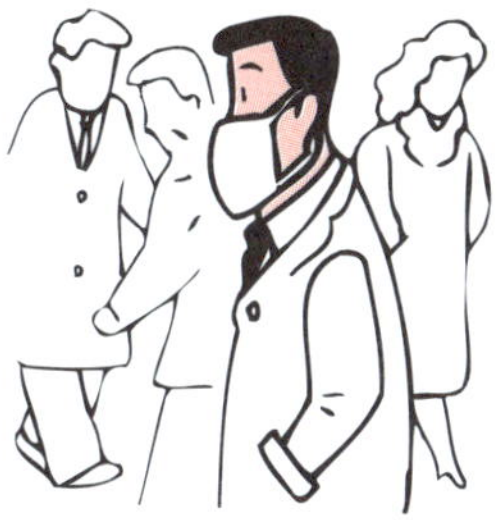

外出するときは、人ごみを避け、マスクをつける

〈睡眠と栄養を十分に〉

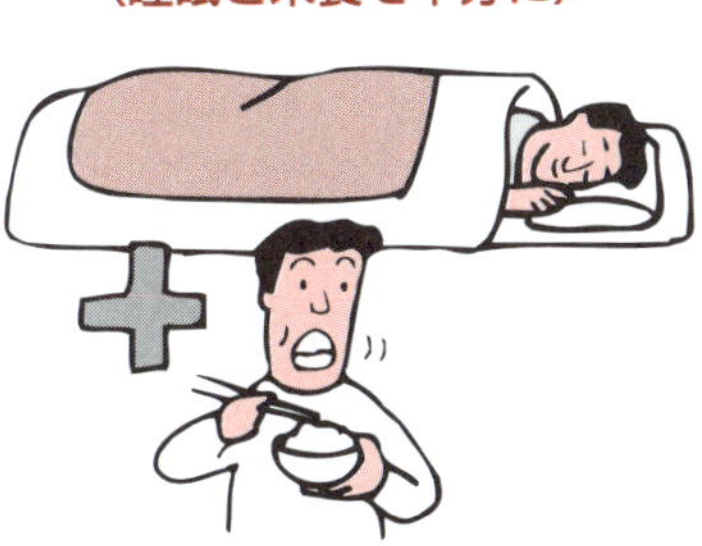

十分な睡眠と栄養バランスのとれた食事をとって、体力を低下させない

〈インフルエンザの予防接種を〉

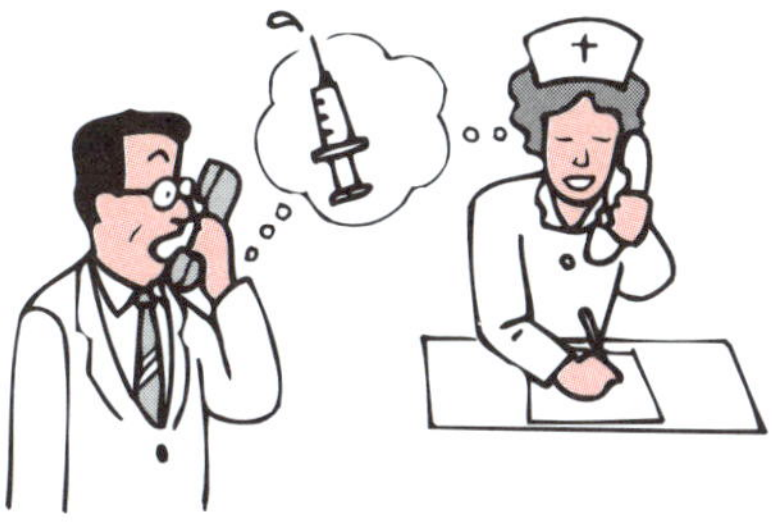

流行しそうなワクチンを推測して接種を受けるのが予防接種。早めに近くの医療施設で予約をしておく

章末コラム

若々しく老いよう

何事にも積極性を持ち、取り越し苦労をしないこと

年を取ると、とかく物事を悲観的に考えがちです。あと何年生きられるか、いつまで元気でいられるのか、いざ介護が必要になったらだれがみてくれるのだろうかなどと ― 。しかし、今日元気だったら、明日を前向きに楽しく生きることを心がけましょう。

くよくよと思い悩むばかりでは、心も萎《な》えてしまいます。心と体の若さは、気持ちを前向きにすることで現実のものになります。年齢のことは忘れて、毎日をいきいきと暮らすことを考えましょう。

また、いくつかの生活改善薬が厚生省で認可されています。主治医と相談しながら上手に利用して、生活の質を向上させましょう。

人生の先輩としての誇りを持とう

年を取ると物忘れがひどくなったり、今まで簡単にできたことにも手間どるようになるなど、心身の衰えを実感ぜざるを得なくなります。

だからといって、自分に自信を失う必要はありません。自分たちがいるからこそ、若い世代が幸せを謳歌《おうか》できる豊かな生活を実現できたのです。その誇りを持って、堂々とたくましく、21世紀の高齢者の手本となりましょう。

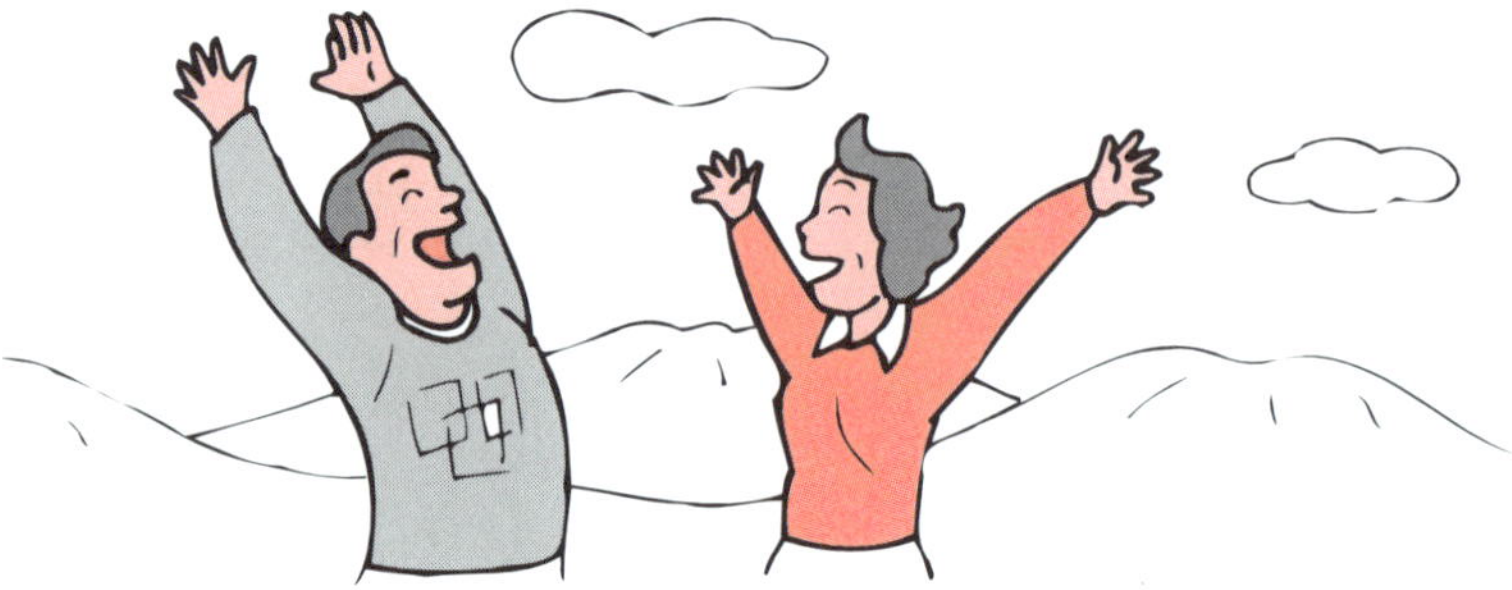

つねに前向きの姿勢で、毎日をいきいきと過ごそう

●著者プロフィール

浅野　次義（あさの　つぐよし）

1949年東京都生まれ。76年東京慈恵会医科大学卒業。パリ大学医学部留学、大森赤十字病院内科部長などを経て、93年より東京慈恵会医科大学青戸病院内科講師となり、2000年5月より「浅野生活習慣病予防研究所」を開設。予防医学として「未病の管理を実践できる研究所」をめざしている。
神経内科・糖尿病の専門医。肥満やスポーツ医学、代替医療にも精通している。日本糖尿病学会、日本肥満学会、日本体力医学会などの学会活動も精力的に行なっている。著書に『体脂肪を減らす本』（主婦と生活社）、『内臓脂肪をへらしてやせる本』（マキノ出版）『糖尿病おいしく食べる食事メニュー』（日本文芸社）などがある。
浅野生活習慣病予防研究所
TEL03（3379）2500　FAX03（3379）5566

則岡　孝子（のりおか　たかこ）

岡山県生まれ。女子栄養大学栄養学部卒業。管理栄養士。京浜女子大学講師を経て、1987年まで同大学助教授。途中、東京農業大学大学院でビタミンの研究に従事。現在、横浜創英短期大学助教授。東京都予防医学協会産業栄養指導者。企業の健康管理室やクリニックで栄養指導を担当。日本アルコール医学会評議員。おもな著書に、『臨床栄養学各論』『病態栄養学各論』『自律神経失調症を治す本』『体脂肪を減らす本』『糖尿病おいしく食べる食事メニュー』『中性脂肪を減らす食事と生活』（いずれも共著）がある。

装丁　こやまたかこ
装画　わたせせいぞう
本文イラスト　小貫けんたろう
有川しりあ
山本あや子
構成　中平衛里子
編集協力　㈱文研ユニオン（間瀬直道）
編集　福島広司　鈴木恵美（幻冬舎）

専門医が教える　健康寿命をのばす食事と生活

2000年12月20日　第１刷発行

著　者　浅野次義・則岡孝子
発行者　見城　徹

発行所　株式会社 幻冬舎
〒151-0051　東京都渋谷区千駄ヶ谷4-9-7
電話　03-5411-6211（編集）　03-5411-6222（営業）
振替　00120-8-767643
印刷・製本所　株式会社 光邦

検印廃止

ISBN4-344-90000-6 C2077
Printed in Japan
幻冬舎ホームページアドレス　http://www.gentosha.co.jp/
この本に関するご意見・ご感想をメールでお寄せいただく場合は、comment@gentosha.co.jpまで。